U0230603

NATIONAL PUBLICATION FOUNDATION

生物材料科学与工程丛书

王迎军　总主编

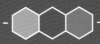

生物医用金属材料

杨　柯　王青川　著

科学出版社

北　京

内 容 简 介

本书为"生物材料科学与工程丛书"之一。生物医用金属材料是生物材料家族中的重要组成部分，在临床中应用最早，用量最大，广泛应用于骨科、口腔科中的硬组织修复和替换，以及各类管腔支架和外科手术工具。随着金属材料及相关技术的不断发展，医疗器械水平的不断提升，特别是近年来"生物适配"思想的指导，医用金属材料得到了创新发展。

本书比较详细地介绍了各类医用金属材料的发展历史与临床应用现状，可作为相关科学研究人员和工程技术人员的参考书，并为新型金属医疗器械的创新发展提供材料平台。

图书在版编目（CIP）数据

生物医用金属材料/杨柯，王青川著. —北京：科学出版社，2021.11
（生物材料科学与工程丛书/王迎军总主编）
ISBN 978-7-03-069945-9

Ⅰ. ①生… Ⅱ. ①杨… ②王… Ⅲ. ①生物材料－金属材料
Ⅳ. ①R318.08

中国版本图书馆 CIP 数据核字（2021）第 197304 号

丛书策划：翁靖一
责任编辑：翁靖一 高 微 / 责任校对：杜子昂
责任印制：师艳茹 / 封面设计：东方人华

科 学 出 版 社 出版
北京东黄城根北街 16 号
邮政编码：100717
http://www.sciencep.com

北京九天鸿程印刷有限责任公司印刷
科学出版社发行 各地新华书店经销
*
2021 年 11 月第 一 版 开本：B5（720×1000）
2021 年 11 月第一次印刷 印张：20 1/2
字数：385 000

定价：168.00 元
（如有印装质量问题，我社负责调换）

■■ 总　序 ■■

　　生物材料科学与工程是与人类大健康息息相关的学科领域，随着社会发展和人们对健康水平要求的不断提高，作为整个医疗器械行业基础的生物材料，愈来愈受到各国政府、科学界、产业界的高度关注。

　　生物材料及其制品在临床上的应用不仅显著降低了心血管疾病、重大创伤等的死亡率，也大大改善了人类的健康状况和生活质量。因此，以医治疾病、增进健康、提高生命质量、造福人类为宗旨的生物材料也是各国竞争的热点领域之一。我国政府高度重视生物材料发展，制定了一系列生物材料发展战略规划。2017 年科技部印发的《"十三五"医疗器械科技创新专项规划》将生物材料领域列为国家前沿和颠覆性技术重点发展方向之一，并将骨科修复与植入材料及器械、口腔种植修复材料与系统、新型心脑血管植介入器械及神经修复与再生材料列为重大产品研发重点发展方向，要求重点开展生物材料的细胞组织相互作用机制、不同尺度特别是纳米尺度与不同物理因子的生物学效应等基础研究，加快发展生物医用材料表面改性、生物医用材料基因组学、植入材料及组织工程支架的个性化 3D打印等新技术，促进生物材料的临床应用，并从国家政策层面和各种形式的经费投入为生物材料的大力发展保驾护航。

　　生物材料的发展经历了从二十世纪的传统生物材料到基于细胞和分子水平的新型生物材料，以及即将突破的如生物 3D 打印、材料基因组等关键技术的新一代生物材料，其科学内容、研究范围和应用效果都发生了很大的变化。在科技快速迭代的今天，生物材料领域现有的重要专著，已经很难满足我国生物材料科学与工程领域科研工作者、教师、医生、学生和企业家的最新需求。因此，对生物材料科学与工程这一国际重点关注领域的科学基础、研究进展、最新技术、行业发展以及未来展望等进行系统而全面地梳理、总结和思考，形成完整的知识体系，对了解我国生物材料从基础到应用发展的全貌，推动我国生物材料研究与医疗器械行业发展，促进其在生命健康领域的应用，都具有重要的指导意义和社会价值。

　　为此，我接受科学出版社的邀请，组织活跃在科研第一线的生物材料领域刘昌胜、陈学思等院士、教育部"长江学者"特聘教授，国家杰出青年科学基金获得者等近四十位优秀科学家撰写了这套"生物材料科学与工程丛书"。各分册的内容涵盖了纳米生物材料、可降解医用高分子材料、自适应性生物材料、生物医用金属材料、生物医用高分子材料、生物材料三维打印技术及应用、生物材料表界面与表面改性、生物医用材料力学、生物医用仿生材料、生物活性玻璃、生物材料的生物相容性、基于生物材料的药物递送系统、海洋生物材料、细菌纤维素生物材料、生物医学材料评价方法与技术、生物材料的生物适配性、生物医用陶瓷、生物医用心血管材料与器械等生物材料科学与工程的主要发展方向。

　　本套丛书具有原创性强、涵盖面广、实用性突出等特点，希望不仅能全面、新颖地反映出该领域研究的主流和发展趋势，还能为生物科学、材料科学、医学、生物医学工程等多学科交叉领域的广大科技工作者、教育工作者、学生、企业家及政府部门提供权威、宝贵的参考资料，引领对此领域感兴趣的广大读者对生物材料发展前沿进行深入学习和研究，实现科技成果的推广与普及，也为推动学科发展、促进产学研融合发挥桥梁作用。

　　在本套丛书付梓之际，我衷心感谢参与撰写、编审工作的各位科学家和行业专家。感谢参与丛书组织联系的工作人员，并诚挚感谢科学出版社各级领导和编辑为这套丛书的策划和出版所做出的一切努力。

中国工程院院士

亚太材料科学院院士

华南理工大学教授

前　言

　　随着全球经济的发展和人口老龄化的加剧，人们对提高自身健康水平的需求不断增加，而生物医用材料的应用是人类生命健康的重要保障。生物医用金属材料具有优异的综合力学性能、耐腐蚀性能、加工成形性能等特点，一直是临床使用中需求量大、应用面广的一类生物医用材料，受到广大相关科学工作者、临床医生、医疗器械制造企业等方面的广泛关注。

　　医用金属材料的使用历史非常久远。早在 2000 年前，古罗马人将熟铁用于制作假牙，中国人也将黄金用于牙齿修补。16 世纪后，开始出现将纯金薄片和铁丝分别应用于颅骨缺损和断骨修复的文献记载。19 世纪 60 年代无菌手术技术出现后，铁、金、银等金属材料植入物开始得到大量应用。20 世纪 30 年代以来，随着材料科学和医学研究的快速发展，逐渐开发出具有优异力学性能、耐腐蚀性能、加工性能和生物相容性的多种医用金属材料。目前，不锈钢、纯钛及钛合金、钴基合金成为医疗器械制造中使用的三大类医用金属材料。另外，形状记忆合金、金等贵金属，以及钽、铌、锆等稀有金属，也得到一定的临床应用。

　　近 20 年来，进一步提高材料的强韧性、耐蚀性、耐磨性、生物相容性，并赋予材料可生物降解、抗菌等特性，成为医用金属材料研究发展中的主要目标。目前已开发出低模量钛合金、高氮无镍不锈钢、生物可降解金属、抗菌医用金属等新型医用金属材料及相关的表面改性技术。中国科学家在国际上首次提出并实现了医用金属材料的生物功能化，使医用金属材料从生物惰性走向生物活性成为可能。3D 打印制造技术的应用为个性化医疗带来了可能。这些创新突破受到材料和医学工作者的共同关注，相关医疗器械产品已逐渐开始应用于临床。

　　本书第一著者杨柯教授曾担任中国生物材料学会医用金属材料分会首任主任委员，在过去 20 多年来一直从事新型医用金属材料研究和应用，经历了我国新型医用金属材料与技术的快速发展期。《生物医用金属材料》试图较系统地介绍金属材料科学的基础知识，较全面地梳理医用金属材料的基本特性及其在临床中的应用，并特别展示了近 20 年来发展的新型医用金属材料的特性及其最新研究成果，从而使读者对医用金属材料及技术的现状有更全面的认识和理解。

本书的第 1 章介绍了金属材料的发展历史，以及金属材料的组织、性能和加工制备方面的相关基础知识，使不熟悉金属材料的读者能够较快地理解本书涉及的相关专业知识。第 2 章介绍了目前临床应用的医用金属材料的特性，包括不锈钢、纯钛及钛合金、钴基合金、形状记忆合金、超弹性合金以及其他医用金属材料。第 3 章涉及医用金属材料表面改性技术、应用及其最新发展。第 4 章较系统地介绍了医用金属材料在骨科、口腔科、介入支架、外科手术器械等领域中的应用。第 5 章涉及新型医用金属材料及技术的研究发展，包括高氮无镍不锈钢、生物可降解金属、抗菌医用金属、生物功能化金属、3D 打印技术、磁兼容金属等。第 6 章简要总结了医用金属材料及其关键技术的发展历程，并展望了医用金属材料的未来发展趋势。

在我提出本书撰写的指导思想、整体构架、内容范围之后，我的众多同事和学生们积极为本书的撰写提供了丰富的素材，做出了重要贡献，王青川协助我对全书进行了全面的审阅、修改和编辑。在此我对王青川、李述军、谭丽丽、任玲、杨春光、于晓明、陈姗姗、马政、赵静、席通、赵金龙、张书源、王海等同事，王强、李俊、刘蕊、彭聪、陆思含等学生表示衷心谢意！

由于著者学识所限，书中难免有不足或疏漏之处，望读者给予批评指正。

杨　柯

2021 年 6 月

于中国科学院金属研究所

目 录

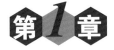

第1章 >>

金属材料相关基础

1.1 金属材料及其发展历史

1.1.1 金属材料在人类历史发展中的作用

人类的历史迄今已有约 300 万年。从古老的石器时代，到青铜器时代和铁器时代，再到钢等多元材料时代，人类历史就是一部材料不断发展的历史。材料技术的发展在推动社会生产力以及人类文明的进步中起到了至关重要的作用，其中金属材料的制造和使用被认为是人类从史前时代向文明时代转变的重要标志。

在人类发展的历史中，石器时代社会的发展极其缓慢，石器的使用时间最为漫长，大概占据了 99% 的历史。在不断探索和改进新的工具，以提高改造自然能力的过程中，人类发现了天然铜（红铜）。天然铜的强度低、致密性差，不适用于制造工具。但是，它可以经过加热锻造加工成不同器物。后来又逐渐从无意识到有意识地在铜内加入其他金属元素（铅、锌、银、锡等），发现和使用了具有更高强度的青铜合金。但是青铜中的其他金属元素含量高时，韧性变差，无法加热锻造加工。金属浇注工艺的出现使青铜器的加工技术发展逐渐成熟。中国最早大量出现青铜器是距今 4000～5000 年前。进入青铜器时代后，青铜冶炼技术用于制造生产工具，并进入渔猎、农耕、伐木、采石、纺织等生产活动中。这大幅度提高了社会的生产力，促进了社会经济和文化发展模式的变革。社会的面貌发生了根本改变，人类终于进入了文明时代[1]。

青铜器时代人类的生产、生活方式发生了巨大变化，但是青铜技术的发展也有自身的局限性。由于生产青铜所需的锡元素十分稀少，青铜器并不能广泛应用于当时的主要生产工具。铁矿相比铜矿的分布更广泛，并且铁器具有价格低廉、强度和韧性更高等优势。

距今 4500 年前，小亚细亚赫梯国制造出了最早的铁器。中国在春秋时代已经掌握了冶铁技术。铸铁柔化术和炒铁是我国古代的两个重大发明。铸铁炼制后缺乏韧性，因此不适合锻造加工性能良好的铁器。柔化技术可以获得适合锻造的可锻铸铁。通过炒铁技术，可以获得含碳量低的低碳铁甚至熟铁。随着铁器制造业的成熟，铁器工具被广泛应用于农业、手工业、商业、军事等领域。进入铁器时代，社会生产力得到极大的提高，社会的经济和文化出现了重大飞跃，同时推动了社会制度的变革，一些民族脱离了奴隶社会进入封建社会。金属技术，包括金属的开采、冶炼和加工工艺，在古代人类物质文明史上具有划时代的意义。

公元 1000 年后，随着手工业的发展，水力驱动能开始应用于金属的开采和加工过程，可以大批量生产高质量的铁，金属技术进入了新的时代。直到 18 世纪炼钢业的飞速发展，炼钢技术逐渐向现代钢铁技术转变。钢铁工业的迅猛发展为第一次工业革命奠定了物质基础，同时也成为工业革命中的一部分。第一台纺织机器的发明拉开了工业革命的序幕，瓦特改良的蒸汽机提供了更加便利的动力。通过工业革命技术，大量钢铁应用于工业机器、轮船、铁路等，这同样促进了钢铁工业的发展。自此人类进入了"蒸汽时代"。人类社会开始从农业文明向工业文明转变[2]。

进入 19 世纪，钢铁、铜、铅、锌等金属材料在工业中得到大量应用，铝、镁、钛等多种新型金属也开始得到应用。直到 19 世纪中叶，现代平炉和转炉炼钢技术才将人类带入了真正的"钢铁时代"，并且这个时代始终没有达到巅峰。随着"电气时代"的到来，人类开始了第二次工业革命。1879 年爱迪生发明了灯泡，之后采用高熔点的金属钨作为灯丝延长了其使用寿命。灯泡的发明推动了电力工业的发展。金属材料被用于制造发电机、电动机、变压器、电线等器材，同时出现了电镀、电焊等新型金属加工技术。

20 世纪以来，科学技术在多个领域高速发展，人类迎来了第三次工业革命。原子能、电子计算机、空间技术、生物医学等领域得到快速发展。在此期间，高分子材料问世，先进陶瓷材料和复合材料发展迅速并得到广泛应用，人类进入了"多元材料时代"。但金属材料仍然是社会和经济发展的支柱，并在尖端科学领域中发挥着基石作用。高强度钢、轻质铝合金、钛合金等实现了交通工具的轻量化，从而加快了社会和经济发展的节奏。高温合金是航空航天和能源领域变革中的重要材料基础。医用金属材料在保障人类健康方面发挥着重要作用。多样化的金属材料和加工技术为丰富人类的物质文明和精神文明提供了坚实的物质基础，使人类认识自然和改造自然的能力迈上了新的纪元。

进入 21 世纪，金属材料仍然在材料消费中占据主导地位。金属材料科学与技术作为社会发展的重要推动力和产业基础，为满足人类社会发展需求仍然在不断寻求创新。金属材料在未来人类文明的发展过程中仍然具有无可替代的作用。

1.1.2 金属材料科学的发展

金属材料科学是研究金属材料的成分、组织结构、制备工艺与材料性能和应用之间关系的科学。金属材料科学来源于古老的冶金学。虽然从青铜器时代至今冶金学的发展非常漫长，但 19 世纪前的冶金学不能被视为科学或技术，更应该当作技艺。当时冶金学只关注被实践证明的有效方法，而很少关注产生结果的原因[3]。

进入 19 世纪，自然科学的发展使金属材料科学逐渐与化学冶金学分离。晶体学、相平衡理论和显微组织的研究与发展成为现代金属材料科学诞生的支柱。晶体学的研究提出了 32 种晶类、14 种平移点阵和 230 种空间群，为认识金属材料的晶体结构本质奠定了基础。自"金相之父"Sorby 首次拍摄出钢的金相照片，金属显微组织研究开始使人们逐渐认识到了相转变的存在以及组织与性能之间的密切联系。根据 Gibbs 提出的相律和相平衡理论，形成了合金热力学及相图等学科方向，为研究合金相组成提供了方法。另外，Young、Cauchy、Poisson 等基于在材料力学性能方面的研究，建立了材料力学试验和弹性性能的基本理论[4]。

20 世纪后，金属材料科学的分支逐渐细化、深入。在晶体学方面，Laue 的试验证明了组成晶体的原子空间排列具有周期性和对称性，Bragg 等建立了晶体 X 射线衍射学，这使科学家们可以获得晶体的原子排布信息。之后在金属和合金的电子理论方面，提出了多种有影响的理论；在晶体塑性变形方面，建立了位错理论并得到实验验证，由此衍生出现代塑性变形理论、强度理论、蠕变理论和断裂理论。另外，合金热力学的发展推进了相图计算科学的发展。

直到 20 世纪 80 年代，金属材料科学形成了系统化理论。而金属材料的表征是其中不可缺少的一环，包括化学成分分析、晶体结构分析、结构缺陷分析等。光学显微术是最早用于微观组织分析的手段，之后发展出共聚焦显微镜。电子显微术可以提供更高的分辨率和更加丰富的信息，包括透射电子显微术、扫描电子显微术、电子微探针分析等。其他表征手段包括扫描隧道显微术、场离子显微术、原子探针、谱学技术、热分析等逐渐成熟。这些更为灵敏、精确的现代材料表征技术为现代金属材料科学的形成提供了重要支撑。

进入 21 世纪，为适应社会经济对金属材料更高性能的要求，金属材料科学及其理论和技术仍在不断革新和发展。

1.1.3 金属材料的应用

1. 钢铁材料

钢铁材料是国家建设和发展中用量最大、使用面最广的金属材料。钢铁材料从最初的普通碳钢，通过加入各种金属元素（称为合金化），逐渐发展出多种类型的合金钢。钢铁材料按照用途可分为三大类：结构钢、工具钢和特殊性能钢。

结构钢用于制造船舶、桥梁、车辆等工程结构和轴、齿轮、连接件等机器零件。工程结构用钢主要是碳素结构钢和低合金高强度结构钢。碳素结构钢价格低廉、塑性好、焊接性好，用于建筑、车辆、桥梁型材。低合金高强度结构钢是在碳素结构钢基础上加入少量合金化元素而发展出来的，具有更高的强度、足够的塑性、良好的焊接性等，用于压力容器、化工、船舶、桥梁等。对于大型部件或形状复杂、难加工的零件也使用铸钢制造。机器零件用钢包括渗碳钢、弹簧钢、调质钢、轴承钢等。这类钢种具有较高的疲劳强度、耐磨性、冲击韧性，低缺口敏感性等特点[5]。

工具钢是用于制造金属加工工具的钢种，分为刃具钢、模具钢、量具钢等。刃具钢包括碳素工具钢、低合金刃具钢、高速钢，具有高的硬度、耐磨性、热硬性和塑韧性，主要用来制造车刀、铣刀、钻头等各种切削加工工具。模具钢是用来制造锻造、冲压或压铸成形工件模具的钢种，根据使用条件分为冷作模具钢和热作模具钢，其中冷作模具钢包括高碳钢、中合金钢和高合金钢等，热作模具钢包括中碳钢、中碳低合金钢等。量具钢是制造千分尺等度量工具的钢种，包括碳素钢、高碳低合金钢等。

特殊性能钢是具有特殊物理和化学性能的钢种，包括不锈钢、耐热钢、耐磨钢等。不锈钢是在空气、水、盐、碱、酸等腐蚀介质中不发生明显腐蚀的钢种。不锈钢按照微观组织分为奥氏体不锈钢、铁素体不锈钢、马氏体不锈钢、双相不锈钢四类，广泛应用于石油化工、医疗器械、核电工业等领域。耐热钢是在高温条件下具有一定的强度、抗氧化性、耐蚀性的钢种。耐热钢包括珠光体耐热钢、马氏体耐热钢、奥氏体耐热钢，主要用来制造燃气涡轮、蒸汽轮机、喷气发动机、核电装置等。耐磨钢是具有高耐磨性的钢种，其中高锰铸钢广泛应用于制造坦克履带、破碎机颚板、铁路道岔等承受严重磨损和冲击的耐磨零件，另外，中碳合金钢甚至低碳合金钢也用于制造承受压力不大的耐磨件。

2. 有色金属及合金

有色金属及合金是除钢铁材料之外的金属材料，又称非铁材料，包括铝及铝合金、铜及铜合金、钛及钛合金、镁及镁合金，以及镍基合金、钴基合金等。有色金属具有比强度高、耐蚀性好、导电性能优、耐热性能高等特点，在电力工业、交通运输、航空航天、医疗器械等领域中应用广泛[6]。

铝具有密度小、熔点低、强度低、塑性高等特点。铝合金可以经热处理提高强度，同时其密度减小。铝合金的比强度很高，是重要的航空结构材料。铝的导电性能和导热性能仅次于银、铜和金，其单位质量的导电能力是铜的两倍，因此被大量应用于导线。铝合金中的合金元素有 Si、Cu、Mg、Zn、Mn 等。铝合金一般分为铸造铝合金和变形铝合金两大类。铸造铝合金包括 Al-Si、Al-Cu、Al-Mg、Al-Zn 等系列。变形铝合金按照用途分为防锈铝合金、硬铝合金、超硬铝合金和锻铝合金。

　　纯铜又称紫铜，其导电性和导热性优异、塑性高、强度低。纯铜常用于导线，还用于其他导热器件。铜合金主要包括黄铜、青铜和白铜。黄铜中的主要合金元素是锌，其力学性能、耐磨性较高，且成本较低。黄铜的应用非常广泛，包括造船、化学、电力等工业领域。青铜包括锡青铜、铝青铜和铍青铜等。锡青铜的耐蚀性、铸造性能优异，用于造船、航空等领域中的弹性元件、抗磁元件等。铝青铜的强度、硬度、耐蚀性和耐磨性均高于锡青铜，主要用于制造弹性元件，以及航空工业中的高强度耐磨零件。铍青铜的强度和硬度远超过其他铜合金，另外，其疲劳性能、导电性能、导热性能等表现优异，常用于制造精密仪器仪表中的重要弹性元件和耐磨零件等。白铜以镍为主要合金元素，其塑性和耐蚀性优异，主要用于舰船中的热交换器、冷凝管、结构件等。

　　钛及钛合金具有比强度高于铝合金和钢、耐蚀性和耐热性能优异、弹性模量低等特点，在航空、航天、能源、化工、医疗器械等领域中广泛使用。但是钛的化学性能活泼，熔铸、焊接等加工工艺复杂，价格较昂贵。钛合金中的合金元素主要包括 Al、Sn、Zr、Fe、Cu、Si、V、Mo、Cr、Mn 等。钛合金按照显微组织可分为 α 钛合金、β 钛合金和（α＋β）钛合金。其中应用最广的是具有（α＋β）双相组织的 Ti6Al4V 钛合金，其具有优异的综合性能。

　　镁及镁合金是目前密度最小的金属结构材料，具有比强度和比刚度高、热导率高、机械加工性能好、易回收等特点。镁合金的主要合金体系有 Mg-Al、Mg-Zn、Mg-RE（稀土）、Mg-Mn、Mg-Li 等。工业应用的镁合金主要包括铸造镁合金和变形镁合金两类。铸造镁合金的比强度高、比刚度高、阻尼性能优异，其在航空航天、电子器件、交通运输等领域中都有广泛应用，如 ZE41、AZ81、ZA91。变形镁合金具有更高的强度，可用于加工形状复杂的零件，如 AZ31B、ZK60A、AZ80A 等，其应用于航空等领域中的结构件。

　　镍基合金、钴基合金均具有较高的高温强度、良好的抗高温氧化和抗热腐蚀性能、良好的热疲劳性能，因此作为高温合金得到广泛应用。高温合金主要应用于航空发动机，如涡轮叶片、涡轮盘、燃烧室和导向器，还应用于火箭发动机、燃气轮机等高温热端部件。另外，钴基合金具有优异的综合性能，已经应用于心血管支架、人工关节等医用植入物。医用钴基合金包括钴铬钼合金、钴铬钨镍合金、钴镍铬钼钨铁合金等。

以镍钛合金为典型代表的形状记忆合金（shape memory alloy）在能源、化工、航空、航天、医疗器械等领域中大量使用，包括连接件、紧固件、天线、管腔支架、牙齿正畸、骨固定等产品。非晶合金作为电极材料、光学精密材料、切削材料等开始进入商业化应用。除上述金属材料外，储氢合金、纳米金属、磁性合金、金属基复合材料、金属间化合物等新型金属材料也在逐步得到应用。多样化的金属材料在不同领域中发挥着各自的性能优势。

1.2 金属材料的显微组织

1.2.1 金属的晶体结构

金属材料的性能与其化学成分、组织结构和加工工艺密切相关。具有相同化学成分的金属材料，通过快速凝固、冷热变形、热处理等加工处理可以改变其内部的组织结构，材料的性能可以获得极大的改变。一般而言，纯金属和合金在固态时均为晶体，晶体结构是决定金属材料性能的重要因素。

根据原子结构理论，孤立的自由原子由带正电的原子核和带负电的核外电子组成。核外电子按不同能级由低至高分层排列。内层电子能量低，更加稳定。最外层电子很少，其与原子核的结合力弱，容易脱离原子核束缚成为自由电子（也称价电子），此时金属原子变为带正电的离子。

近代固体物理学认为，集聚状态的金属原子会将其全部或大部分价电子贡献出来为所有原子所共有，称为电子云或电子气。共有的价电子在原子核周围按量子力学规律运动。贡献出电子的带正电金属离子，在共有自由电子的静电作用下结合在一起，这种结合方式称为金属键。金属键没有饱和性和方向性，因此金属具有较好的塑性。自由电子在电场的作用下可以定向移动而形成电流，使金属具有良好的导电性。自由电子的运动和金属正离子的振动使金属具有良好的导热性能。

过渡族金属元素（铁、钴、镍）的原子结构，除最外层电子外，次外层电子也容易丢失。更多的自由电子参与金属键的形成，使过渡族金属的原子间结合力很强，宏观上表现为熔点高和强度高。

一般将原子在三维空间内呈周期性排列的物质称为晶体，金属一般均为晶体。晶体结构不同的金属，其性能差异也会很大。常见金属的晶体结构有三种类型，即面心立方（FCC）、体心立方（BCC）和密排六方（HCP）。一般将能够完全反映晶体特征的最小重复单位称为晶胞，三种晶体结构的晶胞如图 1.1 所示。

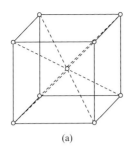 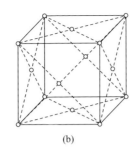 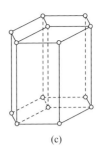

(a)　　　　　　　　(b)　　　　　　　　(c)

图 1.1　（a）体心立方晶胞；（b）面心立方晶胞；（c）密排六方晶胞

某些金属元素在温度或压力变化时，其晶体结构会发生变化，这种变化称为同素异构转变。同素异构转变前后，会伴有体积以及磁性、电性等其他性能的变化。具有面心立方晶体结构的金属有：γ 铁、铜、铝、金、银、β 钴、铅、γ 锰等；具有体心立方晶体结构的金属有：α 铁、δ 铁、β 钛、钽、钒、铌、钼、钡、α 钨等；具有密排六方晶体结构的金属有：α 钛、镁、锌、α 钴、α 锆、镉等。

在实际金属中，不可避免地会存在偏离理想晶体结构的区域，这就是晶体缺陷。晶体缺陷对金属材料的强度、塑性、磁性、导电性等均产生严重影响。晶体缺陷在金属材料的热处理、塑性变形等过程中扮演重要角色。晶体缺陷分为三类，即点缺陷、线缺陷和面缺陷。

点缺陷包括空位、间隙原子、置换原子。空位是由于金属晶体中原子的热振动导致原子脱离周围原子的束缚，在晶体结构的原位置处留下空位点。空位是一种热平衡缺陷，在晶体中处于运动、消失和形成的变化中。空位浓度随温度升高而增大。高能粒子辐照、冷变形和高温急冷均可使金属晶体中的空位浓度过饱和而高于平衡状态。处于晶格中间隙位置的原子称为间隙原子，其同样是一种热平衡缺陷。大多数间隙原子的半径较小，如钢中氢、碳、氮、硼等。占据晶格平衡位置的异类原子称为置换原子。所有点缺陷均会造成晶格畸变，这将导致金属的体积、强度、电性等发生变化。点缺陷的存在与金属原子的扩散有密切关系。

线缺陷是晶体中各种类型的位错，它是晶体中存在一列或若干列原子发生错排的现象。位错对金属材料的强度、塑性均起着决定性作用。刃型位错和螺型位错是其中两种最基本的位错类型。它们的形成有多种原因，晶体发生塑性变形时，晶体在局部区域的滑移即可产生位错。晶体的宏观塑性变形是依靠大量位错的运动实现的，滑移和攀移是位错运动的两种基本形式。金属经过加工变形后，位错密度会增大，位错之间会产生交割、缠结等相互作用，这会使金属的强度显著增加，如图 1.2 所示。

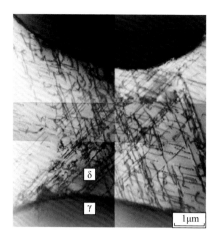

图 1.2 2205 双相不锈钢中铁素体相（δ）、奥氏体相（γ）中的位错交互作用[7]

面缺陷包括晶体的外表面（自由表面）和内界面。内界面包括晶界、亚晶界、孪晶界、层错、相界等。晶体表面是金属与外部环境接触的界面。晶界是具有相同的晶体结构，但取向不同的两个晶粒间的界面。亚晶界泛指尺寸小于晶粒的所有细微组织及其分界面，一般为小角度晶界。沿一个公共晶面构成镜面对称取向关系的两个晶体称为孪晶，这个公共晶面称为孪晶界。堆垛层错是晶体中晶面的堆垛顺序发生局部差错而产生的缺陷，也简称层错。层错是一种面缺陷，常发生在面心立方金属中。相界是具有不同晶体结构的两相之间的界面，图 1.2 显示了双相不锈钢中的铁素体（δ）与奥氏体（γ）之间的相界。

晶界处部分原子会偏离平衡位置，因此晶界的能量比晶粒内部高。当温度较高时，晶界能量升高，高能的晶界具有向较低能量晶界转化的趋势，从而导致晶界运动。晶界的迁移是原子扩散的过程，因此受温度影响较大。由于晶界位置存在晶格畸变，在金属塑性变形过程中会起到阻碍位错运动的作用，这会使金属具有更高的强度。一般情况下，晶粒尺寸越小，晶界越多，金属材料的强度也会越高。另外，缺陷较多会导致能量升高，因此金属晶界处的熔点更低，耐腐蚀性更差，同时原子的扩散速度更快。

1.2.2 不同金属材料的显微组织

1. 钢铁材料的显微组织

显微组织调控对于优化金属材料的性能至关重要。通过加入不同合金元素、选择不同热处理和加工处理方式，可以改善钢铁材料的强度、塑性、硬度、耐蚀性、加工性能，这主要是通过改变钢铁材料的显微组织实现的。

铁在不同温度下的晶体结构不同，存在如下的相变：

$$\alpha\text{-Fe} \xleftrightarrow{912℃} \gamma\text{-Fe} \xleftrightarrow{1394℃} \delta\text{-Fe}$$

$$\text{体心立方}\qquad\text{面心立方}\qquad\text{体心立方}$$

将合金元素加入铁中（即钢），可以改变其相组成和相变温度。钢中 C、N、Ni、Mn、Cu、Co 等合金元素具有稳定奥氏体（γ-Fe）的作用，称为奥氏体形成元素。相反，Cr、Mo、Si、Al、W、V、Ti 等合金元素具有稳定铁素体（α-Fe）的作用，称为铁素体形成元素。利用奥氏体形成元素，可使钢在室温时获得稳定的单相奥氏体组织或（铁素体 + 奥氏体）的双相组织。

钢中的奥氏体经快速冷却可在低于某一温度时发生无扩散型相变，称为马氏体相变。从本质上讲，马氏体是 α-Fe 中含有过饱和碳的固溶体。低碳钢中的马氏体为体心立方结构，高碳钢中的马氏体为体心正方结构。另外，钢在低温或变形条件下会形成六方晶格的 ε-马氏体。

合金化和热处理是调整钢铁材料显微组织、改善性能的两种重要方法。钢铁材料的热处理工艺主要包括退火、正火、淬火和回火。

（1）退火是将钢加热到适当温度，保温一定时间后缓慢冷却的热处理工艺。退火处理的主要目的是使钢的成分和组织均匀化，消除加工硬化和内应力，降低强度和硬度，提高塑性。

（2）正火是将钢加热至奥氏体化温度，保温一定时间后在空气中冷却的热处理工艺。根据奥氏体组织稳定性和工件尺寸的不同，通过正火处理可以得到珠光体、贝氏体、马氏体等组织，如图 1.3 所示。

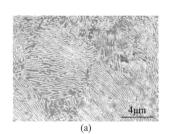

(a)

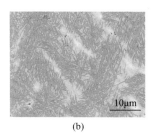

(b)

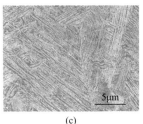

(c)

图 1.3　钢中的珠光体组织（a）、马氏体组织（b）和贝氏体组织（c）[8]

（3）淬火是将钢加热至奥氏体化温度，保温一定时间后以大于临界冷却速率的方式（如水冷、油冷）冷却获得马氏体的热处理工艺。淬火处理的目的是获得高强度、高硬度的马氏体组织，以便在后续的回火处理中得到合适的力学性能。

（4）回火是将淬火钢加热到适当温度，使钢转变为稳定的回火组织的热处理工艺。回火处理的目的是消除或降低淬火应力，获得相应的稳定组织，以提高钢的塑韧性。

不锈钢中的 Cr、Mo、N 等元素可提高其耐腐蚀性能。为表示不锈钢成分与显微组织之间的关系，广泛使用镍当量、铬当量以及 Schaeffler 相图（图 1.4），即

镍当量：　　$Ni_{eq} = Ni\% + Co\% + 0.5Mn\% + 30C\% + 25N\% + 0.3Cu\%$ 　　（1-1）

铬当量：　　$Cr_{eq} = Cr\% + 1.5Mo\% + 2.0Si\% + 1.5Ti\% + 1.75Nb\%$

　　　　　　　　$+ 5.5Al\% + 5V\% + 0.75W\%$ 　　（1-2）

式中，将奥氏体形成元素换算成镍当量，将铁素体形成元素换算成铬当量，以表示不同合金元素对显微组织的影响。根据 Schaeffler 相图可以预测不锈钢的显微组织，包括高耐蚀性的奥氏体、高强度的马氏体等。

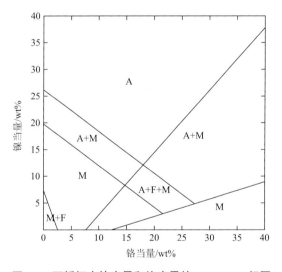

图 1.4　不锈钢中镍当量和铬当量的 Schaeffler 相图

A 表示奥氏体；F 表示铁素体；M 表示马氏体；wt%表示质量分数

2. 有色金属的显微组织

纯铝具有面心立方结构，强度较低，塑性高。纯铝只能依靠冷变形提高强度，但塑性降低。铝合金中加入 Cu、Mg、Si 等合金元素，容易形成 $CuAl_2$、Mg_2Si、Al_2CuMg 等强化相，可显著提高强度。铝合金加热至单相区保温一段时间后快速

冷却形成过饱和固溶体，并在室温或某适当温度保温一段时间后，发生脱溶现象即第二相析出，可导致铝合金的强度和硬度增加，塑性降低，这一过程称为沉淀强化。沉淀强化为铝合金的主要强化方式。

钛在不同温度下的晶体结构不同，存在同素异构转变。温度低于 882.5℃时为 α-Ti，晶体结构为密排六方；温度高于 882.5℃时为 β-Ti，晶体结构为体心立方。钛合金中的主要合金元素包括 α 相稳定元素 Al，β 相稳定元素 V、Mo、Nb、Mn、Fe、Cr、Cu、Si，中性元素 Sn 和 Zr 等。α 钛合金中的主要合金元素是 Al，有稳定 α 相和固溶强化作用。β 钛合金中含有大量 β 相稳定元素，通过水冷或空冷将 β 相保存至室温。经时效处理后，β 相中会弥散析出 α 相，可显著提高钛合金的强度。（α + β）钛合金中同时加入 α 相和 β 相稳定元素，对 α 相和 β 相均起到固溶强化效果。图 1.5 为固溶态 Ti6Al4V 合金中的（α + β）组织。（α + β）钛合金也可通过淬火加时效处理获得（α + β）相和针状 α 相，显著提高合金的强度。

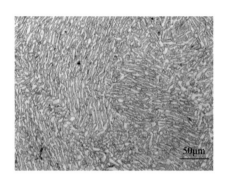

50μm

图 1.5　固溶态 Ti6Al4V 合金中的（α + β）组织

白色为 α 相

铜不存在同素异构转变，晶体结构为面心立方。纯铜一般采用冷加工提高强度。黄铜（Cu-Zn 合金）按照退火组织分为 α 黄铜、（α + β）黄铜。α 相为 Zn 在铜中的固溶体，晶体结构为面心立方，塑性较好；β 相为 CuZn 化合物为基的固溶体，晶体结构为体心立方。锡青铜（Cu-Sn 合金）的显微组织中主要为 α 相，α 相为 Sn 在铜中的固溶体，晶体结构为面心立方。合金中 Sn 含量高于 6% 时，除 α 相外，还存在硬脆的 δ 相，δ 相为 $Cu_{31}Sn_8$，具有复杂立方结构。铝青铜中以 Al 为主要合金元素，其可以通过退火处理获得均一的 α 相组织，合金的塑性较好，强度高。

镁的晶体结构为密排六方，不存在同素异构转变。除固溶强化外，第二相强化是镁合金的主要强化方式。镁合金中的第二相是过饱和固溶体经时效处理后脱溶析出的。Mg-Al 合金中会形成富镁的 γ-$Mg_{17}Al_{12}$ 相。Mg-Zn 合金中为 $MgZn_2$ 相，晶体结构为简单六方。Mg-RE 合金的第二相按镁-轻稀土和镁-重稀土分别为

$Mg_{12}RE$ 相和 $Mg_{24}RE_5$ 相，图 1.6 为 WE43 镁合金的显微组织。Mg-Mn 合金中的第二相为 β-Mn 相。在 Mg-Li 合金中，Li 含量低于 5.5%时，显微组织为密排六方结构的 α 固溶体；Li 含量为 5.5%~10%时，显微组织为（α+β）双相组织；Li 含量大于 10%时，为体心立方结构的 β 相组织。

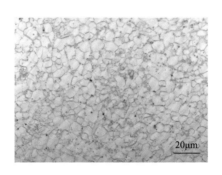

图 1.6　热变形态的 WE43 镁合金显微组织

黑灰色为 Mg-RE 相

镍基高温合金最早使用的是固溶强化的单相奥氏体组织，其中含有少量碳化物；目前演变为 γ′第二相强化的多相合金。钴基高温合金基体为奥氏体组织，其强化相主要为碳化物，如 MC、$M_{23}C_6$、M_7C_3、M_6C 等。另外，钴基合金的强化方式还包括冷变形产生密排六方马氏体、孪晶强化、沉淀强化等。

3. 其他金属材料的显微组织

形状记忆效应是某些合金在某一温度变形后，加热至另一温度时恢复变形前形状的现象。合金的形状记忆效应与其显微组织中发生的奥氏体与马氏体之间的可逆相变密切相关。形状记忆合金在变形前为完整的奥氏体组织，在某一温度变形后发生马氏体相变，通过加热至另外一个温度，重新转变成奥氏体组织，如图 1.7 所示。形状记忆合金包括镍钛、铜基和铁基形状记忆合金等。

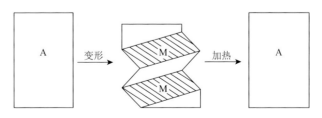

图 1.7　合金形状记忆效应示意图[9]

A 表示奥氏体；M 表示马氏体

　　非晶合金又称金属玻璃，是指熔融的合金快速冷却后不发生结晶，其内部结构呈现液态下的长程无序排列的金属材料。目前发展了多种非晶合金体系，包括Pd、Pt、Mg、Ca、Fe、Zr、Cu、Ti 基合金等。与传统金属不同，特殊的结构使非晶合金在物理、化学、力学性能等方面具有特殊的优势。

1.3 金属材料的力学性能

1.3.1 金属的塑性变形与断裂

1. 塑性变形

　　当施加的载荷超过金属材料的弹性极限后，材料将发生不可逆的塑性变形。在室温或低温条件下，金属晶体塑性变形主要通过滑移或孪生的方式进行。

　　1）滑移

　　滑移是晶体在特定晶面内沿某一滑移方向运动的过程。首先分析简单的单晶体金属。在图 1.8 中，采用原子力显微镜对拉伸后的单晶铝样品进行观察，发现在{111}晶面内存在大量平行排列的线条，它们主要沿〈001〉和〈113〉晶向分布，这些线条即为滑移带[10]。进一步的观察表明，滑移带由一组平行排列的滑移线构成，而每一条滑移线实际上是位错与样品表面交截形成的台阶。利用透射电子显微镜观察 Ti-5at%Al[①]合金中的滑移带（图 1.9），发现滑移带的宽度约为 1.5μm，滑移带的间距约为 3μm，表明滑移集中发生于某些特定的晶面上，而滑移带之间的晶体却未发生变形[11]。滑移带的发展过程首先是在晶体内出现若干稀疏的滑移

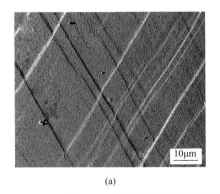
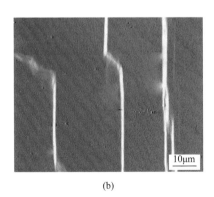

(a)   (b)

图 1.8　采用原子力显微镜观察单晶铝样品变形后的滑移带[10]

（a）沿〈001〉方向；（b）沿〈113〉方向

---

① at%表示原子百分比。

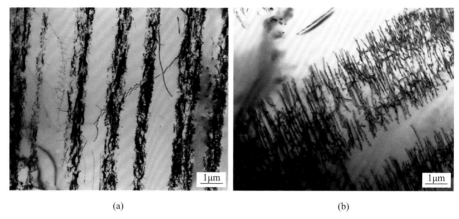

(a)   (b)

图 1.9　采用透射电子显微镜观察 Ti-5at%Al 合金中滑移带的形貌[11]

（a）TEM 宏观照片可见平行排列的滑移带；（b）TEM 局部放大可见滑移带内高密度的位错

线，随着塑性变形的进行，滑移线的数目逐渐增多，最终发展为滑移带。随着变形程度的增大，滑移带间的距离明显减小。

晶体中的一个滑移面与该面上的一个滑移方向结合起来，构成一个滑移系。不同晶体结构的金属滑移面、滑移方向、滑移系的数量不同，常见金属结构的滑移系如表 1.1 所示。可以看出，滑移面通常是原子的密排面，滑移方向为原子的密排晶向。这是由于在密排方向上，原子间的结合力最强，而且密排面之间的原子距离较远，原子键合强度较小，金属滑移的阻力较小。一般而言，金属晶体中的滑移系越多，在载荷作用下可供选择的位向就越多，材料的塑性和韧性就越好。

表 1.1　三种常见金属结构的滑移系

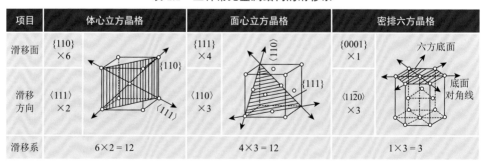

项目	体心立方晶格		面心立方晶格		密排六方晶格	
滑移面	{110} ×6	{110}	{111} ×4	⟨110⟩	{0001} ×1	六方底面
滑移方向	⟨111⟩ ×2	⟨111⟩	⟨110⟩ ×3	{111}	⟨11\overline{2}0⟩ ×3	底面对角线
滑移系	6×2＝12		4×3＝12		1×3＝3	

体心立方晶体金属的滑移面为{110}，共有 6 个滑移面，滑移方向为 ⟨111⟩，每个滑移面上有 2 个滑移系，共 12 个滑移系。面心立方晶体金属的滑移面为

{111}，共有 4 个滑移面，滑移方向为〈110〉，每个滑移面上有 3 个滑移系，所以它同样有 12 个滑移系。然而，金属材料塑性的好坏不仅取决于滑移系数量的多少，还与滑移面内原子排列的紧密程度有关。例如，具有 12 个滑移系的面心立方 γ-Fe，其塑性通常优于同样具有 12 个滑移系的体心立方 α-Fe，这是由于 γ-Fe 中滑移面内的原子排布较 α-Fe 更为紧密。密排六方晶体的滑移面为 {0001}，它在室温条件下仅有 1 个滑移面，滑移方向为〈11$\bar{2}$0〉，每个滑移面上有 3 个滑移方向，所以密排六方晶体仅有 3 个滑移系。因此，具有密排六方晶体结构的金属的塑性一般比具有面心立方或体心立方晶体结构的金属差，比较典型的密排六方结构的 α-Ti 的塑性要明显低于体心立方结构的 β-Ti。

当金属材料受力时，某个滑移系是否开启取决于滑移面内沿滑移方向上的分切应力的大小，只有当分切应力达到一定的临界值时，滑移系才能被激活，该应力称为临界分切应力，它是使滑移系开启的最小切应力。如图 1.10 所示，设横截面积为 A 的圆柱形晶体受到轴向拉应力 F 的作用，F 与滑移面法线的夹角为 λ，与滑移方向的夹角为 φ，则滑移面的面积为 A/cosφ，F 在滑移方向的分切应力为 Fcosλ，外力 F 在滑移方向上的分切应力为

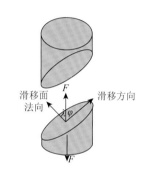

图 1.10 计算临界分切应力的示意图

$$\tau = \frac{F\cos\lambda}{A/\cos\varphi} = \frac{F}{A}\cos\varphi\cos\lambda \quad (1\text{-}3)$$

随着外力 F 的增加，当拉应力使 F/A 达到屈服强度时，滑移系中达到临界分切应力 τ_K，此时滑移系被激活，因此临界分切应力可表示为

$$\tau_K = \sigma_s\cos\varphi\cos\lambda \quad (1\text{-}4)$$

式中，cosφcosλ 为取向因子。临界分切应力 τ_K 的大小与金属材料的晶体结构、显微组织、温度和加载速率有关。当以上条件恒定时，临界分切应力保持恒定。然而，材料的屈服强度 σ_s 却随取向因子的变化而不断地改变。当外力与滑移面、滑移方向的夹角均为 45°时，取向因子取最大值为 0.5，此时 σ_s 具有最小值，金属的滑移最容易进行，这种取向称为软取向。而当外力与滑移面平行或垂直时，取向因子为 0，此时无论 τ_K 的值如何，σ_s 均为无穷大，因此材料无法发生滑移，称这种取向为材料的硬取向。

当晶体受到纯剪切应力作用，并且切应力恰好与滑移面的方向平行时，滑移并不会使晶体的取向发生改变。然而，这一条件在通常情况下是无法满足的。当

任意一应力作用于晶体时，总是可以分解为垂直于滑移面方向的分切应力和平行于滑移面方向的分切应力，前者使晶体的滑移面发生倾转，而后者使滑移系被激活。以图 1.11 中的单晶体为例，分析在拉应力 F 的作用下滑移面的倾转过程。如果不限制夹头的横向位移，则拉伸过程中夹头必然不断地向左右两侧移动，此时滑移面不发生任何倾转，如图 1.11（a）和（b）所示。但实际上，夹头是固定不动的，因此在拉伸过程中，滑移面必将不断地倾转。从图 1.11（c）可以看出，试样中的滑移面朝着与拉伸轴向相平行的方向转动，使 $\varphi'>\varphi$，λ 角逐渐减小，从而使晶体取向在拉伸过程中发生改变。简而言之，在拉应力的作用下，晶体的滑移面力图转至与应力轴平行的位置，使滑移面的法线垂直于应力轴。同理，在压缩过程中，晶体的滑移面力图转至与压应力垂直的位置，使滑移面的法线平行于应力轴，如图 1.12 所示。

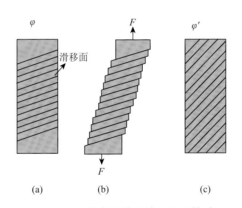

图 1.11   晶体在拉伸时的滑移面转动

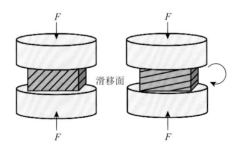

图 1.12   晶体在压缩时的滑移面转动

以上分析的是单系滑移的情况，它往往发生于滑移系较少的密排六方金属中。对于具有较多滑移系的面心立方和体心立方金属，多系滑移在塑性变形过程中更为常见。加载后，材料内取向因子较大的滑移系首先被激活，并由此使晶体的取向发生倾转，这一倾转的结果是使初始态取向因子较小的晶体的取向因子逐渐增大，直至它们也被激活，于是材料发生多系滑移。如果外力的方向合适，则材料在变形的开始即可发生多系滑移。当多系滑移发生时，可以在抛光的金属试样表面上观察到交叉的滑移带。

晶体的滑移不是晶体的一部分相对于另一部分做整体的刚性切变，而是在切应力的作用下位错运动的过程。从图 1.9 可以看出，变形材料的内部存在着大量的位错，当一条位错线从晶体内部移至样品表面时，便会与样品表面交截形成一个台阶，台阶的高度等于位错伯氏矢量的大小。如果大量位错均按照这种方式进行运动，通过显微镜可观察到试样表面上会形成滑移带。形成一条滑移带尚且需要成千上万条位错，而当材料发生剧烈变形时，在试样表面上将形成大量的滑移带，必然会消耗极多的位错，那么真实晶体中有如此多的位错吗？事实上，在塑性变形过程中，晶体中的位错数目不是减少，而是显著地增多。例如，退火态的金属晶体中的位错密度约为 $10^{10}\mathrm{m}^{-2}$，而经剧烈塑性变形的金属中的位错密度高达 $10^{15}\sim10^{16}\mathrm{m}^{-2}$，位错在塑性变形过程中可以不断地以某种机制进行增殖。

Frank-Read 源是最为常见的位错增殖机制。金属晶体中的位错一般呈三维网状分布，位错实质上是晶体中已变形的部分与未变形部分的交界，因此任意一个位错在空间上必然是一条闭合的曲线。闭合位错环的各个部分一般不会在同一个晶面上，相交于一个结点的几个位错段也不会一致地运动，只有在滑移面上的位错才能发生运动。因此，位错网络的某些结点可能成为固定的结点。如图 1.13 所示，假设 S、S' 为两个固定的结点，它们之间的位错线段 SS' 的滑移面恰好平行于纸面，位错受力的方向为竖直向上。当滑移面内的临界分切应力足够大时，位错线将向上运动。然而，S、S' 是固定不动的，因此这一运动的结果是使位错线发生弯曲。位错线弯曲使位错线的长度增加，产生线张力，此时一旦撤去外加应力，弯曲的位错线将立即复原。当切应力较大时，位错线可以进一步地弯曲成半圆形，其曲率半径也达到最大。如果半圆继续扩大，初始的位错线将弯成一个位错蜷线。蜷线的内部是位错扫过的区域，晶体产生了一个伯氏矢量的位移。当回转蜷线互相靠近时，位于 a、b 两处的异号位错相遇，位错湮灭消失。随后，蜷线状的位错一分为二：一部分形成一个闭合的位错环，在应力的作用下不断向外膨胀；另一部分在位错线张力的作用下恢复为初始态的平直位错线 SS'。这样一来，在外应力的持续作用下，SS' 又开始弯曲并不断地重复上述步骤，每重复一次便产生一个位错环，使位错不断地增殖。在真实金属晶体中，确实可以观察到位错以 Frank-Read 源机制增殖后形成的位错环，如图 1.14 所示。位错的增殖多发生于析出相与界面的交汇处，这与该区域易发生的应力集中有关。

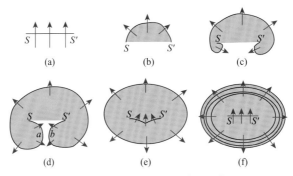

（a）　　　　　　（b）　　　　　　（c）

（d）　　　　　　（e）　　　　　　（f）

图 1.13　Frank-Read 位错源示意图

（a）平直的位错线；（b）在应力的作用下位错线发生弯曲；（c）位错线弯曲形成蜷线；（d）回转蜷线左右两端互相靠近；（e）形成闭合位错环；（f）位错重复上述过程不断增殖

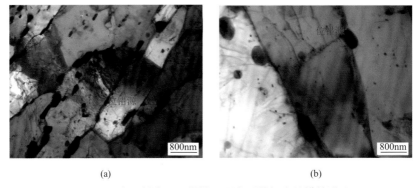

（a）　　　　　　　　　　　　　　　（b）

图 1.14　在透射电子显微镜下观察到的钢中位错的增殖

（a）横向观察；（b）纵向观察

　　工程上应用的金属材料一般为多晶体，因此研究多晶体的滑移更具有实际意义。多晶体由许多尺寸、形状和取向不同的单晶体组成，这为其变形增加了许多复杂的影响因素，使其具有不同于单晶体变形的特点。一方面，多晶体的塑性变形要受到晶界和位向不同的晶粒的影响；另一方面，多晶体中任何一个晶粒均不是独立的，当某一个晶粒发生变形时，为保证材料的连续性，周围的晶粒必须随之发生变形，因此多晶体的滑移比单晶体的滑移要复杂得多。

　　在多晶体中，由于各个晶粒的取向不同，各个滑移系的方向不同，加载后各个滑移面内的临界分切应力差别很大。材料不可能在所有的晶粒内同时发生塑性变形，只有在那些取向因子较大的晶粒内部，滑移系才有可能被激活。当取向有利的晶粒内的滑移系被激活后，其内部的 Frank-Read 位错源开始释放位错，位错沿着其滑移面运动至界面处。由于邻近晶粒的取向不同，滑移系也不同，位错运动至界面前受阻，形成平面位错塞积群，如图 1.15 所示[12]。

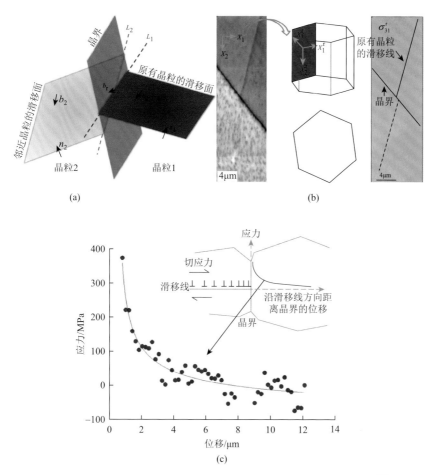

图 1.15 塑性变形过程中相邻的两个晶粒内部滑移系的激活过程[12]

（a）两个晶粒内的滑移系及滑移方向； （b）平面位错塞积群诱发的应力集中；
（c）应力集中随距离的增大而迅速衰减

平面位错塞积群会在其塞积的前沿区域诱发较大的应力集中，随着外加载荷的不断增大，应力集中也显著增加。当应力集中与外加载荷叠加后大于邻近晶粒上滑移系开启的临界分切应力时，相邻滑移面内的位错开启，使晶粒发生塑性变形。多晶体中的每一个晶粒均处于其周围晶粒的包围之中，因此任何一个晶粒的变形均不是任意的，必须与周围的晶粒进行配合，否则晶粒之间无法满足连续性条件，从而形成孔洞或空隙，将导致材料发生断裂。为保证材料变形的协调性，邻近晶粒的变形不仅要在取向有利的滑移面上进行，还必须在多个取向并非有利的滑移系内进行，以保证该晶粒的形状与周围的晶粒发生协调一致的改变。根据理论推算，在多晶体塑性变形过程中，每个晶粒内激活的独立滑移系的数量至少为 5 个[13]。

以上分析表明，在多晶金属材料中，一方面，由于晶界的存在，材料的滑移受到抑制；另一方面，由于各个晶粒的位向不同，为了保证变形的协调性，要求材料进行多系滑移。二者共同的作用，使多晶金属的强度较单晶金属大幅提高。显然，材料中的晶粒尺寸越细小，晶界的数量就越多，这种强化效果就越显著。这种通过细化晶粒尺寸来提高金属材料强度的方法称为细晶强化。图1.16为低碳钢的晶粒尺寸与其屈服强度的关系[14]。可以看出，材料的屈服强度与晶粒尺寸平方根的倒数线性相关。在室温条件下，金属材料中的晶粒尺寸与其屈服强度之间符合 Hall-Petch 关系[15]：

$$\sigma_s = \sigma_0 + Kd^{-\frac{1}{2}}\qquad(1-5)$$

式中，σ_0 为材料常数，反映了材料内耗对变形的阻力，约等于单晶体塑性变形时的屈服强度；K 为常数，与晶界结构有关，反映了晶界对材料强度的影响；d 为材料中的平均晶粒尺寸。细晶强化是金属材料最为重要的强化方式，它能够在提高材料强度的同时，显著改善材料的塑性和韧性。这是因为晶粒越细小，晶体内部和晶界周围的应变差就越小，塑性变形就越均匀，材料在断裂前可以承受更大的变形。此外，在载荷的作用下，当萌生的微裂纹穿过晶界时，会受到晶界的阻碍，裂纹在穿过晶界时吸收了大量的能量，使材料表现出较好的韧性[16]。因此，对于工程应用的金属材料总是设法获得细小而均匀的晶粒，来提高材料的综合力学性能。

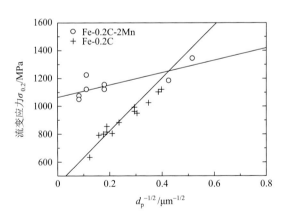

图1.16　低碳钢的晶粒尺寸对其屈服强度的影响[14]

2）孪生

孪生是金属晶体塑性变形的另一种重要方式。在切应力的作用下，当金属晶体发生孪生变形时，晶体的一部分沿着其特定的孪生面和孪生方向相对于另一部分做均匀的切变。在这一切变区域内，与孪生面平行的每一层原子的切变量和其与孪生面的距离成正比，且切变量并不是原子间距的整数倍。孪生虽然不会改变晶体的点阵类型，但是它会使晶体的位向发生改变，使变形部分的晶体与未变形的晶体构成镜面对称，一般将对称的两部分晶体称为孪晶。由于孪生变形后的取向差发生显著改变，经抛光和蚀刻后，在光学显微镜下极易观察出孪晶，其形貌一般为条带状或凸透镜状，如图 1.17 所示[17]。

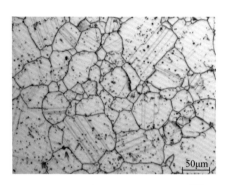

图 1.17 钴基合金中的孪晶形貌[17]

金属晶体的孪生面和孪生方向与晶体结构有关，例如，对于密排六方晶体，其孪生面一般为 $\{10\bar{1}1\}$，孪生方向为 $\langle10\bar{1}2\rangle$；对于体心立方晶体，其孪生面一般为 $\{112\}$，孪生方向为 $\langle111\rangle$；而对于面心立方晶体，其孪生面一般为 $\{111\}$，孪生方向为 $\langle112\rangle$。以密排六方晶体为例，说明材料的孪生变形过程。图 1.18 中的

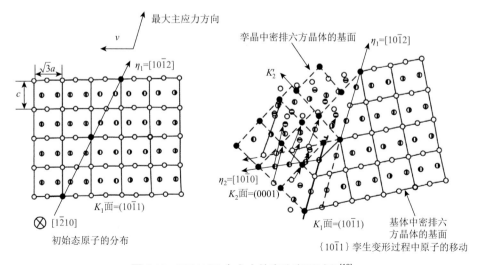

图 1.18 Ti6Al4V 合金中的孪生变形过程[18]

$(10\bar{1}1)$ 面为密排六方金属（Ti6Al4V 合金）的孪生面，它与 $\{1\bar{1}20\}$ 面相交于 $[10\bar{1}2]$ 方向，该方向即为晶体的孪生方向。可以看出，孪生区域内产生了均匀的切变，每一层的 $(10\bar{1}1)$ 面相对于其最近邻的上一层晶面均移动了相同的距离，变形部分与未变形部分以孪生面为中心构成镜面对称。

孪生变形与晶体的滑移变形相类似，只有当外加载荷在孪生方向上的分切应力达到某一临界值时，才能开始发生变形。由于孪生需要晶体内的多层原子同时进行均匀的切变，一般来说，孪生的临界分切应力要远大于滑移的临界分切应力。只有当滑移难以进行时，晶体才能以孪生的方式变形。对于具有密排六方晶体结构的金属，如 Ti、Mg、Zn 等，由于它们的滑移系数量较少，加载后当晶体的取向不利于滑移时，它们会以孪生的方式进行变形。而对于滑移系较多的金属如 α-Fe，在室温下只有受到冲击载荷的作用，才会以孪生的方式进行变形。在低温条件下，由于晶体滑移的临界分切应力显著提高，滑移的阻力增大，即使受到较缓慢载荷的作用，晶体也可以发生孪生变形。对于面心立方金属，由于它们的对称性高，滑移系数量较多，而其滑移面与孪生面又恰好同处于一个晶面，滑移方向与孪生方向的夹角不大，因此它们很少发生孪生变形。只有极少数的面心立方金属，如 Cu、Ag，在极低的温度条件下才可以发生孪生变形。

孪生对于塑性变形的贡献远低于滑移，如果纯粹地依靠孪生变形，金属材料仅能获得较小的伸长率。但是，金属一旦发生孪生变形，其取向将会发生明显的变化，使原来取向不利的滑移系转变为有利的新取向，从而促进晶体的进一步滑移，大幅提高材料的塑性变形能力。对于滑移系较少的密排六方金属，在变形过程中，通常是滑移与孪生交替地进行，使材料在断裂前获得较大的应变量，此时孪生对金属塑性变形的贡献是不可忽略的。

2. 断裂

断裂是金属材料在外力的作用下失去其连续性的过程。金属材料的断裂方式主要包括韧性断裂和脆性断裂。材料的抗断裂性能与外界条件（如应力状态、温度和介质种类等）有关，同时还与材料的显微组织和化学成分有关。

1）韧性断裂

韧性断裂又称延性断裂，其特征是材料在断裂前发生较大的宏观塑性变形，断裂时所受的应力远大于其屈服强度[19]。韧性断裂是一个缓慢的撕裂过程，材料会在断裂过程中不断地吸收能量。由于韧性断裂前材料的变形十分显著，易于被人们及时地察觉，可在断裂前果断地采取措施以防止断裂的发生，因此只需按照材料的屈服强度设计承载力，即可保证材料在服役条件下的安全使用。

以单向拉伸为例来说明材料的韧性断裂过程。韧性断裂的断口多呈纤维状，颜色一般为暗灰色。纤维状断口形成的原因是变形过程中微裂纹的互相交连，而暗灰色断口形成的原因是断口表面凹凸不平，对光线的反射能力不足。进一步的观察发现，断口由纤维区、放射区（结晶区）和剪切唇三部分组成。

从图 1.19 可以看出，当外加应力达到工程应力-工程应变曲线中的最高点时，金属试样的局部区域产生颈缩，同时试样的应力状态也由单向转变为三向，颈缩区域的中心轴向所受的拉应力最大[20]。在三向拉应力的作用下，材料的内部首先出现微孔，如图 1.20 所示，这些微孔所在的位置通常是三叉晶界、被析出相钉扎的晶界、大尺寸的夹杂物（或析出相）周围[20]。这是因为上述区域是发生应力集中最为敏感的区域，应力集中使材料内部的界面拉开，或使第二相颗粒折断形成微孔。在持续拉应力的作用下，这些萌生的微孔不断地长大。当微孔扩大至一定程度时，邻近微孔间的金属将发生微观失稳，这与宏观拉伸过程中材料发生颈缩类似，导致微孔的聚合长大。当早期形成的微孔聚合长大至一定程度时，形成微裂纹。当随后形成的微孔与微裂纹相连接时，微裂纹向前扩展一小段距离。这一过程重复不断地进行，最终形成纤维区。在纤维区的内部，可以观察到由裂纹扩展连接形成的韧窝，如图 1.21 所示[21]。

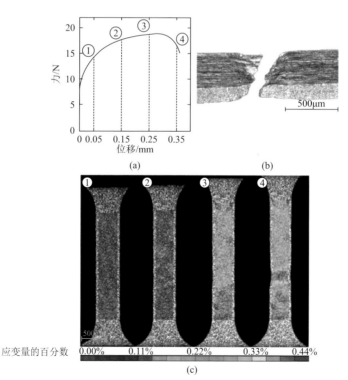

图 1.19　金属在拉伸过程中发生韧性断裂[20]

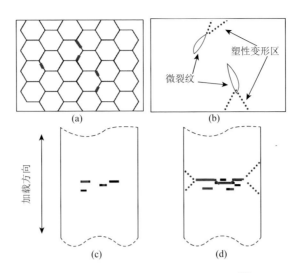

图 1.20 微孔聚集型韧性断裂示意图[20]

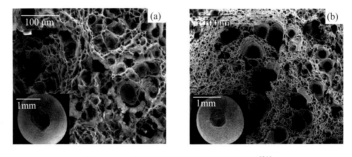

图 1.21 金属塑性断裂形成的韧窝[21]

　　裂纹在纤维区扩展得非常缓慢。然而，一旦裂纹尺寸超过某一临界值时，裂纹就会快速扩展，形成放射区。裂纹在该区域内通过低能量撕裂的方式扩展，断口形貌呈放射线花样特征。放射线的方向指向裂纹前进的方向，而其反方向则指向裂纹源。裂纹在放射区撕裂时诱发的变形量越大，放射线就越粗。试样在拉伸断裂的最后阶段形成锥状的剪切唇，剪切唇的表面较为光滑，与拉伸轴向呈45°，表明材料最后在切应力的作用下发生断裂。

　　2）脆性断裂

　　当金属发生脆性断裂时，几乎观察不到发生宏观的塑性变形，仅在局部微区域内可以观察到少量的塑性变形痕迹。材料在断裂时所承受的应力一般不超过其屈服强度，甚至远低于按照强度理论确定的许用应力，因此这一断裂方式也称为低应力脆断。材料在脆性断裂前无任何征兆，并且裂纹一旦萌生便迅速扩展，造成材料的整体断裂，因此极易导致严重的后果。脆性断裂多发生于高强度、低塑性的金属材料中。对于那些在室温条件下具有较高塑性的金属，在低温或高应变速率条件下也有可能发生脆性断裂。

脆性断裂可分为解理断裂和沿晶断裂两种类型。解理断裂一般是由应力集中引起的，裂纹在材料内沿着特定的晶面扩展，称这些晶面为解理面。解理面一般为晶面间距较大、键合强度较弱的低指数面。对于密排六方金属，其解理面一般为{0001}；对于体心立方金属，其解理面一般为{100}。通过肉眼观察即可识别出解理断裂的断口，其形貌特征通常为齐平状，并且与外加应力垂直，可以看到许多强烈反光的小平面，这些小平面即为解理面。在电子显微镜下观察，发现断口的形貌呈现"河流花样"，如图 1.22 所示[22]。在断裂初始时刻形成的微裂纹与材料的塑性变形有关。例如，在体心立方金属中，当晶粒内的一组沿(011)面运动的位错与沿(0$\bar{1}$1)面运动的位错互相交割时，会形成大面积的位错塞积，由此导致应力集中，并诱发在(001)面形成一个楔形的微裂纹。微裂纹在晶粒内部的扩展比较容易，而当它运动至晶界时，由于各个晶粒在空间中的位向不同，会受到晶界的阻碍。当裂纹扩展受阻后，会在晶界周围形成更大的应力集中，导致邻近晶粒形成一组互相平行但处于不同高度的新裂纹。这些新形成的裂纹向前扩展并接近，解理面之间连接的金属因承受过大的应力被迅速地撕裂，形成撕裂棱。解理裂纹在此后的扩展过程中还将受到其他晶界的阻碍，然而由于此时的裂纹尺寸较大，克服其他晶界阻碍所需的应力远小于克服第一个晶界阻碍所需的应力。所以解理裂纹一旦萌生，便能快速地扩展，直至材料完全地断裂。

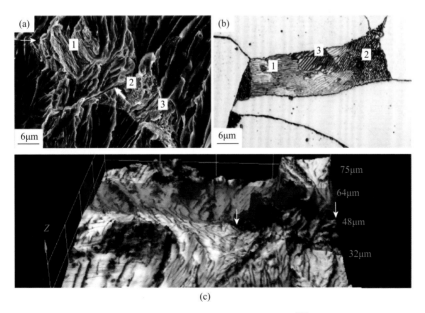

图 1.22 解理断裂的河流花样特征[22]

当金属中存在沿晶界析出的不连续脆性相，或者杂质元素沿晶界偏聚使晶界弱化时，裂纹将沿晶界扩展，形成沿晶断裂。沿晶断裂的断口宏观形貌一般为细瓷状，同样可以看到许多强烈反光的小平面。在扫描电子显微镜下观察，其断口形貌特征为冰糖状，所有断裂的晶粒表面均很光滑，棱角清晰，有较强的立体感，如图 1.23 所示。

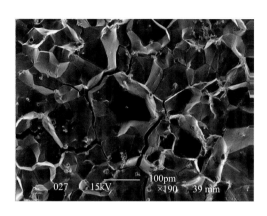

图 1.23　沿晶断裂的断口形貌[23]

3）断裂方式的转换

材料的断裂方式不仅与它的显微组织和化学成分有关，还受应力状态和温度的影响。

塑性材料在一定的应力状态条件下也有可能会发生脆性断裂，而脆性材料在某些应力状态条件下也有可能发生韧性断裂。例如，球墨铸铁在室温拉伸时发生脆性断裂，然而它在压缩过程中却呈现韧性断裂。在拉伸或弯曲时很脆的大理石材料，当它受到三向压应力时却表现出了较好的塑性。由此可见在实际应用中，可以将一些拉伸时呈脆性断裂的材料用于制备承受压应力的部件。

金属材料在断裂过程中还有一个共同的现象，就是随着温度的降低，都有从韧性断裂转变为脆性断裂的现象。通过图 1.24 可以对这一现象进行解释。随着温度的降低，金属材料的屈服强度 σ_s 逐渐增大，而解理裂纹扩展强度 σ_c 却几乎不发生变化，屈服强度曲线与解理裂纹扩展强度曲线相交于温度 t，这一温度即为理论上的韧脆转变温度。当温度高于 t 时，金属材料的屈服强度低于其解理裂纹扩展强度，受载时材料先发生屈服，后发生断裂，所以表现为韧性断裂。当温度低于 t 时，金属材料的解理裂纹扩展强度低于其屈服强度，受载时材料不发生屈服，裂纹迅速扩展，导致材料发生脆性的解理断裂[24]。

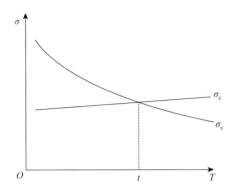

图 1.24　材料由韧性断裂向脆性断裂过渡的示意图

1.3.2　金属的疲劳性能

1. 疲劳现象及特点

金属材料在交变载荷的长期作用下，累积的损伤使材料在远低于其常规强度下发生断裂的现象称为疲劳断裂。按照应力状态的不同，可将疲劳划分为扭转疲劳、弯曲疲劳、挤压疲劳和复合疲劳等；按照服役环境的不同，可将疲劳划分为大气疲劳、腐蚀疲劳、高温疲劳、接触疲劳等；按照疲劳周次的长短，可将疲劳划分为高周疲劳和低周疲劳。

与静载荷作用下材料的塑性变形相比，疲劳现象具有如下特点。首先，疲劳断裂的应力水平往往低于材料的抗拉强度，有时甚至远低于其屈服强度。疲劳寿命随测试应力变化显著。测试应力越大，疲劳寿命越短；测试应力越小，疲劳寿命越长；当测试应力低于某一临界值时，材料的疲劳寿命可达无限长。其次，无论是塑性材料还是脆性材料，材料在疲劳断裂前均不会发生明显的塑性变形，在长期服役累积损伤过程中产生微裂纹，材料的断裂形式最终表现为脆断。最后，疲劳裂纹是从材料的局部微区萌生的，因此金属疲劳对材料内部缺陷具有高度的敏感性。

典型的疲劳断裂断口包括以下三个具有不同形貌特征的区域。

1）疲劳源

疲劳源是疲劳裂纹萌生的发源地，通常位于材料的表面。但当材料内部存在较为严重的缺陷时，如夹杂物、气孔等，疲劳源也可能萌生于材料的内部。从断口形貌来看，疲劳源比较光滑，如图 1.25 所示[25]，这是因为裂纹在萌生和扩展阶段，其内表面不断地互相挤压摩擦。在一个疲劳断口中，有时可能会出现多个裂纹源，这主要与疲劳测试的应力状态和应力大小有关。此时，可以依据裂纹源的平整程度和贝纹线（或海滩花样）的数量判断裂纹源萌生的次序，裂纹源越平整，贝纹线越多，则疲劳源就越先产生。

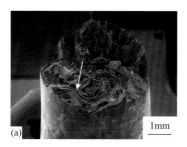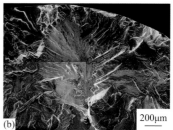

图 1.25　典型的疲劳断口形貌[25]

（a）塑性材料疲劳断口；（b）脆性材料疲劳断口

2）疲劳区

疲劳区是最初萌生的微裂纹通过亚稳扩展形成的，该区域的主要特征是能观察到贝纹线，这也是判断材料发生疲劳断裂的重要判据之一。对于脆性材料，其疲劳断口几乎看不到贝纹线。

3）瞬断区

瞬断区是裂纹最后失稳扩展形成的区域。随着疲劳载荷的不断循环，初生微裂纹不断长大，当裂纹尺寸长大至某一临界值时，裂纹尖端的应力场因子达到材料的断裂韧性（K_{IC}），裂纹失稳并快速扩展，导致材料发生瞬断。瞬断区的形貌非常粗糙，对于塑性材料，其往往呈现撕裂状，如图 1.25（a）所示；而对于脆性材料，其一般为结晶状。

2. 疲劳曲线

疲劳曲线又称 S-N 曲线，其横坐标为疲劳循环周次，纵坐标为疲劳应力，它是确定材料疲劳应力，建立材料疲劳判据的基础。典型的金属材料疲劳曲线如图 1.26 所示[26]。由图可以看出，随着试验应力的降低，疲劳寿命呈几何级数增长。当循

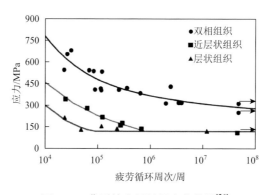

图 1.26　典型的金属材料疲劳曲线[26]

环应力水平降至某一临界值以下时，疲劳曲线成为水平线段，表明即使经历无限次的应力循环，材料也不会发生疲劳断裂，与之对应的应力即为材料的疲劳极限。但是，实际测试过程中不可能进行无限次的应力循环，故通常将循环 10^7 周不发生断裂所对应的最大应力作为材料的疲劳极限。

3. 疲劳断裂机理

了解疲劳裂纹产生和扩展的物理过程对于认识疲劳现象的本质、分析疲劳现象的成因以及延长疲劳寿命均具有重要的意义。

疲劳裂纹萌生可能是由不均匀的局部滑移引起的。与静载荷作用下材料的滑移相比，循环载荷作用下材料的滑移是非常不均匀的，滑移集中分布于某些薄弱区域。当对疲劳试验后已经形成滑移带的试样表面进行电解抛光，并将滑移带完全去除，随后重新对试样进行循环加载时，发现滑移带又会在原处出现。这种永留或再现的滑移带称为驻留滑移带。最初形成的驻留滑移带仅出现于试样的表层，其宽度较小。随着循环周次的增加，滑移带的宽度不断增大，并向材料的纵深方向发展。当驻留滑移带的宽度增大至一定程度时，还可以观察到材料表面形成了挤出脊和挤入沟，位错在此处交割塞积，导致应力集中和微裂纹的萌生。

疲劳裂纹萌生还有可能源于相界或晶界的开裂。一方面，在疲劳失效分析中，人们常在疲劳裂纹源附近发现大尺寸的第二相颗粒或夹杂物，因此学者们提出了第二相或夹杂物开裂导致疲劳裂纹萌生的理论。试验研究表明，降低第二相或夹杂物的脆性，控制它们的尺寸、形貌和分布，可有效抑制或减少疲劳裂纹在第二相或夹杂物周围的萌生，使材料的疲劳强度大幅提高。另一方面，对于多晶体材料，由于相邻晶粒的取向不同，位错运动至晶界时会受到晶界的阻碍，当位错大量塞积于晶界周围时，将会导致应力集中。随着循环周次的增加，应力峰强度越来越强，最终超过了晶界的结合强度，导致微裂纹从晶界处萌生。

疲劳裂纹萌生后，随即进入扩展阶段。根据扩展方向的不同，可将裂纹扩展分为两个阶段。第一阶段是萌生的微裂纹沿着最大分切应力方向扩展，这表明裂纹是在纯剪切应力作用下进行扩展的。绝大多数萌生的微裂纹无法穿过第一个晶界的阻碍，从而成为钝化的微裂纹，只有极少数微裂纹会扩展 2~3 个晶粒的范围，随后以每一循环周次约 $0.1\mu m$ 的扩展量向前扩展。在裂纹扩展的第一阶段，通常可以观察到解理断口的河流花样或沿晶断口的冰糖状花样。随着微裂纹的扩展，其方向逐渐发生偏折，最终转向为垂直于拉应力的方向，此时裂纹的扩展进入第二阶段。在这一阶段，裂纹扩展速率为 $10^{-5}\sim 10^{-2}$mm/周，裂纹扩展方式主要是穿晶。在电子显微镜下对断口进行观察，可见大量疲劳辉纹，即互相平行的沟槽花样。疲劳辉纹是裂纹扩展时留下的痕迹，每一条辉纹都可以看作是此应力循环裂纹扩展的痕迹，裂纹扩展方向与辉纹线垂直。这里需要指出的是，疲劳辉纹与前面提到的贝纹线不可混为一谈，贝纹线是疲劳断口的宏观特征，而疲劳辉纹则是疲劳断口的微观特征，相邻贝纹线之间可能存在成千上万条疲劳辉纹。

4. 影响疲劳性能的主要因素

1）表面状态

在循环载荷作用下，金属材料的驻留滑移一般发生于试样表面，应力集中和疲劳裂纹萌生也多发生于试样表面，所以试样表面状态的变化会对材料疲劳性能产生显著的影响。表面粗糙度越小，材料的疲劳寿命就越长；反之，表面粗糙度越大，则其疲劳寿命就越短。此外，任何细微的表面变化，如划痕、擦伤等，均会引起应力集中，使材料疲劳寿命缩短。表面脱碳、氧化等缺陷也将大幅降低材料的疲劳极限。

2）表面残余应力

残余应力会与外加疲劳应力叠加，从而影响材料的疲劳强度。试样表面残余压应力使疲劳极限提高，而残余拉应力则会使疲劳极限下降。残余压应力的有利作用受外界应力状态的影响，当试样受弯扭疲劳时，残余压应力对疲劳极限的提升作用大于其受扭转疲劳时的作用。

为了在试样表面获得残余压应力，可采用表面喷丸、表面热处理和表面化学处理等方法。喷丸是利用压缩空气将坚硬的金属或陶瓷小球加速轰击试样表面，使表面产生局部塑性变形。由于周围材料的弹性约束，塑性变形层内会产生残余压应力。喷丸强化的效果与材料本身的强度有关，材料的强度越高，则喷丸强化的效果就越好。对淬火后的弹簧和齿轮进行喷丸，材料的疲劳极限可以提高40%～50%。表面热处理包括表面火焰加热和感应加热等，它通过使材料表面的显微组织发生相变来获得残余压应力。常见的表面化学处理有表面渗碳、渗氮、碳氮共渗等。对于同一种材料，渗氮对疲劳极限的提升作用大于渗碳。

3）材料的显微组织

晶粒度会对材料的疲劳性能产生影响。研究表明，当晶粒度由 2 级细化至 8 级时，疲劳极限提升 10%。不同显微组织的疲劳性能也不同，在钢铁材料中，回火马氏体的疲劳性能最高，回火屈氏体次之，回火索氏体的疲劳性能最低。当钢中含有残余奥氏体时，材料的疲劳性能明显降低。在冶炼过程中引入的非金属夹杂物、在凝固过程中形成的气孔和偏析等均会大幅降低金属材料的疲劳性能。

1.3.3 常见的力学性能测试方法

1. 拉伸试验

拉伸试验方法和要求在国家标准《金属材料 拉伸试验 第 1 部分：室温试验方

法》（GB/T 228.1—2010）中有详细的规定，测试前需按照国家标准规定的形状和尺寸加工出标准的圆柱形拉伸试样。在拉伸试样的平行段上取长度 $l_0 = 5d_0$ 作为试样的标距，其中 d_0 为测试试样的直径。将试样的两端夹持于试验机的夹头上，缓慢地对试样施加拉应力，并利用引伸计记录试样标距的位移，直至材料发生断裂。

随着测试应力（F）的增加，试样标距段的伸长量（Δl）发生有规律的变化。以应力（$\sigma = F/A_0$）衡量材料的受力情况，以应变（$\varepsilon = \Delta l/l_0$）衡量材料的变形情况，绘制应力-应变曲线，如图 1.27 所示。根据应力-应变曲线的特点，可以将其划分为弹性变形阶段、屈服阶段、加工硬化阶段和颈缩阶段。

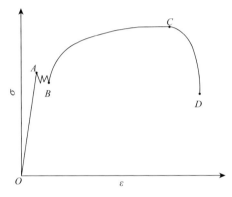

图 1.27　应力-应变曲线

在图 1.27 的 OA 段，材料处于弹性变形阶段。如果此时卸载，材料的应变将完全消失，图中的 A 点对应于材料的弹性极限。在弹性极限内变形，材料的应力与应变之间符合如下胡克定律：

$$\sigma = E\varepsilon \tag{1-6}$$

式中，E 为材料的弹性模量。

在 AB 段，材料处于屈服阶段。在 B 点，即使应力不增加，应变也在急剧地增大，材料暂时失去了抵抗塑性变形的能力。B 点所对应的应力即为材料的屈服应力（σ_s）。此时在试样表面可以观察到大量与轴线成 45° 的条纹，这些条纹即为滑移带。钢的屈服现象形成的原因是 C、N 等间隙原子在位错周围偏聚形成柯垂尔（Cottrell）气团，阻碍位错的运动，使变形抗力增大。而一旦位错挣脱了柯垂尔气团的钉扎，变形抗力迅速下降。如此循环往复，造成了应力-应变曲线上的抖动现象。

经过屈服阶段后，在 BC 段，材料又恢复了抵抗塑性变形的能力，应力随应变的增加而增大，材料进入了加工硬化阶段。当材料处于 BC 段上任意一点时，如果卸去载荷，材料的变形不可恢复，发生了永久的塑性变形。

在应变到达 C 点之前，试样的变形沿拉伸轴向是均匀分布的。而当应变超过 C 点后，试样的变形集中分布于拉伸轴向的某一小段范围内，即发生了颈缩现象。由于局部横截面积的收缩，试样变形所需的拉应力（F）减小，根据 F 除以原横截面积（A_0）计算得出的名义应力（σ）逐渐降低。因此当应变超过 C 点后，应力-应变曲线向下弯曲。C 点到 D 点所对应的阶段为材料的颈缩阶段。材料在 C 点所对应的强度为抗拉强度（σ_b）。

试样拉断后，标距部分增加的长度与初始标距的百分比即为材料的延伸率：

$$\delta = \frac{l_1 - l_0}{l_0} \times 100\% \tag{1-7}$$

式中，l_1 为试样拉断后标距的长度；l_0 为初始标距的长度。试样在断裂处横截面积的减少量与原始横截面积的百分比即为材料的断面收缩率：

$$\psi = \frac{A_0 - A_1}{A_0} \times 100\% \tag{1-8}$$

式中，A_0 为试样的原始横截面积；A_1 为试样断裂处的横截面积。由以上分析可以看出，拉伸试验揭示了材料在静载荷作用下的常规力学行为，其中屈服强度（σ_s）和抗拉强度（σ_b）反映了材料的强度指标；弹性模量（E）反映了材料的抵抗弹性变形能力；延伸率（δ）和断面收缩率（ψ）反映了材料的塑性指标。

2. 冲击试验

为了测试金属材料的缺口效应和加载速率对其韧性的影响，需要对带有缺口的试样进行冲击试验以测试其冲击性能。材料的冲击韧性是指在冲击载荷作用下，材料在塑性变形和断裂过程中吸收能量的能力，常以 A_k 表示标准试样在试验过程中的冲击吸收功。

摆锤式冲击试验机的原理示意图及试样的实物照片如图 1.28 所示。将试样水平放置于试验机的支架上，缺口一侧背对于冲击方向。将质量为 m 的摆锤提升至高度 H_1，它相对于试样测试平面的重力势能为 mgH_1。随后将摆锤释放，摆锤下落至最低点时将试样冲断，摆锤剩余的能量为 mgH_2。则摆锤在冲击过程中损失的能量为（$mgH_1 - mgH_2$），近似地认为它的大小等于试样在变形和断裂过程中吸收的能量，称之为冲击吸收功。

需要指出的是，摆锤下落过程中的能量损失实际上并非完全用于试样的变形和断裂，其中有一部分能量被机械振动、空气阻力、轴承摩擦等所消耗。另外，当摆锤的中线与缺口中线不一致时，所测定的冲击吸收功会出现较大的波动。因此在不同试验机上测得的冲击吸收功可能相差 10%～30%。虽然冲击吸收功不能准确地反映材料的韧脆程度，但由于它简单易行，仍然被广泛采用。

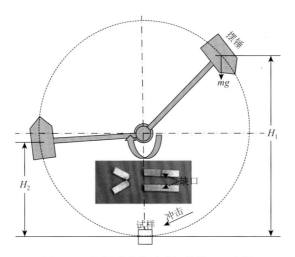

图 1.28　摆锤式冲击试验机的原理示意图

通过在不同温度下进行系列冲击试验测试，获得冲击吸收功随温度的变化情况，可以方便地确定金属材料的韧脆转变温度。当温度低于某一临界值时，金属材料的冲击吸收功几乎不随温度的改变而变化，由此形成一个下平台，该能量称为低阶能。而当温度高于某一临界值时，材料吸收的能量也几乎不随温度而改变，由此形成了一个上平台，该能量称为高阶能。与低阶能和高阶能的平均值对应的温度即为材料的韧脆转变温度。也可以通过冲击后的断口形貌来判断材料的韧脆转变温度。在不同温度下进行冲击试验后的断口纤维区、放射区与剪切唇三者之间的相对面积是不同的，如图 1.29 所示。随着温度的降低，纤维区的面积突然减小，而放射区的面积突然增大，材料由韧性断裂转变为脆性断裂。当放射区的面积占到整个断口总面积的 50%时，其对应的温度即为材料的韧脆转变温度。

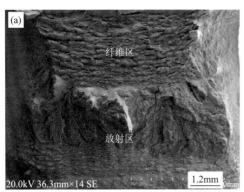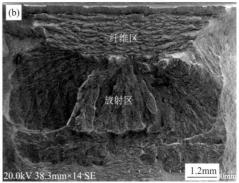

图 1.29　马氏体钢在不同温度冲击后的断口形貌

（a）0℃；（b）−20℃

3. 压缩试验

压缩试验主要用于测试拉伸时呈脆性的金属材料的力学性能。在拉伸试验中表现良好的材料在压缩时只会发生塑性变形而不会发生断裂，而在拉伸时表现为脆性的金属材料通常会沿与压缩轴向成45°方向断裂，其断口具有切断特征。

压缩试样的横截面通常为圆形或正方形，试样的高度一般为其横截面直径或边长的2.5～3.5倍。在有侧向约束的条件下，也可采用板状试样进行测试。通过压缩试验可以测定材料的抗压强度（σ_{bc}），如果试样在压缩过程中产生了明显的屈服，还可以测定试样的压缩屈服强度（σ_{bs}）。

4. 弯曲试验

杆状金属材料在承受拉应力后，应力在其横截面上的分布是不均匀的，表面所受的应力最大，而中心受力几乎为零。在弯曲载荷作用下，金属所展现出的力学行为与单纯拉应力或压应力作用下的力学行为不完全相同。例如，金属的弯曲弹性模量既不同于其拉伸弹性模量，也不同于压缩弹性模量。又如，金属在拉伸或压缩载荷作用下会出现屈服现象，而在弯曲载荷作用下完全显现不出来。

弯曲试验与拉伸试验相比，具有以下特点：首先，弯曲试验的试样形状简单，操作方便，即使试样在测试过程中发生偏斜也不会对结果产生明显影响；其次，弯曲试验过程中试样挠度的变化可显示材料塑性的差异，弯曲试验方法常用于测试铸铁、铸造合金、工具钢、硬质合金等脆性材料；最后，弯曲试样表面的应力最大，可以灵敏地反映出材料表面的缺陷，它常用于鉴别经渗碳、表面淬火、喷丸处理的材料的质量和性能。

5. 扭转试验

当圆柱形试样在扭矩 T 的作用下扭转时，试样表面的应力状态如图1.30所示。扭转试验易于显示材料的塑性行为，在扭转过程中，沿试样轴向的塑性变形是均匀分布的，试样不会发生颈缩现象。在与扭转轴向成45°的切面上，试样承受第一主应力与第三主应力；在与扭转轴向平行的截面上，试样承受最大切应力 τ。在弹性变形阶段，试样横截面上的切应力和切应变沿径向均为线性分布；而当材料产生塑性变形后，切应变沿径向仍然保持线性分布，而且应力因塑性变形沿径向不再保持线性分布。

扭转试验可以敏感地反映出金属表面的缺陷，可以用于评价表面处理后的材料表面质量。通过高温扭转试验可以研究金属在加热条件下的流变性能与断裂性能，评价材料的热加工性能，为确定热加工工艺参数提供参考。

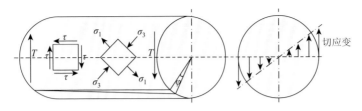

图 1.30　扭转试样表面的应力状态图

扭转试样一般是直径 $d_0 = 10\text{mm}$，标距长度 l_0 为 50mm 或 100mm 的圆柱形试样。在试验时，对试样施加扭矩 T，随着扭矩的增加，试样标距之间的两个截面产生相对转动，其扭转角用 φ 来表示。试样在弹性范围内，其切应力（τ）和切应变（γ）分别为

$$\tau = \frac{T}{W} \tag{1-9}$$

$$\gamma = \frac{\varphi d_0}{2 l_0} \tag{1-10}$$

式中，W 为试样抗扭截面系数，对于圆柱形试样，$W = \frac{\pi d_0^3}{16}$。通过扭转试验，可以测试以下金属材料性能。

1）切变模量

当试样处于弹性范围内，材料的切变模量（G）为其所受的切应力与切应变之比：

$$G = \frac{32 \Delta T l_0}{\pi \Delta \varphi d_0^4} \tag{1-11}$$

式中，ΔT 为通过试验测得的扭矩增量；$\Delta \varphi$ 为扭角增量。

2）扭转屈服极限

在拉伸过程中具有明显屈服现象的金属材料，在扭转过程中同样会发生塑性屈服现象，其扭转屈服极限（τ_s）为

$$\tau_s = \frac{T_s}{W} \tag{1-12}$$

式中，T_s 为扭转屈服扭矩。

3）扭转强度

通过试样在断裂前所承受的最大扭矩 T_b，可以计算出试样的抗扭强度（τ_b）：

$$\tau_b = \frac{T_b}{W} \tag{1-13}$$

1.4　金属材料的物理性能

1.4.1　密度

密度是材料每单位体积的质量，通常用 ρ 来表示，若已知某金属的质量 m 和体积 V，则可以按照如下公式计算其密度：

$$\rho=\frac{m}{V} \tag{1-14}$$

密度是一个宏观物理性能指标，不同金属的原子大小、空间排列方式及它们相互作用的强弱不同，所以它们的密度各不相同。

在合金中，对密度影响最大的因素是组元的性质和含量。当两种或两种以上金属组成合金时，其密度随组元含量的不同发生显著变化。通常情况下，组成合金的每一种组元密度越大，则合金的密度也就越大。在合金中，高密度组元的质量分数越大，合金的密度就越大。大多数合金可以看成是固溶体，或者是以固溶体为基体，其中分布着第二相颗粒。固溶体保留有溶剂原子的晶格结构，但是由于溶质原子的加入，其点阵常数会发生变化，材料的密度也随之改变。以二元铁合金为例，在溶质原子浓度较小的情况下，其密度符合如下线性关系：

$$\rho=\rho_0+x\Delta\rho \tag{1-15}$$

式中，ρ 为合金的密度（g/cm^3）；ρ_0 为纯铁的密度（g/cm^3）；x 为溶质原子的质量分数；$\Delta\rho$ 为每增加 1% 的溶质原子对密度的影响。

金属材料在制备过程中，通常需要进行冶炼、锻造、轧制和热处理，这些工艺过程会对材料的密度产生复杂的影响。

合金铸锭中通常含有缩孔、疏松等缺陷，在热加工过程中，这些缺陷会发生焊合或固结，使材料的密度增大。致密的金属在大的压缩比条件下进行冷变形加工时，材料内的位错密度增大，空间点阵发生畸变，密度就会减小。

金属材料经不同热处理后，可以获得不同的显微组织，材料的密度随显微组织的不同而改变。以钢铁材料为例，当它经淬火从奥氏体转变为马氏体后，位错密度大幅增大，此时材料内部的缺陷数目增大，其密度较小；而当退火后，材料内部的空位、位错等缺陷数目大幅度减小，此时材料的密度较大。

在粉末冶金过程中，工艺对金属材料密度的影响更为显著。在热等静压过程中，影响材料密度的主要因素包括热压力、烧结温度、烧结时间和保护介质等。压制后坯料的密度随压力的增加而明显增大，当压力很大时，压坯的密度有可能接近致密金属的密度。在烧结过程中，颗粒之间的接触增加了它们发生各种物理化学反应的机会，如氧化还原、扩散、蠕变、再结晶、气体解吸、杂质净化等，因此烧结后，材料的密度增大。

金属或合金在加热时会产生体积变化，其体积一般随温度的升高而增大。这是因为随着温度的升高，原子振动的幅度加剧，振动的非对称性使点阵常数增大，金属的密度随体积的增大而减小。在一级近似条件下，密度可以采用如下公式进行近似计算：

$$\rho = \frac{\rho_0}{1 + \bar{\alpha}_{\mathrm{V}}(T - T_0)} \qquad (1\text{-}16)$$

式中，ρ_0 为密度常数（$\mathrm{kg/m^3}$）；$\bar{\alpha}_{\mathrm{V}}$ 为平均线膨胀系数（$^\circ\mathrm{C}^{-1}$）；T_0 为初始温度，一般对应为室温。大多数金属的线膨胀系数为 $10^{-6} \sim 10^{-5}$ 数量级，因此即使温度每变化 100℃，对密度的影响一般也不会超过 1%。

1.4.2　弹性

在不超过材料弹性极限的外力作用下，金属材料的形状和大小将发生变化，卸载后，材料的形状和大小立即复原，这一性能即为材料的弹性。

1. 常见的弹性常数

常见的弹性常数包括弹性模量、剪切模量、泊松比、体弹性模量、弹性波波速。

1）弹性模量

弹性模量是指材料在弹性变形范围内正应力与正应变之比，其表征了材料在弹性极限内的抗拉或抗压性能：

$$E = \sigma_{\mathrm{p}} / \varepsilon_{\mathrm{p}} \qquad (1\text{-}17)$$

式中，E 为弹性模量（$\mathrm{N/mm^2}$）；σ_{p} 为正应力（$\mathrm{N/mm^2}$）；ε_{p} 为正应变。弹性模量反映了材料的刚度。显而易见，材料的弹性模量越大，在外力作用下其变形量就越小，材料越不容易发生弹性变形。

2）剪切模量

剪切模量是指在弹性极限范围内，材料所受的切应力与切应变之比：

$$G = \tau_{ij} / \varepsilon_{ij} \qquad (1\text{-}18)$$

式中，G 为剪切模量（$\mathrm{N/mm^2}$）；τ_{ij} 为法相为 i 的面元上沿 j 方向的切应力（$\mathrm{N/mm^2}$）；ε_{ij} 为法相为 i 的面元上沿 j 方向的切应变。剪切模量的倒数为切变柔量，它反映了单位切应力作用下材料切变量的大小。对于大多数金属材料，其剪切模量约为其弹性模量的 1/3。

3）泊松比

在材料的弹性极限范围内，由均匀分布的纵向应力所引起的横向应变与纵向应变比值的绝对值为材料的泊松比（μ）。例如，一根均匀细杆受到拉应力的作用，其轴向伸长伴随着横向的收缩，横向应变与轴向应变之比为该材料的泊松比。

4）体弹性模量

在弹性变形范围内，体弹性模量能够表征均质各向同性材料的弹性，它是材料所受体应力与体应变之比的绝对值：

$$K = -P / (\Delta V / V) \tag{1-19}$$

式中，K 为体弹性模量（N/mm^2）；P 为体应力（N/mm^2）；$\Delta V / V$ 为体积的相对变化。

体弹性模量是一个比较稳定的材料常数。由于在各向压应力的作用下，材料的体积将会减小，故体弹性模量为正值。体弹性模量与材料的弹性模量（E）、泊松比（μ）符合如下关系：

$$E = 3K(1 - 2\mu) \tag{1-20}$$

5）弹性波波速

构成物质的粒子之间存在着相互作用力。在应力的作用下，当某处的粒子离开其平行位置发生弹性变形时，该处的粒子随即发生振动，并不断地向周围传导，形成"弹性波"。在液体和气体中，弹性波是由材料的压缩和膨胀引起的，所以在流体中只能产生纵波。而在金属材料中，除了压缩和膨胀外，剪切应力同样也会引起弹性波的产生，所以金属材料的弹性波兼具纵波和横波的特点。通过测量弹性波的波速，可以确定材料的弹性系数值。此外，通过观察弹性波在传播过程中的衰减系数，还可以分析材料的内耗。

2. 影响弹性常数的因素

影响原子间结合力的因素均会对材料的弹性产生影响。金属材料原子间的结合力随温度的升高快速减小，因此温度对材料弹性模量的影响最为显著，弹性模量和剪切模量几乎随温度的升高呈线性减小。在钢铁材料中，弹性模量和剪切模量与温度之间近似符合如下关系：

$$E_\alpha = 226860 - 63.694T \tag{1-21}$$

$$G_\alpha = 87800 - 24.67T \tag{1-22}$$

式中，T 为热力学温度（K）。

材料的相变（如晶型转变、有序化转变、铁磁性转变等）也会对弹性产生显著的影响，例如，纯铁在 770℃由铁磁性转变为顺磁性，弹性模量减小；在 912℃由体心立方的 α 相转变为面心立方的 γ 相，由于点阵常数减小，原子间的结合力增大，弹性模量增大。钴也有类似的情况，当温度升高至 480℃时，材料由密排六方转变为面心立方，弹性模量增大。

材料的加工状态一般会对弹性产生影响，但其影响不如温度和相变的影响显著。经过剧烈的塑性变形后，具有体心立方晶体结构的铁的弹性模量与变形前相比有所减小，这是由于塑性变形使材料内部产生了大量的缺陷，原子间结合力的减小使弹性模量减小。而具有面心立方晶体结构的铝、镍、铜等金属的弹性模量沿变形方向反而有所增大，这是因为塑性变形使材料产生了择优取向。

1.4.3　热膨胀

1. 热膨胀现象

金属的热膨胀现象是指当温度发生变化时，其形状或尺寸发生变化的特性。热膨胀现象的实质是材料受热后，其内部原子做非简谐运动，这种运动的结果导致原子的平均位移量不等于零。当平均位移量大于零时，材料发生膨胀；当平均位移量小于零时，材料发生收缩。为表征材料的热膨胀行为，定义了材料的线胀系数与体胀系数。

线胀系数是指当温度发生单位变化时，试样单位长度的线性膨胀量。如果温度由 T_1（℃）变化至 T_2（℃），材料在该温度区间内的平均线胀系数 α（℃$^{-1}$）可采用以下公式进行计算：

$$\alpha = \frac{L_2 - L_1}{L_1(T_2 - T_1)} = \frac{\Delta L}{L_1 \Delta T} \tag{1-23}$$

式中，L_1 为试样的初始长度（mm）；L_2 为试样受热膨胀后的长度（mm）；ΔL 为试样长度的变化量（mm）；ΔT 为试样温度的变化量（℃）。

体胀系数是指与单位温度变化相对应的试样单位体积的膨胀量。当温度由 T_1（℃）变化至 T_2（℃）时，试样的体积相应地由 V_1 变化至 V_2，则材料在该温度范围内的平均体胀系数为

$$\alpha = \frac{V_2 - V_1}{V_1(T_2 - T_1)} = \frac{\Delta V}{V_1 \Delta T} \tag{1-24}$$

式中，ΔV 为试样体积的变化量（mm^3）；ΔT 为试样温度的变化量（℃）。

2. 影响热膨胀现象的因素

构成合金组元的种类与含量对金属的热膨胀行为具有显著的影响。在合金中添加不同的元素，线胀系数会发生明显变化。当溶质原子的膨胀系数高于基体时，添加该种元素会使材料的膨胀系数增大；当溶质原子的膨胀系数低于基体时，膨胀系数将会减小。例如，在铝中添加膨胀系数较小的铜、镍、硅时，材料的膨胀系数减小；反之，在铜中加入膨胀系数较大的锌或锡时，材料的膨胀系数增大。溶质元素的含量越高，合金元素对材料膨胀系数的影响就越大。

当材料发生相变时，它的膨胀系数将会发生变化。例如，铁在加热过程中，晶体结构由体心立方的 α-Fe 转变为面心立方的 γ-Fe，其膨胀系数增大，因此可以根据膨胀系数的拐点确定材料的相变温度。属于二级相变的有序化转变同样会对膨胀系数产生影响，例如，Au-Cu 合金的有序结构在加热至 300℃时开始受到破坏，当加热至 450℃时，材料完全转变为无序结构，在这一温度范围内，膨胀系数迅速增大。

1.4.4　热导率

1. 热传导

温度是表征物体冷热程度的物理量，当材料内部各部分之间温度不同时，它们的内能也不同。能量会自发地从内能高的区域流向内能低的区域，这种由于物体各部分之间温度的不同导致的能量传导形式称为热传导。在材料内部，沿着热流传递的方向上每单位长度温度的变化量为温度梯度，温度梯度是一个矢量，它的负方向与热流方向相同。傅里叶定律表述了温度梯度与热流密度的关系，在稳定的温度场中，对于一维材料，其表达式如下：

$$q = -\lambda \mathrm{grad}\boldsymbol{T} \tag{1-25}$$

式中，q 为热流密度（W/m^2）；grad$\boldsymbol{T}$ 为温度梯度（K/m）；λ 为热导率[W/(m·K)]。将傅里叶定律进行变换，可根据以下公式计算材料的热导率：

$$\lambda = -\frac{q}{\mathrm{grad}\boldsymbol{T}} = \frac{Q}{St\Delta T/\Delta L} \tag{1-26}$$

式中，Q 为流过某一垂直面元的热量（J）；S 为面元的面积（m^2）；t 为热流通过的时间（s）；$\Delta T/\Delta L$ 为温度降度（K/m）。

2. 影响热导率的因素

金属材料在热传导过程中，起主要作用的是自由电子的运动，因此热导率一般与材料的导电性能密切相关。含有一个价电子的金、银、铜等元素具有良好的导电性能，它们的热导率较高；而导电性能较差的钛、铁、铬等金属元素，它们的热导率也相对较低。金属材料的热导率受温度的影响十分显著，这是因为在热传导过程中，电子的运动受到晶格振动热阻的影响。当温度升高时，晶格振动更加显著，阻碍了电子的运动，所以金属的热导率一般随温度的升高而降低。金属材料内的各种缺陷也会阻碍电子的运动，对热导率产生影响。例如，当材料内部存在大量气孔，或者经过剧烈冷变形产生许多位错时，其热导率会明显降低。

1.4.5　电阻

电阻是电路两端的电压与通过其电流强度的比例系数，是重要的电学性能参数。电阻率是材料在单位长度和单位截面积上的电阻，可以根据以下公式进行计算：

$$\rho = \frac{S}{L} R \qquad\qquad (1-27)$$

式中，L 为试样的长度（m）；S 为试样的横截面积（m^2）；R 为试样的电阻（Ω）；ρ 为材料的电阻率（$\Omega \cdot m$）。电导率 σ（S/m）为电阻率的倒数。根据材料电阻率或电导率的大小，可以将材料划分为导体、半导体和绝缘体。在室温条件下，典型的绝缘体材料，如石英，其电阻率约为 $10^{16}\Omega \cdot m$；典型的半导体材料，如硅和锗，其电阻率为 $10^{-4} \sim 10^{5}\Omega \cdot m$。

而大多数金属材料电阻率约为 $10^{-8}\Omega \cdot m$，是导体材料。温度每变化 1℃，金属或合金电阻的变化即为材料的电阻温度系数。纯金属的电阻温度系数为正值，在很广的温度范围内，电阻温度系数与热力学温度成正比；而大多数半导体或绝缘体的电阻温度系数为负值，并且它们比金属具有更大的电阻温度系数变化。

1.5 ▶ 金属材料的腐蚀行为

腐蚀是金属材料破坏的主要形式之一。植入体内的金属材料浸泡在人体体液中，如血液、间质液、淋巴、关节滑液等，它们含有蛋白质、有机酸、碱金属、无机盐等物质，其中 Na^+、K^+、Cl^- 等离子均是电解质，可使植入金属发生均匀腐蚀。

金属材料的腐蚀，除均匀腐蚀外，还可能由于成分不纯净、组织不均匀、材料混用、应力集中、疲劳、机械配合不佳等因素，而发生点蚀、晶间腐蚀、电偶腐蚀、应力腐蚀、缝隙腐蚀、磨损腐蚀等局部腐蚀现象。腐蚀不仅降低或破坏金属材料的力学性能，导致发生过早失效，还会由于生成腐蚀产物，而对人体组织产生刺激和毒性。

1.5.1　金属材料的点蚀

点蚀又称为点腐蚀、坑蚀或者孔蚀。它发生在金属材料表面上的局部区域内，点蚀会造成洞穴或者坑点的出现，并逐渐向内扩展，甚至造成穿孔，是破坏性和隐患最大的腐蚀形态之一。

1. 点蚀的破坏特征

点蚀的破坏特征如下:

（1）破坏性的高度集中。在钝化态的金属材料表面，点蚀会造成材料表面的腐蚀集中在点蚀坑内，点蚀坑外的腐蚀相对较小。当点蚀坑穿透材料发生破壁现象时，金属的失重量很小。点蚀的破坏程度可以用点蚀因子（最大点蚀深度与均匀腐蚀深度的比值）来表示。

（2）点蚀分布的不均匀性。点蚀在整体上呈现出较为随机的现象。点蚀的密度和点蚀的深度都与材料的暴露面积有关，暴露的面积越大，出现某一深度点蚀坑的概率也越大。图 1.31 为点蚀的分布和形态示意图。

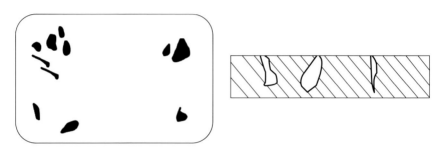

图 1.31　点蚀的分布和形态示意图

（3）点蚀的不易被发现性。点蚀尺寸较小，并且由于腐蚀性较强，表面覆盖有一定的腐蚀沉积物，使得材料表面的点蚀不易被发现。

2. 点蚀的形成机理

当金属材料表面的保护膜被某种方式破坏，使材料基体暴露在含有 Cl^- 等的溶液（如海水、体液等）中时，就容易萌生点蚀。一旦点蚀开始发生，金属离子会在点蚀顶部形成沉淀，并通常形成一层覆盖点蚀坑的薄膜。薄膜限制了溶液和氧气进入点蚀坑，使能够再次保护的钝化膜无法形成。点蚀的微小区域和点蚀的尖端相对于材料的其他部分来说是阳极，则材料的其他部位作为阴极，这导致点蚀部位的电流密度较高。点蚀坑底部的金属离子或者氢离子的运动，受到点蚀坑顶部修复膜的限制，导致点蚀坑底部的 pH 大大降低，降低至酸性范围，进而点蚀被加速。图 1.32 是点蚀坑的形成机理。

点蚀的发生可以分为点蚀萌生和生长两个阶段。在钝化态的金属表面，点蚀坑易于在一些敏感位置上形成，敏感位置包括晶界、非金属夹杂物（如 FeS 和 MnS 等硫化物）以及钝化膜的薄弱点。钝化膜在溶液环境中处于一个动态的平衡

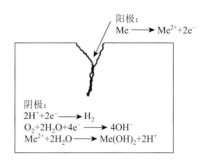

图 1.32　点蚀坑形成机理示意图

状态，不断溶解和不断形成。溶液中含有的活性离子，如氯离子（Cl⁻），最容易在这些敏感位置上吸附，将氧原子排挤掉，使得钝化膜被局部破坏，从而打破这种平衡。钝化膜局部溶解，露出基体金属，点蚀开始形核，继而长大。点蚀可以迅速发展，深度不断增加，也可能自动愈合，停止发展。

3. 点蚀的评价

对于外科植入用金属材料，不允许在其表面发生点蚀。ASTM F04 联合委员会针对金属植入体的腐蚀创建了第一个相关腐蚀评价方法，用来筛选和评价植入用金属材料的耐点蚀和耐缝隙腐蚀性能[27]。方法中特别说明，在电极电位测试中，测试环境应选用 37℃的 0.9% NaCl 溶液。将特氟龙垫圈放置在样品表面，使其形成一个缝隙。因此，点蚀和缝隙腐蚀测试可以同时进行。测试结果显示，316L 不锈钢在该溶液体系中较易发生腐蚀，而 Ti6Al4V 合金、CoCrMo 合金则不发生点蚀或缝隙腐蚀。

可采用点蚀形成速率参数来评估金属材料的耐点蚀能力。Syrett 等[28]对常用的点蚀测试试验进行了总结，包括阳极极化曲线测试。图 1.33 为循环极化曲线和点蚀特征电位，通过该曲线测试可以获得击穿电位，也称为点蚀电位（E_b），在该电位下点蚀开始萌生。通过循环极化曲线测试还可以获得保护电位（E_p），该电位是负方向扫描曲线与阳极极化曲线的交点，用于表征材料发生点蚀后的自钝化和自修复能力。如果自腐蚀电位（E_{corr}）低于 E_p，则不会发生点蚀；如果 E_{corr} 高于 E_p，则在相应溶液中浸泡后会迅速发生点蚀。基于测定的 E_b 和 E_p 数值来判断金属材料的耐点蚀性能是有一定不足的，这是由于 E_p 数值会根据点蚀生长的数量和发生时间的长短而发生改变。

点蚀形成速率曲线测量是用来收集点蚀信息的一项精准技术。在点蚀形成速率曲线测量中，首先通过对样品施加一个固定电压（在 E_b 和 E_p 之间），并在该电位下保持 10min，如果没有点蚀现象发生，记录的电流密度值为均匀腐蚀电流密度。然后提高电压至点蚀电位 E_b 以上，直到电流密度值达到 10mA/cm²。再将电压降低至预

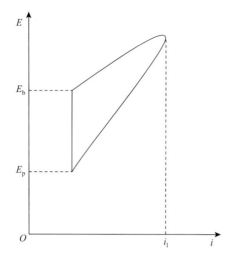

图 1.33 循环极化曲线和点蚀特征电位

设的电压，在该电位下保持 10min，记录的电流密度值是在非点蚀区域的均匀腐蚀速率和点蚀生长速率的综合结果。通过施加低于临界值的电位，点蚀可以得到修复。以上测试过程可以得到重复。点蚀区域的评估可以在显微镜下进行，用于测定点蚀生长的面积和点蚀生长的电流密度。该方法已经被广泛应用于金属植入材料的研究中[29]。

4. 影响因素

点蚀的影响因素可以归类为以下几种情况。

1）材料因素

能够钝化的金属容易发生点蚀。从热力学角度来分析，不锈钢比碳钢更加容易形成点蚀。金属的钝化膜越稳定，耐点蚀性能越好，而点蚀较容易发生在钝化态不稳定的金属表面。对于医用不锈钢来说，Cr、Mo、Ni 和 N 均有利于提高材料的耐点蚀性能。Cr 含量增加后，无论对奥氏体不锈钢还是铁素体不锈钢来说，点蚀电位都有所提高。高 Cr 含量和高 Mo 含量的配合能够大大提高不锈钢的耐点蚀性能，Ni 对不锈钢的耐腐蚀性能也有好的影响，但是对耐点蚀性能的贡献较小，主要用来提高材料表面钝化膜的稳定性。杂质元素 C 和 S 有较强的有害作用。

2）环境因素

活性离子可以破坏钝化膜，进而引发新的点蚀发生。含有氧化性金属离子的氯化物，如 $CuCl_2$ 和 $FeCl_3$，都是强烈的点蚀促进剂。一般认为，金属发生点蚀需要 Cl^- 浓度达到某个最低值，这一临界氯离子浓度可以作为比较金属材料耐点蚀的一个重要参数。临界氯离子浓度较高的材料，耐点蚀性能较强。表 1.2 列出了在 Fe-Cr 合金中 Cr 含量的变化对临界氯离子浓度的影响。

表 1.2　Cr 含量对 Fe-Cr 合金点蚀临界氯离子浓度的影响

Cr 含量/%	0	5.6	11.6	20	24.5	29.4
临界氯离子浓度/(mol/L)	0.0003	0.017	0.069	0.1	1.0	1.0

3）温度

温度升高，金属的点蚀倾向增加。临界点蚀温度（CPT）可以作为评定金属耐点蚀性能的另一项参数。CPT 越高，则金属材料的耐点蚀性能越强，并且 CPT 的变化与金属材料本身和环境条件（Cl⁻浓度）有关。

4）pH

在较宽的 pH 范围内，点蚀并不受到影响。但是当 pH＞10 时，随着 pH 的升高，点蚀电位升高，因此在碱性溶液中，金属的点蚀倾向较小，表明 OH⁻可作为一种缓蚀性阴离子。

1.5.2　金属材料的缝隙腐蚀

缝隙腐蚀是一种局部腐蚀。耐点蚀和耐其他类型腐蚀较强的金属材料，均可能发生缝隙腐蚀，它会发生在金属材料的螺纹连接处或其他与多种金属材料相连的部位，在这些部位发生的腐蚀形态可以是点蚀，也有可能是全面腐蚀。破坏性的离子聚集在缝隙部位，最终形成一种类似于点蚀的环境。缝隙腐蚀的问题，可以通过改变构件的设计来解决。

1. 缝隙腐蚀种类

首先是在机器设备上存在结构缝隙，如法兰连接、螺纹联结部位、搭焊接头等。缝隙可以由金属与金属构成，也可以由金属与非金属构成。其次是固体沉积形成的缝隙，这种固体沉积通常为泥沙或者腐蚀产物等，这种腐蚀也称为沉淀腐蚀或者垢下腐蚀。最后为金属表面的保护层与金属基体之间形成的缝隙，在保护层下发生的特殊形式的缝隙腐蚀，又称丝状腐蚀。

2. 缝隙腐蚀机理

缝隙腐蚀可以用封闭腐蚀电池理论来说明。缝隙腐蚀与点蚀有一定的相似之处，都是形成一种封闭式的环境，使物质迁移发生困难。随着腐蚀的进行，封闭区内的腐蚀条件强化。这与封闭区外的电化学条件形成很大的差异，腐蚀过程显示出了一种自催化的特性。

首先，缝隙内外会形成氧的浓度差。在开始时，缝隙内外的溶解氧的含量是相同的，腐蚀也呈现均匀性。例如，不锈钢表面处于钝化状态，其阴极反应为氧气的还原反应。随着腐蚀的进行，缝隙内的氧气补充有一定困难，造成内部氧的贫乏。例如，在海水中的玻璃-钛形成的缝隙，缝隙越窄，氧浓度下降越快。所以，由于缝隙内缺氧，缝隙内外形成了氧浓差电池，缝隙内为阳极，金属发生溶解，缝隙外自由表面为阴极，继续发生氧气的还原反应。但是，由于在腐蚀初期金属材料表面仍是钝化态形式，所以溶解速度并不大。

缝隙的封闭性条件使腐蚀后缝隙内表面产生的过多金属离子无法迁出，金属离子开始发生水解反应，如不锈钢：

$$Fe^{2+} + 2H_2O = Fe(OH)_2 + 2H^+ \tag{1-28}$$

$$Cr^{3+} + 3H_2O = Cr(OH)_3 + 3H^+ \tag{1-29}$$

H^+ 的大量生成使缝隙内溶液的 pH 下降，溶液开始酸化，达到临界值后，不锈钢表面的钝化膜遭到破坏，转变为活性态，缝隙内的金属溶解速度大大增加。上述过程反复进行时，互相促进，形成腐蚀自催化的特性。

由于缝隙内的封闭性，Cl^- 的迁入也使得缝隙内的破坏性离子浓度升高，使钝化膜受到击穿。图 1.34 为不锈钢在含有溶解氧的中性 NaCl 溶液中发生缝隙腐蚀的封闭电池模型。

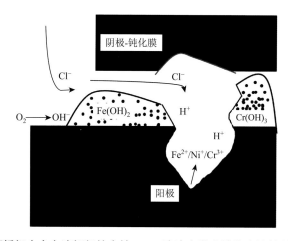

图 1.34　不锈钢在含有溶解氧的中性 NaCl 溶液中发生缝隙腐蚀的封闭电池模型

3. 影响因素

对于缝隙腐蚀来说，影响因素主要有两个方面。第一是金属材料本身，金属材料均会发生缝隙腐蚀，而耐腐蚀性能要依靠金属的钝化态表面，对其更为敏感，如不锈钢、钛合金、铝合金。不锈钢中 Cr、Ni 和 Mo 有利于提高耐缝隙腐蚀的能力，但是仅依靠 Cr 和 Mo 来解决缝隙腐蚀问题，比解决点蚀问题更加困难。相比较来说，材料成分的均匀性更有利于金属材料耐缝隙腐蚀能力的提高。

第二是环境因素，也是极为重要的影响因素，几乎所有的溶液中都可以发生一定的缝隙腐蚀，Cl⁻浓度越高，金属发生缝隙腐蚀的倾向越大。当溶解氧的浓度有所增加时，缝隙腐蚀的破坏性会加大。温度升高，金属缝隙腐蚀的倾向也增大。与 CPT 类似，缝隙腐蚀临界温度（CCT）是在选定试验溶液中试样不发生缝隙腐蚀的最高温度。

1.5.3　金属材料的晶间腐蚀

当晶界相对于晶粒来说变成阳极或者阴极时，就会发生晶间腐蚀，即晶界区的腐蚀速率远大于晶粒的腐蚀速率。析出晶界相、杂质浓度变化以及晶界区域附近的元素堆积，造成了晶界成分的变化。晶界的无序化和较高的能量值，也是晶界中第二相或者受到杂质影响部分出现腐蚀的原因。图 1.35 为 304 不锈钢发生晶间腐蚀的典型形貌金相照片。

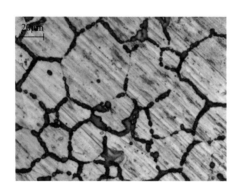

图 1.35　304 不锈钢发生晶间腐蚀的典型形貌金相照片

1. 晶间腐蚀条件

1）热处理条件

不锈钢的晶间腐蚀现象通常是对金属材料"不正确"的热处理造成的，热处理可使材料中的晶粒和晶界形成显著性的差异，从而提高晶间腐蚀的倾向性。对于不锈钢来说，使其产生晶间腐蚀倾向的热处理称为敏化热处理。不锈钢的种类不同，敏化温度范围会有变化。对于奥氏体不锈钢，其敏化温度区间是 450～850℃，多数情况发生在奥氏体不锈钢的时效热处理或者焊接后的缓慢冷却，使其晶间腐蚀敏感性升高。对于铁素体不锈钢，其敏化温度较高，在 900℃以上，而在 700～800℃退火可以消除晶间腐蚀倾向。

为避免敏化热处理带来的晶间腐蚀风险，可以针对金属材料制作 TTS 曲线，即将不同温度和不同时间处理后的材料进行晶间腐蚀试验，把结果表示在以加热温度（T）为纵坐标和加热时间（t）为横坐标的图上，发生晶间腐蚀的边界线称为 TTS 曲线。TTS 曲线可以清楚地表明不锈钢的敏化温度范围和时间范围。TTS 曲线越靠左边，包围的范围越大，则晶间腐蚀的倾向性就越大。各种合金元素也会影响到材料的晶间腐蚀倾向性。图 1.36 为 304 不锈钢中含碳量对 TTS 曲线的影响。当 304 不锈钢中的含碳量降低时，TTS 曲线向右下方移动，晶间腐蚀敏感性降低。当含碳量降低至 0.02%以下时，加热时间即使达到 100h 也不会出现晶间腐蚀。

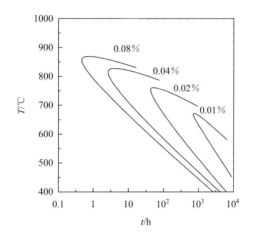

图 1.36　304 不锈钢中含碳量对 TTS 曲线的影响

2）电化学条件

发生晶间腐蚀需要一定的电化学条件，具有阴极和阳极条件才会发生晶间腐蚀。晶界区和晶粒的微观组织不同，因而电化学性质存在差异性，就使金属材料有了发生晶间腐蚀的倾向。晶间腐蚀的发生是显微组织的不均匀性所致，所以晶间腐蚀是组织敏感的腐蚀形态。

3）环境因素

晶粒和晶界之间的差异要在适当的环境下才能显露出来。由于存在晶粒和晶界的差异性，在一定的电位范围内，如图 1.37 所示，如果电位在 $E_1 \sim E_2$ 范围内，晶粒处于钝化态，但是晶界区会发生活性溶解的腐蚀问题，晶界区的腐蚀速率就会比晶粒大得多，它们的差异性自然形成。但是，如果电位范围避开了两者存在差异性的部分，使晶粒和晶界都处于活性溶解区或者钝化区，那么就不会发生晶间腐蚀的问题。

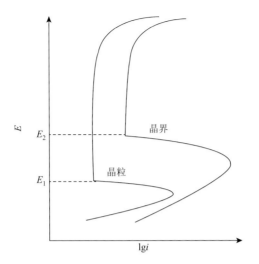

图 1.37 晶粒和晶界组织差异性在极化曲线中的体现

2. 晶间腐蚀理论

1）贫铬理论

一般情况下，不锈钢的使用环境是一种弱氧化性的环境，所以可以使用贫铬理论来解释晶间腐蚀发生的原因。当然，对于其他金属材料来说，也有类似的元素贫化理论。

对于奥氏体不锈钢，碳在奥氏体中的溶解度较低，低于 0.02%，但是一般情况下不锈钢中的含碳量均高于这一数值。当不锈钢从固溶温度冷却下来后，碳处于一种过饱和状态，当受到敏化热处理时，碳会与不锈钢中较高含量的 Cr 和 Fe 形成 $Cr_{23}C_6$/$Fe_{23}C_6$，在晶界析出。由于析出相中 Cr 元素含量较高，而 Cr 元素在奥氏体中的扩散速度又很小，所以在晶界处形成了贫铬区域，因此会与晶粒的耐腐蚀性能存在差别，也就形成了晶界区和晶粒之间的明显差异。

对于铁素体不锈钢，由于 Cr 在铁素体中的扩散速度较大，铁素体在高温冷却时也比较容易析出 $Cr_{23}C_6$，进而形成了晶界贫铬区。所以与奥氏体不锈钢相比较，其敏化温度较高，时间较短，表现出 TTS 曲线出现在温度较高位置，且靠近温度坐标轴。也是由于 Cr 的扩散速度较快，在 600～800℃退火过程中，Cr 将迅速向晶界内扩散而消除了贫铬区，从而降低了晶间腐蚀敏感性。

2）晶界选择性溶解

当不锈钢处于强氧化介质的特殊情况下，不锈钢也会发生晶间腐蚀。但是晶间腐蚀一般发生在固溶处理后的不锈钢晶界处，而不是敏化处理后的材料中。在强氧化介质（如浓硝酸、浓硫酸）中，会对不锈钢晶界处析出的 σ 相或者杂质偏析产生溶解行为，从而造成晶间腐蚀。而在敏化处理后，析出的碳化物可能使杂质富集情况降低，而使晶间腐蚀的倾向性降低。

1.5.4 金属材料的应力腐蚀

应力腐蚀是指由腐蚀环境和静态或单向变化的应力共同作用而引起的一种局部腐蚀，它通常导致裂纹的形成而造成脆性断裂，引起金属结构承载性能的明显下降，故又称为应力腐蚀断裂。应力腐蚀断裂常是在材料耐蚀的情况下发生的没有形变先兆的突然断裂，易于造成突发性的事故。

应力腐蚀按宏观机理可分为阳极溶解型和氢致开裂型两类。如果阳极金属溶解（腐蚀）所对应的阴极反应是析氢反应，而且原子氢能扩散进入材料并控制裂纹的形核和扩展，这一类应力腐蚀就称为氢致开裂型应力腐蚀[30]。

应力腐蚀通常具备以下特性：

（1）每一类不同成分的金属材料，发生应力腐蚀的介质并不相同。

（2）只有存在应力（特别是拉应力）时，才能产生应力腐蚀裂纹。这种应力可以是外加应力，或是加工过程中引入的残余应力、因温度梯度产生的热应力、因相变而产生的相变应力、因腐蚀产物的楔入作用而产生的拉应力等。残余应力常在应力腐蚀断裂事故原因中占重要地位，其来源包括焊接、安装、压力成形和铸造等过程。

（3）应力腐蚀是一种与时间有关的滞后破坏，裂纹形核需要孕育期，与氢致滞后开裂完全类似。因此只有通过慢应变速率拉伸，或在恒应力（恒位移）下才能评价应力腐蚀。

（4）应力腐蚀是一种低应力脆性断裂。对于光滑拉伸试样，存在塑性损失（相对于惰性介质），门槛应力低于抗拉强度，断口往往由韧变脆。对于预裂纹试样，门槛应力强度因子（K_{ISCC}）低于断裂韧性，断口形貌也由韧变脆。对于构件，在低的服役应力下，应力腐蚀会导致无先兆的灾难性事故。

金属材料因应力腐蚀而断裂失效的过程通常可分为以下三个阶段。

（1）裂纹萌生阶段：又称孕育期、潜伏期或诱导期。

（2）裂纹扩展阶段：裂纹萌生后扩展到接近过载断裂的临界尺寸之前所经历的阶段。

（3）过载断裂阶段：裂纹主要是在纯力学因素控制下发生快速的扩展直至断裂失效。

应力腐蚀裂纹源都在接触环境介质的金属表面上，即使具有很高塑韧性的金属材料，在宏观断裂形态上通常也表现出明显的脆性断裂。微观断裂形态上可以是沿晶界发展的沿晶断裂，也可以是穿晶断裂，或者是两者均有的混合型，具体断裂类型与材料的化学成分、热处理状态、环境条件和应力状态有关。图 1.38 显示出了沿晶应力腐蚀断裂的照片[31]。一般认为，发生应力腐蚀需要三个要素的特定组合：拉伸应力、特定的腐蚀环境和敏感材料，三个要素缺一不可。

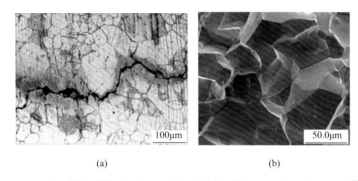

图 1.38　奥氏体不锈钢发生沿晶应力腐蚀断裂的剖面金相和断口形貌[31]

（a）剖面金相；（b）断口形貌

针对应力腐蚀，人们提出了很多相关机理和理论，但迄今还不能用任何一种理论来解释所有材料的应力腐蚀问题。一般认为，不同的合金成分体系-环境-力学组合有不同的应力腐蚀机理，甚至同一组合的材料在应力腐蚀裂纹的萌生和扩展阶段也可能有不同的机理。一般来说，应力腐蚀裂纹通常在材料中的缺陷或应力集中处萌生，基于此提出的机理主要有：局部原电池溶解诱发裂纹、点蚀坑处萌生裂纹、应力集中处萌生裂纹、微生物腐蚀诱发裂纹等。

1.5.5　金属材料的磨损腐蚀

磨损腐蚀（简称磨蚀）是金属受到液体中气泡或固体悬浮物的磨耗与腐蚀共同作用而产生的破坏，是机械磨损和电化学腐蚀协同作用的结果，其破坏程度要比单纯腐蚀大得多。

按照机械作用性质的不同，磨损腐蚀分为磨振腐蚀、冲击腐蚀和空泡腐蚀。

（1）磨振腐蚀：指加有负荷的两种材料之间相互接触的表面，因摩擦、滑动或震动而造成的腐蚀，主要发生在潮湿的大气中。

（2）冲击腐蚀：指在湍流情况下，液体中夹带的固体物质对金属结构突出部位的冲击作用所加剧的腐蚀过程。

（3）空泡腐蚀：指腐蚀性液体在高速流动时，由于气泡的产生和破灭，对所接触的结构材料产生水锤作用，其瞬时压力可达数千标准大气压，能将材料表面的腐蚀产物保护膜和衬里破坏，使之不断暴露新鲜表面而造成的腐蚀损坏。

磨损腐蚀是一种特殊的材料失效方式，既包含机械作用，也包含化学/电化学反应。但是磨损腐蚀并不是两种作用形式的简单加和，它们之间存在着交互作用，而且这种交互作用往往会大幅度提高材料的腐蚀速率。研究者普遍认为，磨损腐蚀时会出现三种不同的损失现象：腐蚀、磨损和由磨损加速的腐蚀。用公式可表达为[32]

$$W_t = W_c + W_w + W_{w\text{-}c} \qquad (1\text{-}30)$$

式中，W_t 表示材料在磨蚀中的总损失量；W_c 表示单独发生腐蚀时导致的材料损失量；W_w 表示由单纯机械磨损引起的损失量；$W_{w\text{-}c}$ 表示由磨损加速腐蚀产生的损失量。

金属磨蚀是一个复杂的过程，涉及机械磨损、电化学腐蚀，还有两者的耦合作用，这使磨蚀行为有着复杂多变的作用机理，并受到多种因素的影响。一般认为，当金属暴露在腐蚀环境中时，腐蚀反应迅速发生，由氧化物或者氢氧化物等固相腐蚀产物组成的钝化膜会在金属表面形成并覆盖住表面，阻碍了腐蚀反应的进一步发生，这是钝化态金属具有良好耐蚀能力的原因。而在机械摩擦的作用下，钝化膜被机械减薄甚至剥离，露出新鲜的金属表面，此时表面的化学活性很高，会迅速发生腐蚀反应，并再次形成钝化膜，而新形成的钝化膜又会在下一次的摩擦过程中被剥离。这样材料的腐蚀速率会被大幅度提高，这种交互作用会使材料的失效速度远大于两种失效方式单独发生之和，这就是目前被研究者们广泛接受的"钝化膜破坏"机制。

1.5.6 金属材料的腐蚀疲劳

金属材料的疲劳性能与其服役环境有很大关系，含氧介质、潮湿空气、水环境一般会降低金属材料的疲劳寿命。由循环应力与腐蚀介质联合作用造成的材料破坏过程，称为腐蚀疲劳。腐蚀疲劳现象最早在 20 世纪初被提出并引起重视。人们不断发现工程中有大量的失效属于腐蚀疲劳，像船舶推进器、压缩机、燃气轮机叶片等产生腐蚀疲劳破坏的事故在国内外常有报道。

腐蚀疲劳按照腐蚀介质可分为气相腐蚀疲劳和液相腐蚀疲劳；按腐蚀介质作用机理可分为化学腐蚀疲劳和电化学腐蚀疲劳。气相腐蚀疲劳一般属于化学腐蚀疲劳，而液相腐蚀疲劳通常是在电解质溶液环境中发生的电化学腐蚀疲劳。腐蚀疲劳并不特指交变应力与腐蚀环境同时起作用。预先发生腐蚀，然后产生疲劳或者两者交替发生作用也属于腐蚀疲劳。严格意义上的纯力学上的疲劳应是在真空中的疲劳，对于某些材料，干燥空气也会引起材料疲劳寿命的缩短[33]。

1. 腐蚀疲劳的特点

由于腐蚀环境存在，腐蚀疲劳除了具有常规疲劳的特点外，其在力学响应、环境响应及断裂形态上均有独特之处。

与惰性环境相比，材料在腐蚀性环境中的疲劳性能明显降低。施加相同的应力幅，腐蚀疲劳寿命较一般疲劳寿命短。一般认为材料循环达到一定周次后，不会断裂，满足不断裂的最大应力值被定义为疲劳极限。但材料在腐蚀介质中往往没有明显的疲劳极限，如图 1.39 所示。因此，腐蚀条件下一般只给出特定循环次数下（如 10^7 周）的条件疲劳极限。

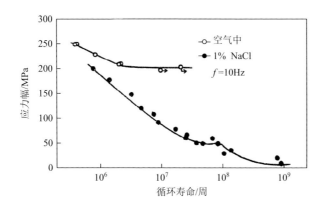

图 1.39　0.16C-0.49Mn-0.27Si 钢的旋转弯曲疲劳性能曲线[34]

此外，腐蚀疲劳性能与加载条件强烈相关。除非频率过快引发热效应，通常循环应力加载频率与波形对疲劳性能影响很小。而在腐蚀疲劳过程中，加载频率不能太高。一般而言，循环加载频率越低，每一循环应力与环境共同作用时间越长，腐蚀介质在裂纹尖端所进行的反应、吸收、扩散和电化学作用越充分，腐蚀疲劳越严重。另外，相对于惰性环境中的疲劳，金属构件腐蚀疲劳对试样表面的微观几何特性和机械应力集中敏感性较低。与应力腐蚀开裂要求特定材料和环境组合相比，腐蚀疲劳对环境要求很低，几乎所有金属在几乎所有腐蚀环境中都可能会发生腐蚀疲劳。

在宏观上，腐蚀疲劳往往没有塑性变形，断口或裂纹周围常被腐蚀产物所覆盖。腐蚀疲劳失效构件常常有多个裂纹源，许多断口呈现出台阶状。微观上，腐蚀疲劳断口或裂纹形貌多种多样，既存在疲劳断裂特征，也存在腐蚀开裂特征，断口形貌与应力和环境参数密切相关。当环境对材料腐蚀作用微弱时，其断裂形态与惰性环境中的疲劳形态相似，例如，常呈现穿晶断裂形式，断面上出现疲劳辉纹，并有腐蚀产物。当环境对材料的腐蚀作用较强时，断裂形态可出现均匀腐蚀、点蚀、沿晶腐蚀，甚至出现与该材料应力腐蚀断裂和氢脆断裂类似的形态，这些腐蚀过程在腐蚀疲劳中发挥关键作用。

2. 腐蚀疲劳机理

腐蚀疲劳的机理与具体的材料-环境-载荷系统有关，涉及因素多，条件复杂，目前研究远远不能满足实际需求。一般认为，构件腐蚀疲劳在循环应力和腐蚀环境共同作用下发生，按疲劳损伤发生阶段可划分为疲劳裂纹源萌生、疲劳裂纹的亚临界扩展及疲劳裂纹的稳态扩展。腐蚀疲劳损伤在构件中逐渐累积，达到一定临界值时，形成初始疲劳裂纹；然后裂纹在循环应力与腐蚀环境的共同作用下逐步扩展，即亚临界扩展；当裂纹长度达到临界长度时，在纯力学作用下快速扩展，以致断裂。

在腐蚀疲劳机理方面，一般认为存在两种基本的损伤：一是由于循环应力引起的微区金属反复滑移，在某些部位表面形成挤入槽和挤出物，即造成纯疲劳损伤；二是由腐蚀介质与金属通过化学与电化学反应引起的腐蚀损伤。这两种基本损伤互相促进，导致腐蚀疲劳。化学腐蚀过程对电解质溶液环境中的腐蚀疲劳起关键作用。腐蚀疲劳寿命主要由裂纹萌生和扩展两个过程决定。裂纹萌生机制主要有以下几种。

（1）点蚀导致裂纹形成：金属表面存在点蚀时，在点蚀坑的底部存在应力集中或更强的局部力学/化学交互作用，促进腐蚀疲劳裂纹的萌生。

（2）形变活化腐蚀：循环应力下滑移带的形成使金属电化学性不均匀，滑移带集中的变形区域与未变形区域组成腐蚀电池，变形区为阳极，未变形区为阴极，阳极不断溶解而形成疲劳裂纹。

（3）保护膜破裂：对易钝化的金属，腐蚀介质首先在金属表面形成钝化膜。在循环应力作用下，表面钝化膜遭到破坏，在滑移台阶处形成无膜的微小阳极区。在四周大面积有膜覆盖的阴极区作用下，阳极区快速溶解，直到膜重新修复为止。重复以上滑移—膜破—溶解—成膜的过程，便逐步形成腐蚀疲劳裂纹。

腐蚀疲劳裂纹扩展过程的机理可分成如下两种。

（1）电化学阳极溶解机理：在环境-力学-材料因素综合作用下的裂纹尖端处于大阴极下的小阳极状态，而发生优先溶解，导致裂纹向前扩展。

（2）氢脆机理：腐蚀中的阴极反应或其他方式产生的氢原子扩散到材料的裂纹尖端，导致材料局部脆化而发生裂纹扩展。

1.6　金属材料的冶金制备

1.6.1　不锈钢的冶金制备

目前世界上生产不锈钢的冶金工艺主要分为一步法、二步法和三步法，其中电弧炉＋氩氧脱碳炉（EAF 炉＋AOD 炉）的两步法工艺约占 70%，三步法（初炼炉＋复吹转炉/AOD 炉＋真空精炼）工艺约占 20%。典型的不锈钢生产工艺流程如图 1.40 所示。随着低磷铁水广泛应用于不锈钢生产，新型一步法不锈钢冶炼工艺也在越来越多的不锈钢生产企业中被采用。

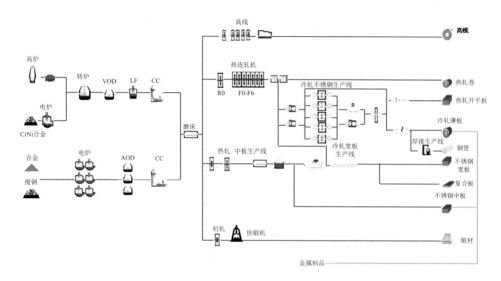

图 1.40　典型的不锈钢生产工艺流程图

早期的一步法不锈钢冶金工艺，是指在一座电炉内完成废铁熔化、脱碳、还原和精炼等工序，将炉料一步冶炼成不锈钢。随着炉外精炼工艺的不断发展及 AOD 炉在不锈钢生产中的广泛应用，仅用电炉冶炼不锈钢的一步法冶炼生产工艺由于冶炼周期长、作业率低、生产成本高，被逐步淘汰。

目前很多不锈钢生产企业采用部分低磷或脱磷铁水代替废钢，将铁水和合金作为原料进入 AOD 炉中进行不锈钢冶炼，由此形成了新型一步法冶炼工艺。新型一步法冶炼工艺与早期一步法相比，在生产流程中取消了电炉这一冶金环节，其优点包括：①减少投资；②降低生产成本；③高炉铁水冶炼降低了配料成本，降低了能耗，提高了钢水纯净度；④废钢比低，适应现有的废钢市场。这种冶炼方式对于合金元素较少的 400 系列不锈钢尤为经济。

但新型一步法对原料条件和产品方案有一定要求：①要求入 AOD 炉的铁水中的磷含量低于 0.03%，因此冶炼流程中需增加铁水脱磷处理环节；②不适用于成分复杂、合金含量高的不锈钢品种。

二步法不锈钢冶炼工艺的代表路线是 EAF＋AOD、EAF＋真空吹氧脱碳（vacuum oxygen decarburization，VOD）。其中 EAF 主要用于熔化废钢和合金原料，生产不锈钢预熔体，然后再将不锈钢预熔体进入 AOD 炉中冶炼成合格的不锈钢钢水。二步法不锈钢冶炼工艺被广泛应用于生产各系列不锈钢，其优点包括：电炉对原材料要求不高，生产周期相对于一步法工艺稍短，灵活性好，可生产除了超低碳、含氮不锈钢外的 95%不锈钢钢种。

但二步法在介质消耗、品种方案等方面仍需注意以下三点：①近年来随着冶炼工艺的进步和操作水平的提高，两步法冶炼工艺中的氩气等介质消耗量明显减少，但相对于一步法和三步法，其消耗仍稍大；②AOD 炉脱碳到终点时，钢水中的氧含量较高，须加入硅铁还原钢水中的氧，因此硅铁耗量高；③目前还不能生产超低碳不锈钢和含氮不锈钢，且钢中含气量较高。

三步法不锈钢冶炼工艺的基本工艺流程为初炼炉 + 复吹转炉/AOD 炉 + 真空精炼。三步法是冶炼不锈钢的最先进方法，产品质量好，氮、氢、氧和夹杂物含量低，可生产的品种范围广，而且三步法可采用铁水冶炼，对原料的要求也不高，原料选择比较灵活。

1.6.2　钛合金的冶金制备

与其他应用的金属材料相比，钛和钛合金是高化学活性金属，在熔融状态下，几乎与所有耐火材料发生化学反应，因此熔炼必须在真空或惰性气氛下进行。目前钛和钛合金工业化生产中应用最广泛的是真空自耗电弧熔炼（vacuum consumable arc melting 或称 vacuum arc remelting，VAR）和冷床炉熔炼（cold hearth melting，CHM），其中前者在今后很长一段时间内仍会占据熔炼工艺的主导地位。图 1.41 为真空自耗电弧炉示意图[32]，其中压制好的自耗电极作为负极，铜坩埚作为正极。在真空或惰性气氛中将自耗电极在电弧高温加热下迅速熔化，形成熔池并进行搅拌，一些易挥发杂质将加速扩散到熔池表面被去除，合金经过搅拌可达到充分均匀。

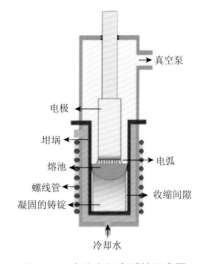

图 1.41　真空自耗电弧炉示意图

VAR 技术的优点是熔炼速度快，工艺自动化程度高，操作简单，可生产大型铸锭，可满足一般工业生产要求，对于易挥发杂质和某些气体（如氮气、氢气）的去除有良好的效果。VAR 能降低高蒸汽压微量元素的含量，可得到从下向上的近定向凝固柱状晶，减少宏观偏析和微观偏析，多次重熔后铸锭的一致性和均匀性较好。VAR

技术还存在一些不足，例如，熔炼易偏析合金元素含量较大的钛合金时，仍然会出现宏观偏析和微观偏析，导致化学成分均匀性差，容易产生组织缺陷，必须用较大的压力机制备自耗电极，残料利用率低，不能有效去除低密度、高密度夹杂等。另外，该工艺回收废料困难，生产的铸锭中发生夹杂的频率较高，因此限制了它在熔炼高质量钛合金中的应用。现在 VAR 技术多用来重熔铸锭，这在一定程度上克服了上述缺点，可生产出致密、无缺陷、成分均匀的铸锭。目前，医用钛和钛合金的熔炼基本上均采用 VAR 熔炼。对于质量较高的钛合金铸锭，一般要经过 3 次以上 VAR 熔炼，以获得成分均匀、缺陷率低的铸锭。

CHM 技术是在航空用钛合金的高质量、高可靠性的迫切需求下出现的，在解决低、高密度夹杂及成分均匀性方面较好地克服了 VAR 熔炼的不足。CHM 技术在设计上将熔炼过程分为 3 个区域：熔化区、精炼区和结晶区。在熔化区，原料由固态变成液态后流向精炼区；在精炼区，由于钛液在冷炉床上可停留较长时间，可有效去除易挥发杂质（如 H、Cl、Ca、Mg 等），低密度夹杂（如 TiN）可以上浮至熔池表面通过溶解消除，高密度夹杂（如 W、WC 等）则可以下沉至冷炉床底部被凝壳捕获，并充分实现合金化，减少偏析；最后通过溢流嘴流入结晶器，凝固成圆形铸锭或偏锭。CHM 示意图见图 1.42。

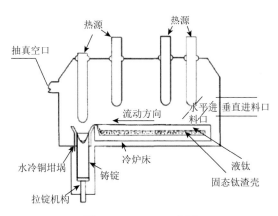

图 1.42 CHM 示意图

CHM 根据热源不同，可分为电子束冷床炉和等离子束冷床炉。电子束冷床炉以电子束为加热源，在高电压下，电子从阴极发出，经阳极加速后形成电子束，在电磁透镜聚焦和偏转磁场的作用下轰击原料，电子的动能转变成热能，使原料熔化，可以熔化各种高熔点金属。电子束冷床炉熔炼要求在 10^{-3}Pa 的高真空下进行，这会有利于去除钛合金中的低熔点挥发性金属和杂质，起到提纯作用。等离子束炉以等离子为热源，等离子束与自由电弧不同，它是一种压缩弧，能量集中，弧柱细长。与自由电弧相比，等离子束具有较好的稳定性、较大的长度和较强的扫描能力，从而使它在熔炼、铸造领域中具有独特的优势。等离子枪是在接近大气压的惰性气氛下工作的，可以防止 Al、Sn、Mn、Cr 等高挥发性元素的挥发。

1.6.3　钴基合金的冶金制备

钴基合金作为高温合金的一种，其冶金制备一般以真空感应熔炼（vacuum induction melting，VIM）为主。VIM 是在负压条件下，利用电磁感应在金属导体内产生涡流加热进行熔化、精炼、合金化和浇注的熔炼技术。其基本的工艺流程包括：装料、熔化、精炼、合金化、出钢浇注等。其中比较关键的过程是精炼，目的是脱氧、去气、去除挥发性夹杂、调整温度、调整成分等。为此必须要控制好精炼温度、真空度、真空保持时间等工艺参数。

VIM 的全部冶金过程是在与大气隔离的条件下进行的，避免了大气对金属熔体的污染。金属熔体在真空下精炼，能显著提高其纯度，并能准确地控制合金的化学成分。VIM 与其他冶炼技术相比，具有以下优势和特点：①能够精确控制化学成分，特别是能够精确控制易氧化元素的含量。②熔炼合金具有较高的纯净度。由于在真空感应炉内，熔炼空间中的氧、氮、氢等气体的分压很低，溶解在金属熔体中的气体会从溶体中逸出并被抽出炉外，因而降低了合金中的气体含量。此外，由于真空感应炉可以通过碳氧反应对溶液进行脱氧，钴基合金中不会残留过多脱氧反应生成的氧化物夹杂。有数据表明，真空感应炉熔炼合金中的非金属夹杂物含量比其他方法低 2～5 倍。另外，真空感应炉利用高真空下杂质元素的挥发特性，可以将有害杂质元素 Pb、Sb、Bi、Sn、As 等降低至较低水平，减轻其危害程度。

1.7　金属材料的塑性加工成形

1.7.1　塑性加工成形方式

金属材料具有其他类型材料无法比拟的优异塑性和加工成形性能，可加工成各种复杂形状。金属塑性加工成形方式主要有锻造、冲压、轧制、挤压、拉拔等，可加工出不同形状和所需性能的金属医疗器械产品。金属塑性加工成形主要遵循金属的塑性变形流动规律，即金属塑性变形时的体积不变条件和金属流动及最小阻力定律。体积不变条件是指不论是热加工还是冷加工，金属体积改变都是很小的，以致在塑性变形过程中可以忽略这些变化，即认为变形前后的体积不发生变化。最小阻力定律是指如果变形物体内各质点有向各个方向流动的可能，则变形物体内每个质点将沿力的最小方向移动。

锻造是一种利用锻压机械对金属坯料施加压力，使其产生塑性变形以获得具有特定力学性能、几何形状和尺寸的部件的加工方法[35]。通过锻造，既可以使部件达到一定几何形状，还能消除金属在冶炼过程中产生的铸造疏松等缺陷，改善金属的内部组织，提高金属的力学性能和物理性能。根据成形机理，锻造可分为自由锻、模锻、碾环、特殊锻造。自由锻采用锻锤、液压机等锻造设备对坯料进行加工成形，获得所需几何形状及内部质量的锻件。模锻是将金属坯料在具有一定形状的锻模腔内受压变形而获得锻件，分为热模锻、温模锻和冷模锻三种方式。碾环是通过碾环机生产不同直径的环形部件。特殊锻造包括辊锻、楔横轧、径向锻造、液态模锻等锻造方式，这些方式都比较适用于生产某些特殊形状的部件。

冲压是靠压力机和模具对金属板材、带材、管材、型材等施加外力，使之产生塑性变形或分离，从而获得所需形状和尺寸的部件的加工成形方法。冲压件具有薄、匀、轻、强等特点。冲压可制出其他方法难以制造的带有加强筋、肋、起伏或翻边的金属部件，以提高其刚性。由于采用精密模具，工件精度可达微米级，且重复精度高，规格一致，可以冲压出孔窝、凸台等复杂形状。冷冲压件一般不再经切削加工，或仅需要少量的切削加工。热冲压件的精度和表面状态低于冷冲压件，但仍优于铸件、锻件，切削加工量相对要少。

轧制是指将金属坯料通过一对旋转轧辊之间的间隙，受轧辊的压缩使材料截面减小、长度增加的压力加工方法。轧件由摩擦力拉进旋转轧辊之间，受到压缩进行塑性变形，使金属达到所需的尺寸、形状和性能[36]。这是生产金属材料最常用的生产方式，主要用来生产板材、管材及其他型材。

挤压是对放在模具内的金属坯料施加外力，使之从特定的模孔中流出，获得所需断面形状和尺寸的一种金属塑性加工方法，主要用于金属棒材、管材及异型材的制造。热挤压是在热锻温度下利用材料的塑性流动特点，对金属进行各种挤压成形，主要用于制造普通等截面的长形件、型材、管材、棒材等金属原材料。由于坯料必须加热至热锻温度进行挤压，材料常伴有较严重的氧化和脱碳等加热缺陷，影响了挤压件的尺寸精度和表面粗糙度。一般情况下，热挤压成形后，需采用切削等机械加工手段来提高挤压件的尺寸精度和表面质量。冷挤压是将金属毛坯放在冷挤压模腔中，在室温下通过压力机上固定的凸模向毛坯施加压力，使金属毛坯产生塑性变形而制得部件的加工方法。

拉拔是指在拉力作用下，使截面积较大的金属材料通过拉拔模孔，获得需要的截面形状和尺寸[37]。采用拉拔可制造金属棒材、管材和丝材，其具有成品尺寸精度高，设备简单，操作方便，适应性强，可以随时变换品种和规格等特点。拉丝通常在室温下进行，称为冷拉。冷拉时由于摩擦作用会产生热量，这些热量一部分被模具吸收和散发，另外的绝大部分热量使金属丝材升温，并随后在拉丝卷筒上散发，拉出来的丝材具有光亮的表面和足够精度的截面尺寸。拉拔难变形金属时，常因金属塑性较差而不能进行冷拔，往往需要对丝材进行预热。预热后丝材温度在再结晶温度以上时，称为热拉；预热后丝材温度在再结晶温度以下时，称为温拉。拉拔某些截面形状复杂的丝材，为减少真实变形抗力，往往采用温拉。

1.7.2 塑性加工成形特点

在金属的塑性变形过程中，材料的显微组织发生了明显的变化，其力学性能也会发生明显改变。材料经塑性加工变形后，由于点阵畸变、位错和空位等晶体缺陷的增加，其物理性能和化学性能也随之发生了一定的变化，如电阻率增加，电阻温度系数降低，磁滞与矫顽力略有增加，磁导率和热导率下降。此外，原子活动能力增大，还会加速原子扩散。塑性变形提高了金属材料的内能，使其化学活性升高，耐腐蚀能力下降。

金属塑性变形时，在改变外形尺寸的同时，其显微组织及性能均发生变化。金属在塑性变形过程中，晶粒形状会发生相应的变化，使其显微组织发生明显改变。例如，在轧制过程中，随着变形量的增加，原来的等轴晶粒沿延伸方向逐渐伸长，晶粒由多边形变为扁平形或长条形。变形量越大，晶粒伸长的程度也越显著。当变形量很大时，晶界会变得模糊不清，晶粒之间难以分辨，呈现纤维状的条纹，称为纤维组织，其分布方向是沿着金属流变伸展的方向。纤维组织使金属的性能具有明显的方向性，其纵向的强度和塑性高于横向。

随着变形量的增大，金属晶体中的位错密度迅速升高，多数金属晶体中的位错分布不均匀。当变形量较小时，形成位错缠结结构。如果继续增加变形量，大量位错发生聚集，形成胞状亚结构，成为亚晶或者形变胞。随着变形量的增加，亚结构发生逐步细化。在变形量极大的强烈冷变形或拉丝状态下，晶体内形成大量密排的细长条状形变胞[38]。亚晶对滑移起到强烈的阻碍作用，使金属的变形抗力明显提高，从而产生加工硬化效果。

在塑性变形中，晶体的滑移将使滑移面和滑移方向逐渐向外力方向转动。当塑性变形量不断增加时，多晶体中随机分布的各个晶粒逐渐调整到取向趋于一致，该现象为晶粒的择优取向，变形金属中的这种组织状态称为变形织构。根据加工方式的不同，变形织构分为板织构和丝织构。板织构主要在轧制板材时形成，其特点是晶粒的某一晶向和晶面趋向平行于轧制方向。丝织构主要在拉拔过程中形成，其特点是晶粒的某一晶向趋向平行于拉拔方向。实际上，无论形变如何进行，晶粒取向不会完全趋于一致。

1.8 金属材料的医学应用优势

金属材料种类多样，其差异化性能使得金属材料可以在人体中的不同组织部位得以适配应用。目前临床应用的医用金属材料主要包括：金等贵金属，钛、钽、铌、锆等单纯金属，以及不锈钢、钛合金、钴基合金、镍钛形状记忆合金、磁性合金等合金体系。整体来说，其应用优势主要包括：优良的生物相容性、无毒性、高强度、高韧性、抗疲劳、优异耐磨损性能、良好的生物力学性能、优良的抗生理腐蚀性能、良好的物理性能等。此外，金属材料的加工成形性好，各种性能稳定，不易受热、光、磁（磁性材料除外）等因素影响，而且绝大多数金属的储量较高，生产工艺稳定，生产成本较低[39]。

医用金属材料与其他类型生物材料相比，由于具有较高的强度和韧性，主要用于修复和置换人体硬组织，以及制造各类管腔内支架。不同的医用金属材料，其特点也不尽相同。不锈钢具有良好的耐腐蚀性能和综合力学性能，且制备和加工简便，可制成多种形状，如针、钉、板、髓内针、齿冠、三棱钉等器件和人工假体，不锈钢还用于制作各种手术器械[40]。钛及钛合金具有无毒、无磁性、质轻、高强度、低弹性模量、优异耐腐蚀性能、良好生物相容性等优点[41]。纯钛和 Ti6Al4V 合金是目前应用广泛的外科植入物用主体材料，纯钛常用作口腔种植体，Ti6Al4V 合金广泛用于制作外科修复或替换材料，如接骨板、关节柄、髓内钉等。由于钛及钛合金的密度小，弹性模量相对较低，已广泛用于骨科、齿科、颅骨修复植入物，心脏、血管植入物和相关手术器械，临床效果良好。其中在髋关节、膝关节器械方面，分别占到 40% 和 36%。镍钛形状记忆合金具有奇特的形状记忆功能，以及质轻、微弱磁性、较高强度、较好耐疲劳性能、超弹性和良好生物相容性等特点[42]，可起到矫形或支撑作用，目前主要用于喉气管狭窄、食管狭窄、胆道狭窄、尿道狭窄等管腔狭窄的治疗。镍钛合金支架植入管腔狭窄部位后，其超弹性能顺应管道的弯曲，对人体刺激小，能将狭窄管腔撑开，且与管壁的贴服性好，起到良好的固定作用。镍钛合金还应用于口腔正畸、脊柱矫正，以及治疗主动脉瘤、冠状动脉和椎动脉狭窄等。钴基合金是耐腐蚀和力学性能最优良的材料。贵金属和钽、铌、锆等具有良好的化学稳定性和加工性能。

生物可降解镁[43]、铁[44]、锌[45]基金属是当前医用金属材料的重要发展方向之一，其优势在于：①可降解性，利用这些金属在人体环境中易发生腐蚀的特性，实现金属植入物在体内环境中的逐渐降解直至最终消失的医学临床目的，与传统金属植入材料相比，可避免二次手术取出，减轻了患者的手术风险以及精神和经济负担；②优良的力学性能，纯镁弹性模量约 40GPa，与人骨接近，能够有效降低应力遮挡效应，且力学强度明显优于目前临床应用的其他类型可降解生物材料；③良好的生物安全性，镁、铁、锌均是人体中必需的金属微量元素，参与人体内大量的新陈代谢活动，具有较高的生物安全性；④镁、铁、锌的资源丰富，价格低廉，是可持续发展的生物材料，适合大量开发和应用。

1.9 小结

金属材料在人类文明进化中发挥着无可替代的作用，多样化的金属材料在不同领域应用中发挥着各自的性能优势。

金属材料的性能与化学成分、组织结构和加工工艺密切关联。具有相同化学成分的金属材料，经加工和热处理可改变其微观组织结构，材料的性能可以获得极大的改变。金属材料中的点缺陷、线缺陷、面缺陷等晶体缺陷，会对材料的力学、耐蚀、电磁等性能产生强烈的影响。

金属材料的塑性变形主要通过滑移或孪生方式进行。金属材料的断裂是在外力作用下，材料失去其连续性的过程，包括韧性断裂和脆性断裂。金属材料在交变载荷的长期作用下，会由于累积损伤，在远低于其力学强度下发生疲劳断裂。

金属材料在使用过程中会发生均匀腐蚀，还会由于其自身及环境等因素发生局部腐蚀，包括点蚀、晶间腐蚀、应力腐蚀、磨损腐蚀等。腐蚀不仅会降低或破坏金属材料的力学性能，导致断裂，腐蚀产物可能会对人体产生刺激和毒性。金属加工成形技术主要有锻造、冲压、轧制、挤压、拉拔等。金属具备良好的加工成形性能，可制作出不同形状和性能的产品。

金属材料医学应用的优势主要是其综合力学性能（高强度、高韧性、抗疲劳、耐磨损等）优异、抗生理环境腐蚀性能优良、生物相容性优良、物理性能良好，以及加工成形性能好、性能稳定、储量高、生产成本低。

参 考 文 献

[1] 华觉明. 中国古代金属技术. 武汉：华中科技大学出版社，1999：1.

[2] 赵建华. 材料科技与人类文明. 武汉：华中科技大学出版社，2011：13.

[3] 谢佑卿. 金属材料科学发展的历程与人类思维方式的演变. 材料导报，1998，（4）：6-12.

[4] 康. 走进材料科学. 杨柯，等译. 北京：化学工业出版社，2008：42.

[5] 崔忠圻，覃耀春. 金属学与热处理. 北京：机械工业出版社，2007：313.

[6] 江利，张太超，崔永丽. 现代金属材料及应用. 徐州：中国矿业大学出版社，2009：239.

[7] Lo K H，Shek C H，Lai J K L. Recent developments in stainless steels. Materials Science & Engineering R: Reports，2009，65（4-6）：39-104.

[8] Durand-Charre M. Microstructure of Steels and Cast Irons. Berlin：Springer，2004：196.

[9] Meyers M，Chawla K. 材料力学行为. 2版. 张哲峰，卢磊，等译. 北京：高等教育出版社，2017：619.

[10] Kramer D E, Savage M F, Levine L E. AFM observations of slip band development in Al single crystals. Acta Materialia, 2005, 53 (17): 4655-4664.

[11] Xiao L, Umakoshi Y. Planar dislocation bands formed in Ti-5at.%Al single crystals deforming by double prism slips. Journal of Materials Science Letters, 2002, 21 (7): 517-519.

[12] Guo Y, Britton T B, Wilkinson A J. Slip band-grain boundary interactions in commercial-purity titanium. Acta Materialia, 2014, 76 (1): 2912-2924.

[13] Mironov S, Murzinova M, Zherebtsov S, et al. Microstructure evolution during warm working of Ti-6Al-4V with a colony-α microstructure. Acta Materialia, 2009, 57 (8): 2470-2481.

[14] Morito S, Yoshida H, Maki T, et al. Effect of block size on the strength of lath martensite in low carbon steels. Materials Science & Engineering A, 2006, (1): 237-240.

[15] Galindo-Nava E I, Rivera-Díaz-Del-Castillo P E J. A model for the microstructure behaviour and strength evolution in lath martensite. Acta Materialia, 2015, 98 (1): 81-93.

[16] Li S, Zhu G, Kang Y. Effect of substructure on mechanical properties and fracture behavior of lath martensite in 0.1C-1.1Si-1.7Mn steel. Journal of Alloys and Compounds, 2016, 675 (1): 104-115.

[17] Wang Q, Ren Y, Babar Shahzad M, et al. Design and characterization of a novel nickel-free cobalt-base alloy for intravascular stents. Materials Science & Engineering C, 2017, 77 (1): 565-571.

[18] Wang Q, Liu Z. Plastic deformation induced nano-scale twins in Ti-6Al-4V machined surface with high speed machining. Materials Science & Engineering A, 2016, 675 (1): 271-279.

[19] Gorji M B, Mohr D. Micro-tension and micro-shear experiments to characterize stress-state dependent ductile fracture. Acta Materialia, 2017, 131 (10): 65-76.

[20] Li H, Ebrahimi F. Tensile behavior of a nanocrystalline Ni-Fe alloy. Acta Materialia, 2006, 54 (10): 2877-2886.

[21] Wang H, Yan W, Van Zwaag S, et al. On the 650℃ thermostability of 9-12Cr heat resistant steels containing different precipitates. Acta Materialia, 2017, 134 (1): 143-154.

[22] Merson E, Kudrya A V, Trachenko V A, et al. Quantitative characterization of cleavage and hydrogen-assisted quasi-cleavage fracture surfaces with the use of confocal laser scanning microscopy. Materials Science & Engineering A, 2016, 665 (1), 35-46.

[23] Krupp U, Kane W M, Laird C, et al. Brittle intergranular fracture of a Ni-base superalloy at high temperatures by dynamic embrittlement. Materials Science & Engineering A, 2004, 387 (1): 409-413.

[24] 束德林. 工程材料力学性能. 北京: 机械工业出版社, 2007: 155.

[25] Nalla R K, Ritchie R O, Boyce B L, et al. Influence of microstructure on high-cycle fatigue of Ti-6Al-4V: bimodal *vs.* lamellar structures. Metallurgical & Materials Transactions A, 2002, 33 (3): 899-918.

[26] Mall S, Namjoshi S A, Porter W J. Effects of microstructure on fretting fatigue crack initiation behavior of Ti-6Al-4V. Materials Science & Engineering A, 2004, 383 (2): 334-340.

[27] ASTM International. Standard Test Method for Pitting or Crevice Corrosion of Metallic Surgical Implant Materials. West Conshohocken, 2014.

[28] Ornek D, Jayaraman A, Syrett B C, et al. Pitting corrosion inhibition of aluminum 2024 by bacterial biofilms secreting polyaspartate or gamma-polyglutamate. Applied Microbiology and Biotechnology, 2002, 58 (5): 651-657.

[29] Kwan M, Wang R Z. Bio-fabrication of nacre on conventional implant materials. Key Engineering Materials, 2012, 529-530 (1): 255-260.

[30] 褚武扬, 乔利杰, 李金许, 等. 氢脆和应力腐蚀: 基础部分. 北京: 科学出版社, 2013: 55.

[31] 王长健. 0Cr18Ni9 奥氏体不锈钢管破裂的原因. 腐蚀与防护，2018，39（5）：404-407.

[32] Stojadinovic J，Bouvet D，Declercq M，et al. Influence of chelating agents on the tribocorrosion of tungsten in sulphuric acid solution. Electrochimica Acta，2011，56（20）：7131-7140.

[33] 王荣. 金属材料的腐蚀疲劳. 西安：西北工业大学出版社，2001：7.

[34] 黄永昌，张建旗. 现代材料腐蚀与防护. 上海：上海交通大学出版社，2012：217.

[35] You S，Huang Y，Kainer K U，et al. Recent research and developments on wrought magnesium alloys. Journal of Magnesium and Alloys，2017，5（3）：239-253.

[36] Delgado P，Cuesta I I，Alegre J M，et al. State of the art of deep rolling. Precision Engineering，2016，46：1-10.

[37] Borchers C，Kirchheim R. Cold-drawn pearlitic steel wires. Progress in Materials Science，2016，82：405-444.

[38] Dillien S，Seefeldt M，Allain S，et al. EBSD study of the substructure development with cold deformation of dual phase steel. Materials Science & Engineering A，2010，527（4）：947-953.

[39] Xiao M，Chen Y M，Biao M N，et al. Bio-functionalization of biomedical metals. Materials Science & Engineering C，2017，70（2）：1057-1070.

[40] Goharian A，Abdullah M R. Trauma Plating Systems. Amsterdam：Elsevier，2017：115-142.

[41] Avila J D，Bose S，Bandyopadhyay A. Additive manufacturing of titanium and titanium alloys for biomedical applications. In Froes F H，Qian M. Titanium in Medical and Dental Applications. Cambridge：Woodhead Publishing，2018：325-343.

[42] Kondoh K，Umeda J，Soba R，et al. Advanced TiNi shape memory alloy stents fabricated by a powder metallurgy route. In Froes F H，Qian M. Titanium in Medical and Dental Applications. Cambridge：Woodhead Publishing，2018：583-590.

[43] Sankar M，Vishnu J，Gupta M，et al. Applications of Nanocomposite Materials in Orthopedics. Cambridge：Woodhead Publishing，2019：83.

[44] Donik Č，Kocijan A，Paulin I，et al. Improved biodegradability of Fe-Mn alloy after modification of surface chemistry and topography by a laser ablation. Applied Surface Science，2018，453：383-393.

[45] Mostaed E，Sikora-Jasinska M，Drelich J W，et al. Zinc-based alloys for degradable vascular stent applications. Acta Biomaterialia，2018，71：1-23.

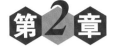

第2章

>>

医用金属材料及其特性

医用金属材料的发展历史

医用金属材料具有悠久的应用历史，是人类较早使用的生物医用材料。据文献记载，1546 年，纯金薄片就已被用于修复缺损颅骨[1]。1775 年，Icart 等报道了用铁丝固定断骨[2]。近代随着材料技术的发展，医用金属材料进入了快速发展阶段。其中一个重要的历史事件是李斯特无菌手术技术的发明[3]，它能有效保障由铁、金和银制成的脊柱线和骨针等手术器械在人体的成功使用。随着金属材料和医学研究的进步，自 20 世纪以来，医用金属材料具有优良的力学性能、耐腐蚀性能、生物相容性和易加工性能，逐步形成了四大类医用金属材料，即不锈钢、钴基合金、钛合金和 NiTi 形状记忆合金，如表 2.1 所示。此外，医用金属材料还包括形状记忆合金、贵金属，以及少量的纯金属钽、铌、锆等。医用金属材料主要用于齿科和骨科等硬组织修复和替换、管腔支架以及各类外科手术器械的制造。

表 2.1　主要医用金属材料的分类和应用

材料	主要应用	参考文献
不锈钢	骨板、骨钉、髋臼钉、髋关节置换、正畸丝等	[4]
钴基合金	人工关节（锻造合金）、口腔科铸件、冠状动脉支架等	[4]
钛合金	全髋关节置换术的柄和杯、骨板、骨钉、牙种植体等	[4]
NiTi 形状记忆合金	正畸丝、血管支架、腔静脉滤器、颅内动脉瘤夹、导管导线、骨钉等	[5]

目前大量临床应用的主要医用金属材料如下。

1. 不锈钢

主要包括 304、316L、317L 等 Fe-Cr-Ni-(Mo)型奥氏体不锈钢，这些不锈钢具有较好的综合力学性能、耐腐蚀性能和优异的加工成形性能。在临床应用中，长期使用易发生点蚀等局部腐蚀，因此长期稳定性略差，溶出的镍等金属离子可能会诱发过敏、炎症等不良的组织反应，一般用于短期植入医疗器械。

2. 钴基合金

包括 Co-Cr-Mo、Co-Cr-W-Ni 等钴基合金，其硬度最高，耐蚀性明显优于不锈钢，一般无明显的组织反应。其作为人工髋关节时的界面松动率较高，钴离子的释放易引起细胞与组织的坏死、过敏反应等。钴基合金具有优异的耐摩擦性能、较强的承载能力，通常用于长期植入医疗器械。

3. 钛及其合金

纯钛及钛合金（Ti6Al4V、Ti6Al7Nb、Ti13Nb13Zr 等）是目前应用量最大的植入医用金属材料，具有密度小、比强度高、弹性模量低、耐蚀性优异、生物相容性好等特点，但硬度低，耐摩擦性较差，合金中含有 Al、V 等潜在有害金属元素。根据显微组织的不同，钛合金主要分为 α 型、β 型、α + β 型等。

4. 形状记忆合金

临床上已采用的形状记忆合金主要为镍钛（NiTi）形状记忆合金。50at%Ni-50at%Ti 合金在相变区具有形状记忆特性和超弹性，在低温下比较柔软，易于形变成形，将其加热到适当温度时可立即恢复到原来形状，产生持续柔和的恢复力。合金的超弹性（2%）可起到矫形或支撑作用。但 NiTi 形状记忆合金中镍离子可能向周围组织扩散渗透，引起不良反应。NiTi 形状记忆合金应用的最好例子是自膨胀支架和自固定骨钉。

2.2 ▶ 医用金属材料的生物安全性（一般性要求）

医用金属材料除了需具备自身良好的生物惰性，可达到良好的力学支撑等修复和治疗目的，还应该符合"医用级"的使用标准，即其在人体组织和血液环境的浸提液中的金属离子浓度在人体可承受的范围内，不能对人体产生不良影响。具体表现如下所述。

1. 化学稳定性

化学稳定性指材料具有高度的惰性，不因体液环境变化而变化，结构稳定。其化学稳定性具体表现为：
（1）抗化学性和电离性腐蚀；

（2）抗溶解和膨胀；

（3）无毒；

（4）无热原反应；

（5）无磁性；

（6）具耐久性，即在使用、储存和消毒时不被破坏，不因长期植入人体内而丧失性能，不因消毒而发生材料性能的改变。

2. 生物相容性

根据国际标准化组织（International Organization for Standardization，ISO）的解释，生物相容性是指生命体组织对非活性材料产生反应的一种性能，一般是指材料与宿主之间的相容性，即要求生物材料具有很低的毒性，同时要求生物材料在特定的应用中能够恰当地激发机体相应的功能。已有许多检验方法，包括：急性安全试验、溶血反应试验、凝血时间试验、Ames 突变试验、常染色体畸变试验、动态组织学观察、蛋白吸附测定、血小板黏附测定、白细胞免疫功能测定、显性致死试验、长期植入试验、形态致畸试验、体内外代谢动力学观察、体内或体外模拟血液相容性试验，以及对各种特定要求的生物学试验。

其中，细胞毒性与植入材料的耐腐蚀性能直接相关。对于医用金属材料，一般要求在人体内永久或半永久（15 年以上）地发挥生理功能。在这样一个相当长的时间内，金属表面或多或少会有离子或原子因腐蚀或磨损进入周围生物组织中。因此，植入材料是否对生物组织有害就成为选择材料的必要条件。

元素周期表中 70%的元素是金属，但其中大部分金属由于与生物体不相容，或太软，或太脆，或毒性相对大，都不宜作为生物医用材料。一般来说，金属元素对人体细胞和组织是否有毒性，取决于其在人体中的含量，存在一个临界浓度值。不同金属元素有不同的毒性临界浓度值。如果某种金属或合金在人体内释放出的各种金属元素的浓度值均小于各自的临界值，一般不会产生细胞毒性；如果超过各自的临界值，则可能会产生细胞毒性。

2.3　医用不锈钢

不锈钢是指钢中 Cr 元素含量超过 12%，在钢表面形成致密氧化膜，达到具有较强耐腐蚀性能的一类特殊钢。医用不锈钢要确保在人体环境中保持良好的耐腐蚀性能，以减少金属离子释放产生细胞毒性和生物相容性问题，并防止其作为结构件发生失效，保护人体的健康，因此相比于普通工业用不锈钢，对化学成分和钢中夹杂物都有更为严格的要求，具体表现如下：

（1）医用不锈钢，尤其是植入物用不锈钢，钢中的 Cr 和 Ni 含量均高于对应牌号普通不锈钢中的成分要求，如表 2.2 所示。

表 2.2　医用不锈钢与对应普通不锈钢的化学成分对比（余量为 Fe，质量分数）

标准	不锈钢	C	Si	Mn	P	S	Cr	Ni	Mo	Cu	N
GB 4234.1—2017（医用）	00Cr18Ni14Mo3（317L）	≤0.03	≤1.0	≤2.0	≤0.025	≤0.01	17～19	13～15	2.25～3.0	≤0.5	≤0.1
	00Cr18Ni15Mo3N（317LN）	≤0.03	≤1.0	≤2.0	≤0.025	≤0.01	17～19	14～16	2.35～4.2	≤0.5	0.1～0.2
GB/T 1220—2016（工业用）	0Cr17Ni12Mo2（316）	≤0.08	≤1.0	≤2.0	≤0.045	≤0.03	16～18	10～14	2～3	—	—
	00Cr17Ni14Mo2（316L）	≤0.03	≤1.0	≤2.0	≤0.045	≤0.03	16～18	10～14	2～3	—	—

（2）医用不锈钢明确要求钢中非金属夹杂尺寸要小于 1.5 级（细系）和 1 级（粗系），而普通不锈钢除额外要求外，一般不做特别要求。

现有医用不锈钢执行的国内外标准包括：《外科植入物用锻制 18 铬-14 镍-2.5 钼不锈钢棒材和线材的规格（UNS S31673）》（ASTM F138-19）、《外科植入物用锻制 18 铬-14 镍-2.5 钼不锈钢薄板及带材的规格（UNS S31673）》（ASTM F139-19）、《外科植入物　金属材料　第 1 部分：锻制不锈钢》（GB 4234.1—2017）、《外科植入物　金属材料　第 1 部分：不锈钢加工材》（ISO 5832-1:2016）。

2.3.1　医用不锈钢的材料学性能

医用不锈钢根据不同的化学组成和显微组织，可分为奥氏体型、铁素体型、马氏体型和沉淀硬化型，耐腐蚀性能以奥氏体型最强，马氏体型最弱。具体的医学应用如表 2.3 所示。

表 2.3　医用不锈钢的分类和典型医学应用

不锈钢类型	典型应用	应用举例
奥氏体	许多非植入型的医疗装置 许多短期植入物 全髋关节置换	牙印模托盘、导正销、注射针头、蒸汽灭菌器、储物柜、工作台、胸部牵开器；骨钉、骨板等
马氏体	口腔科和普通外科器械	刮匙、凿子、牙钻、牙釉凿、手术钳、止血钳、正牙钳等
铁素体	非常有限的外科器械	医疗器械中一些实心手柄、导销等
沉淀硬化	口腔科和专科手术器械	骨刮匙、骨钻等

下面将以奥氏体型医用不锈钢为重点，根据具体牌号描述其材料学相关性能。

1. 304 型医用不锈钢

304 型不锈钢是美国材料与试验协会（American Society of Testing and Materials，ASTM）标准中的一个不锈钢牌号，由于具有良好的耐腐蚀性能、加工性能和性价比，是使用最为广泛的奥氏体型不锈钢。304L 型不锈钢是在 304 的化学成分基础上进一步降低碳含量（小于 0.03wt%[①]）而发展出来的，由于降低了基体中形成碳化物的倾向，具有更优的耐腐蚀性能。此外，低的碳含量也有助于降低碳当量，提高焊接性能。两种不锈钢均采用 1010～1150℃固溶热处理以保证基体组织为单一奥氏体，但一般情况下会有少量的铁素体。表 2.4～表 2.6 分别列出了 304 型不锈钢的化学成分、常规力学性能和物理性能。

表 2.4　304 型不锈钢的化学成分（余量为 Fe，质量分数）

标准	C	Si	Mn	P	S	Cr	Ni	N
ASTM A276/A276M-17	≤0.08	≤1.0	≤2.0	≤0.045	≤0.03	18.0～20.0	8.0～11.0	—
ASTM A240/A240M-20	≤0.07	≤1.0	≤2.0	≤0.045	≤0.03	17.5～19.5	8.0～10.5	≤0.1
JIS G4305: 2021	≤0.08	≤1.0	≤2.0	≤0.045	≤0.03	18.0～20.0	8.0～10.5	—
JIS G4303: 2012	≤0.08	≤1.0	≤2.0	≤0.045	≤0.03	18.0～20.0	8.0～10.5	—
GB/T 20878—2007	≤0.08	≤1.0	≤2.0	≤0.045	≤0.03	18.0～20.0	8.0～11.0	—

表 2.5　固溶处理的 304 型不锈钢（钢板和钢带）的常规力学性能

牌号	规定非比例延伸强度 $R_{p0.2}$/MPa	抗拉强度 R_m/MPa	断后伸长率 A/%	硬度值		
				HBW	HRB	HV
0Cr18Ni9（304）	≥205	≥515	≥40	≤201	≤92	≤210
00Cr19Ni10（304L）	≥170	≥485	≥40	≤201	≤92	≤210

资料来源：GB/T 3280—2005。

表 2.6　304 型不锈钢的物理性能数据

牌号	密度 (20℃)/ (g/cm³)	熔点/ ℃	比热容/ [kJ/(kg·K)]	热导率/ [W/(m·K)]		线膨胀系数 /10⁻⁶K⁻¹		电阻率 (20℃)/ (Ω·mm²/m)	纵向弹性模量 (20℃)/ (kN/mm²)	磁性
				100℃	500℃	0～100℃	0～500℃			
0Cr18Ni9（304）	7.93	1398～1454	0.50	16.3	21.5	17.2	18.4	0.73	193	无或微弱磁性
00Cr19Ni10（304L）	7.90	—	0.50	16.3	21.5	16.8	18.3	—	—	

资料来源：GB/T 20878—2007。

---

① wt%表示质量分数。

2. 316 型医用不锈钢

相较于 304 型不锈钢，316 型不锈钢在化学成分上含有更高含量的 Ni 元素，以确保基体组织为完全奥氏体组织。此外，添加了一定含量的 Mo 元素，提高了不锈钢的耐点蚀性能。在 316L 型不锈钢基础上发展出的 317L 型不锈钢具有更高的 Cr、Ni、Mo 含量，并添加了适当的 N 元素，进一步提高了不锈钢的耐腐蚀性能。相关牌号化学成分如表 2.7 所示。

表 2.7　316 型和 317L 型医用不锈钢（植入物用）的化学成分

标准/牌号	C	Si	Mn	P	S	Cr	Ni	Mo	Cu	N
GB/T 20878—2007 0Cr17Ni12Mo2（316）	≤0.08	≤1.00	≤2.00	≤0.045	≤0.030	16.00~18.00	10.00~14.00	2.00~3.00	—	—
GB/T 20878—2007 00Cr17Ni14Mo2（316L）	≤0.03	≤1.00	≤2.00	≤0.045	≤0.030	16.00~18.00	10.00~14.00	2.00~3.00	—	—
ASTM F138/F139（317L）	≤0.03	≤0.75	≤2.00	≤0.03	≤0.010	17.00~19.00	13.00~15.00	2.25~3.00	≤0.50	≤0.10
ISO 5832-1:2016（317L）	≤0.03	≤1.00	≤2.00	≤0.025	≤0.010	17.00~19.00	13.00~15.00	2.25~3.00	≤0.50	≤0.10
GB 4234.1—2017 00Cr18Ni14Mo3（317L）	≤0.03	≤1.00	≤2.00	≤0.025	≤0.010	17.00~19.00	13.00~15.00	2.25~3.00	≤0.50	≤0.10

下面简要介绍各主要元素对腐蚀性能的贡献。

Cr（铬）：医用不锈钢中的 Cr 具有与氧较强的亲和力，容易在表面形成一层非晶氧化铬薄膜（约 2nm 厚）。氧化铬比较致密且化学稳定性强，因此是不锈钢具有较强耐蚀性的重要原因。一般来说，不锈钢中 Cr 含量越高，耐蚀性越好。

Ni（镍）：是保证不锈钢获得奥氏体组织的重要元素，一定量的 Ni 也能在不锈钢表面形成保护性的氧化膜，辅助 Cr 增加氧化膜的稳定性，即提高了不锈钢的耐蚀性。

Mo（钼）：能够有效提高不锈钢的耐点蚀性能。原因是在含 Cr 钢中，Cr 和 C（碳）有很强的亲和力，易在晶界上形成各类碳化物（Cr_3C_2、Cr_7C_3、$Cr_{23}C_6$）。这些碳化物的存在导致不锈钢钝化膜中发生贫 Cr 现象，降低了钝化膜的致密性和稳定性，而 Mo 的添加能够与 C 形成 Mo 的碳化物，减少了碳化铬的生成。一般来说，316L 型不锈钢满足点蚀当量公式：%Cr + 3.3×%Mo≥26，其反映了 Mo 和 Cr 对耐点蚀性能的贡献。

C（碳）：在医用不锈钢中，尽管一定量的 C 能够提高不锈钢的强度，但为保证耐腐蚀性能，一般要求控制尽可能低的 C 含量（小于 0.03wt%），以减少碳化物的生成。

N（氮）：N 能够有效稳定奥氏体组织，提高不锈钢的强度和耐腐蚀性能，尤其是耐点蚀性能，点蚀当量（PREN）公式为：PREN = %Cr + 3.3×%Mo + 20×%N（w/w），其中 w/w 是质量分数，可见 N 对提高不锈钢抗点蚀能力的作用最大。

在医用不锈钢的制备工艺方面，一般采用真空熔炼技术，如真空感应熔炼、真空电弧重熔和电渣重熔，从而确保钢的高纯净度，减少有害夹杂物的种类和数量。对于植入物用不锈钢，为了进一步提高其在人体环境中的耐腐蚀性能，《无源外科植入物　骨接合植入物　特殊要求》（ISO 14602: 1998）、《非活性外科移植物一般要求》（ISO 14630: 2012）和《骨接合用无源外科金属植入物通用技术条件》（YY 0341—2009）对耐腐蚀性能的要求是：不锈钢骨植入物表面的点蚀电位值（E_b）应不低于 800mV。因此，植入物用不锈钢在使用前通常还会进行适当的钝化处理，使不锈钢表面钝化膜更加致密，提高其耐腐蚀性能。

表 2.8、表 2.9 和表 2.10 列出了植入物用 317L 型不锈钢不同型材（棒、丝、钢板及钢带）的常规力学性能要求，表 2.11 列出了 316L 型不锈钢的物理性能。植入物用不锈钢的使用状态一般为冷变形态（冷拉、冷轧）。

表 2.8　317L 型植入物用不锈钢钢棒的力学性能标准

交货状态	牌号	公称直径 d/mm	抗拉强度 R_m/MPa	规定非比例伸长应力 $R_{p0.2}$/MPa	伸长率 A/%
固溶	00Cr18Ni14Mo3	全部	490～690	≥190	≥40
	00Cr18Ni15Mo3N		590～800	≥285	≥40
冷拉	00Cr18Ni14Mo3 00Cr18Ni15Mo3N	≤19	860～1100	≥690	≥12

表 2.9　317L 型植入物用不锈钢钢丝的力学性能

交货状态	牌号	公称直径 d/mm	抗拉强度 R_m/MPa	伸长率 A/%
固溶	00Cr18Ni14Mo3 00Cr18Ni15Mo3N	0.025～0.13	≤1000	≥30
		0.13～0.23	≤930	≥30
		0.23～0.38	≤890	≥35
		0.38～0.50	≤860	≥40
		0.50～0.65	≤820	≥40
		>0.65	≤800	≥40

交货状态	牌号	公称直径 d/mm	抗拉强度 R_m/MPa	伸长率 A/%
冷拉	00Cr18Ni14Mo3 00Cr18Ni15Mo3N	0.20～0.70	1600～1850	—
		0.70～1.00	1500～1750	—
		1.00～1.50	1400～1650	—
		1.50～2.00	1350～1600	—

表 2.10 317L 型植入物用不锈钢钢板及钢带的力学性能

交货状态	牌号	抗拉强度 R_m/MPa	规定非比例伸长应力 $R_{p0.2}$/MPa	伸长率 A/%
固溶	00Cr18Ni14Mo3	490～690	≥190	≥40
	00Cr18Ni15Mo3N	600～800	≥300	≥40
轻度冷轧	00Cr18Ni14Mo3	≥610	≥300	≥35
	00Cr18Ni15Mo3N	≥650	≥390	≥35
冷轧	00Cr18Ni14Mo3	860～1100	≥600	≥12
	00Cr18Ni15Mo3N	860～1100	≥600	≥12

表 2.11 316 型不锈钢的物理性能数据

牌号	密度/ (g/cm³) 20℃	熔点/ ℃	比热容/ [kJ/(kg·K)]	热导率/ [W/(m·K)]		线膨胀系数 /10⁻⁶K⁻¹		电阻率/ (Ω·mm²/m) 20℃	纵向弹性模量 /(kN/mm²) 20℃	磁性
				100 ℃	500 ℃	0～ 100 ℃	0～ 500 ℃			
00Cr17Ni14Mo2 （316L）	8.00	1370～ 1397	0.50	16.3	21.5	16.0	18.5	0.74	193	无磁性

资料来源：GB/T 20878—2007。

　　医用不锈钢作为植入物使用时，相较于钴基合金和钛合金，由于其相对差的耐腐蚀性能，长期植入会使有害离子释放，因而诱发某些副作用，一般是作为短时植入物使用。

2.3.2　医用不锈钢的临床使用性能

1. 生物相容性

　　Steinemann[6]和 Kawahara[7]曾系统地研究了纯金属元素的细胞毒性及纯金属元素、Co-Cr 合金和不锈钢的生物相容性，结果如图 2.1 所示。医用不锈钢由于相对较差的耐蚀性，其生物相容性也有所不足，近年来报道的也不多。例如，医用不锈钢中 Ni 元素的释放容易诱发过敏反应[8]；Ni、Cr 和 Mo 元素的释放还能够诱发局部的免疫响应和炎症反应，促进内膜增生，易诱发冠状动脉支架植入后的心血管再狭窄的发生。因此，医用不锈钢一般均需做表面处理以提高其耐腐蚀性能和生物相容性。

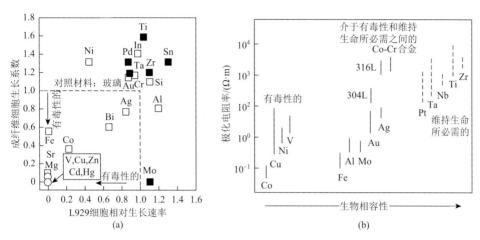

图 2.1　（a）纯金属元素的细胞毒性[6]；（b）纯金属、Co-Cr 合金和不锈钢的极化电阻与生物相容性的关系[7]

Bailey 等[9]系统研究了医用不锈钢对细胞存活和炎症反应的影响。他们选用 316L 不锈钢和高氮无镍不锈钢（HNS）的粉体和块体进行试验。利用相差显微镜观察细胞形态，对比研究两种不锈钢颗粒形态对细胞反应的影响。当细胞与 316L 不锈钢接触时，不论细胞吞噬 316L 不锈钢颗粒与否，细胞形貌均呈现圆球形状，而且这些细胞漂浮在 316L 不锈钢块体材料上，如图 2.2 所示。而在 HNS 表面上，吞噬和未吞噬的 HNS 颗粒的细胞仍呈现长条状，细胞生长状态良好。

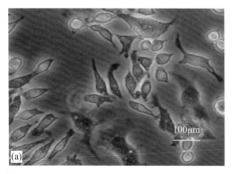
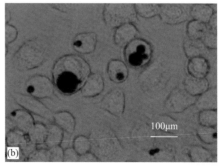

图 2.2　RAW 264.7 细胞与不锈钢作用显微图像对比[9]

（a）HNS；（b）316L

进一步利用流式细胞仪来确定不同阶段细胞凋亡和坏死的数量情况，每个试样的总数据重新调节，以反映剩余细胞数量对整个存活能力的反应，如图 2.3 所示。与对照组相比，与 316L 不锈钢粉末颗粒一起共培养的细胞存活率为 50%，而与 HNS 粉末颗粒共培养的细胞存活率为 70%。这说明 HNS 具有更好的生物惰性，因此生物安全性更优。

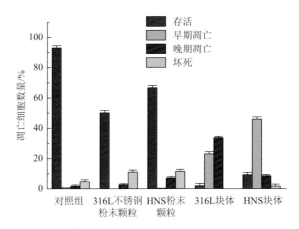

图 2.3　RAW 264.7 细胞与不同材料培养后的存活和凋亡反应结果[9]

2. 腐蚀行为

在生理环境中，医用不锈钢会发生各类腐蚀，如点蚀、缝隙腐蚀、摩擦腐蚀、疲劳腐蚀等。研究表明，医用不锈钢，尤其是植入物用 316L 不锈钢，超过 90%以上的植入物器械的失效形式是由点蚀和缝隙腐蚀造成的。316L 不锈钢植入物失效的部位统计[10]如图 2.4 所示。

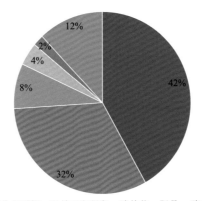

图 2.4　316L 不锈钢植入物失效部位统计[10]

Sudhakar 分析了外科植入物用 316L 不锈钢胫骨固定用骨钉的失效机制[11]。图 2.5 为腐蚀失效的不锈钢胫骨钉实物照片,箭头所指为发生破裂的位置。植入物所处的体内环境较为复杂,既要承受静载荷,又要承受循环载荷,再加上与体液的相互作用,使得植入物受力状态十分复杂。

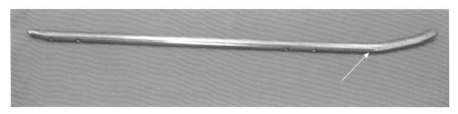

图 2.5 316L 不锈钢胫骨钉及失效部位[11]

通过对该 316L 不锈钢骨钉的扫描电镜观察发现,裂纹源倾向在非金属夹杂物附近启动,如图 2.6 所示。

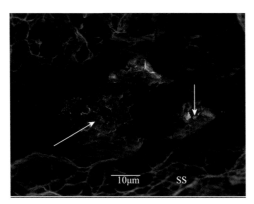

图 2.6 316L 不锈钢骨钉裂纹源处的大量非金属夹杂物[11]

SS 表示不锈钢

Shih 等[12]研究了 316L 不锈钢胸骨缝合线在体内试验中的断裂机制。他们从 25 名患者中收集了 80 多条断裂的不锈钢线,植入时间从 5 天到 729 天不等。这些不锈钢丝均呈现了不同程度的点蚀现象,在严重蚀坑中心处的能谱分析和 X 射线衍射分析结果表明,腐蚀区域中的 Ni 元素与未腐蚀区域相比有所减少,说明镍离子在人体内发生了释放现象。

此外,在机械破坏区和滑移面交集区域也存在蚀坑。蚀坑一般起源于某个夹杂物或在拉拔过程中造成的机械缺陷。裂纹从不锈钢的表面向心部扩展,呈现穿晶断裂形式,这是应力腐蚀的一个证据。应力腐蚀起源于蚀坑(图 2.7)或者扭曲区域的颈缩部位(图 2.8)。

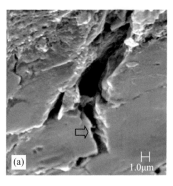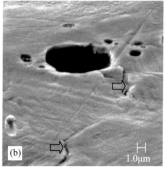

图 2.7　316L 不锈钢丝应力腐蚀起源于蚀坑[12]

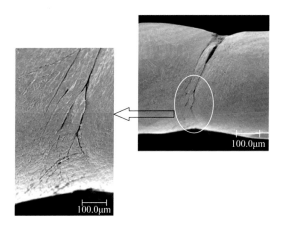

图 2.8　316L 不锈钢丝应力腐蚀起源于扭曲区域的颈缩部位[12]

2.3.3　医用不锈钢的应用

医疗器械由政府监管机构分类，国际上比较权威有美国食品药品监督管理局（FDA）、加拿大卫生部、欧盟健康与消费者委员会（ECHC）和澳大利亚治疗用品管理局（TGA），如表 2.12 所示。控制级别对于医疗器械的安全性和有效性非常必要，生物材料作为医疗器械一般处于III类，其适合与人体组织密切和长时间接触，产品上市销售前需获批准。

表 2.12　一些权威机构的医疗器械分类

权威机构	级别		
FDA	I	II	III
TGA	I	II	III

续表

权威机构	级别			
ECHC	I	II$_a$	II$_b$	III
加拿大卫生局	I	II	III	IV
总体描述	非侵入性和/或短暂使用（如皮肤）	微创，短期内使用（如眼睛、耳道）	血液、口腔/鼻黏膜中短期接触	长期性移植物、控制系统、中长期接触
限制	通用	通用和专用	通用控制和上市前审批	通用控制和上市前审批
健康风险	低	低/中	中/高	高
示例	手术器械	隐形眼镜、超声波探头	骨科植入物、血液透析机	灌注泵、血管支架

　　医用不锈钢主要应用于骨科、牙科等硬组织修复和替换、心血管支架等管腔支架，以及人工器官制造中的结构元件。在骨科中主要用于制造各种人工关节、人工骨，以及各种内、外固定器械；牙科中主要用于制造义齿、填充体、种植体、矫形丝及各种辅助治疗器件。另外，还用于制作各种心脏瓣膜、肾瓣膜、血管扩展器、人工气管、心脏起搏器、生殖避孕器材，以及各种外科手术辅助器件等。具体的应用如表 2.13 所示[13]。

表 2.13　医用不锈钢的具体应用

材料	装置	具体应用
316L	骨螺钉和销钉	皮质骨骨干骨折的内固定，松质骨干骺端及骨骺骨折，由六角或菲利普斯凹槽驱动头组成的螺钉，自攻或非自攻梢
	嵌接接骨板	下颌骨骨折的内固定：带槽或孔的薄窄板，用于固定螺钉
	叶片和甲钉接骨板	负重骨近端骨折的内固定：板、钉（单个或多个组合）
	髓内钉	长骨内固定：管或实心钉
	金属丝	骨碎片内部张力带的配线或环扎术治疗粉碎性或不稳定的骨干骨折
	自扩式（金属）支架	气管支气管狭窄的治疗：气管软化和气管重建
	球囊扩张支架	复杂血管狭窄的扩张与扩张支持
	哈林顿脊柱测量仪	应用矫治力矫治脊柱侧凸，杆和钩的稳定处理

续表

材料	装置	具体应用
316，316L	下颌骨钢丝网假体	部分切除下颌骨的初步重建
	用于中耳修复的镫骨赝复体	无功能镫骨置换：包括线和活塞等各种类型
	金属丝网	腹股沟疝修补术，颅骨成形术（含丙烯酸树脂），骨科骨水泥节流器
316	脑积水引流阀	颅内压控制：单向阀
	电子喉假体系统	全喉切除术后的电磁声源：皮下植入器，整流器组，传感器
	心脏起搏器壳体	电子与电源的气密封装：腹股沟疝修补术，颅骨成形术（含丙烯酸），骨水泥节流器
304	气管套管	气管切开术与喉切除术后的呼吸管：管中管结构
	预制牙冠	原发性和年轻恒牙大面积缺损的修复：预制壳
304，316	银汞合金（填充牙用）固定销	银汞合金填充体的固定：胶合、摩擦锁和自穿针
	预制根管桩	根管治疗牙的修复：根管预备后固定，露芯提供冠基
302，303，304，305	固定矫正器	牙齿移动矫正错（殆）畸形：包括托架、弓丝和弹簧等
304，316，316L	缝合线	伤口闭合，损伤修复，唇腭裂修复，颅骨成形术中钢丝网的固定，下颌骨及疝修补，筋腱神经修复
	电极和引线	阳极、阴极及感应电极和引线：肌内刺激，骨生长刺激，心脏起搏器（阴极）、肌电图、脑电波图等许多装置中的引线
	针灸针	针灸治疗
Orthinox 不锈钢（史塞克公司注册商标）	全关节假体	用金属和塑料部件更换全关节（臀部、臀部、膝盖、脚踝和大脚趾）：肱骨、股骨（髋和膝）、距骨和跗骨
17-7PH，17-7PH（Nb），PH-15-7Mo，301，304，316，316L，420，431	神经外科动脉瘤和微血管夹	颅内血管暂时性或永久性闭塞，各种结构的张力夹，轴和弹簧组件

2.4 医用纯钛及钛合金

医用纯钛及钛合金由于高比强度、良好的生物相容性以及优异的耐腐蚀性能，是目前临床应用中最广泛的医用金属材料。相比于医用不锈钢及钴铬合金，在钛合金表面形成的致密稳定的二氧化钛（TiO_2）薄膜能够赋予钛合金优异的耐腐蚀性能。在众多的医用金属材料中，医用纯钛及钛合金的综合性能最为优良，被广泛应用于外科植入产品，如骨折固定、人工关节、牙种植体等植入器械。

2.4.1　医用纯钛及钛合金的分类和材料性能

1. 医用纯钛和钛合金的特点及分类

钛是一种过渡族金属元素，原子序数为 22，原子量为 47.90，熔点为 1668℃。钛有两种同素异构体，在 882.5℃以下具有密排六方结构，称为 α-Ti 相，在 882.5℃发生 α-Ti $\Longleftrightarrow$ β-Ti 的转变。β-Ti 相在 882.5℃与熔点之间稳定存在，具有体心立方结构。钛的基本物理性能如表 2.14 所示。

表 2.14　钛的基本物理性能测量数据

性能	数值	性能	数值
原子序数	22	沸点/℃	3260
原子量	47.9	熔化热/(kJ/mol)	18.8
密度/(g/cm^3)	4.54	线膨胀系数/K^{-1}	7.35×10^{-6}
热导率/[W/(m·K)]	19.2	电阻率/(Ω·m)	4.2×10^{-8}
熔点/℃	1668		

根据室温下显微组织结构的不同，钛合金可以分为 α 型、α + β 型和 β 型钛合金，进一步细分可分为近 α 型、热稳定全 β 型、亚稳定 β 型和近亚稳定 β 型。其中亚稳定 β 型和近亚稳定 β 型属于介稳定 β 型钛合金。α 型和近 α 型钛合金具有良好的耐腐蚀性能，但强度较低。β 型钛合金具有低的弹性模量和较高的耐腐蚀性能。兼具 α 相和 β 相的合金由于两相的存在表现出较高的强度和综合性能。因此，钛合金的性能取决于其化学成分、α 相和 β 相的相对含量以及热处理和热加工条件。

合金元素的添加对钛合金中的相组成有重要影响。根据合金元素在 α 相和 β 相中的溶解度或合金元素对相变温度的影响，加入钛中的合金元素可分成：提高 α 相 $\Longleftrightarrow$ β 相转变温度的 α 相稳定元素，主要包含 Al、O、N、C 等元素；降低 α 相 $\Longleftrightarrow$ β 相转变温度的 β 相稳定元素，主要包含 Mo、V、Nb、Ta、Fe、W、Cr、Si、Co、Mn 等元素；对同素异形转变温度影响很小的中性元素，主要是 Zr 和 Sn。

不同种类钛合金的特点如下。

1）α 型钛合金

主要为商业纯钛（commercial purity Ti，cpTi）和只含少量 α 相稳定元素或中性元素的钛合金，这类合金在退火后，除杂质元素造成的少量的 β 相外，几乎全部为 α 相。对于商业纯钛，含氧（O）量的不同是各种级别商业纯钛的主要差别。作为间隙型元素，氧可以显著提高钛的强度，同时降低其塑性。商业纯钛为了达到相应的强度水平，只有氧是有意加入的合金化元素，C 和 Fe 元素则被看成纯钛中的杂质元素。

2）近 α 型钛合金

除 Al 和中性元素外，还有少量 β 相稳定元素的合金称为近 α 型钛合金，这类合金中的 β 相稳定元素的加入量一般小于 2%。在退火后，除大量 α 相外，还有少量的 β 相，β 相的体积分数一般小于 10%。由于 β 相的存在，近 α 型钛合金可通过热处理强化，并具有很好的热强性和热稳定性。

3）α + β 型钛合金

主要含有 Al 及不同含量的 β 相稳定元素和中性元素，β 相稳定元素的加入量为 4%～6%。合金在退火后，显微组织由不同含量的 α 相和 β 相构成。α + β 型钛合金可通过热处理强化，其强度和淬透性随着 β 相稳定元素的增加而提高。α + β 型钛合金中的 α 相稳定元素主要是 Al，Al 几乎是这类合金中不可缺少的元素，但其加入量应控制在 7%以下，以免出现有序相，损害合金的韧性。为了进一步强化 α 相，可以加入少量的中性元素 Sn 和 Zr。在众多医用 α + β 型钛合金中，Ti6Al4V 由于优异的综合性能，是目前临床应用中最广泛的医用钛合金。

4）β 型钛合金

含 β 相元素较多的合金称为 β 型钛合金，依据 β 相稳定元素的添加量，可以细分为近亚稳定 β 型钛合金、亚稳 β 型钛合金和热稳定全 β 型钛合金。β 型钛合金一般具有较好的冷成形和冷加工能力，在还原性介质中耐蚀性较好，并且热稳定性和焊接性能较好。根据合金系的不同，β 型钛合金可以分为五大类：Ti-Mo 系、Ti-Nb 系、Ti-Ta 系、Ti-Hf 系和 Ti-Nb-Ta-Zr 系[14]。

在众多的 β 型钛合金中，ASTM 标准确定了 Ti13Nb13Zr（F1713）、Ti12Mo6Zr2Fe（F1813）、Ti15Mo（F2026）、Ti35.3Nb5.1Ta7.1Zr 作为低弹性模量的医用 β 型钛合金。

目前国内外已报道的各类新型医用钛合金多达近百种，合金设计从二元系到六元系合金，合金元素涉及近 20 种[15]。表 2.15 列出了几种常见的 ASTM 标准规定的医用纯钛及钛合金的名义成分。

表 2.15　几种常见的医用纯钛及钛合金的名义成分

分类	ASTM 标准	成分
α 型钛合金	Grade 1	cpTi，0.2Fe，0.18O
	Grade 2	cpTi，0.3Fe，0.25O
	Grade 3	cpTi，0.3Fe，0.35O
	Grade 4	cpTi，0.5Fe，0.40O
α＋β 型钛合金	F136	6Al，4V
	F1295	6Al，7Nb
	F2146	3Al，2.5V
β 型钛合金	F1713	13Nb，13Zr
	F1813	12Mo，6Zr，2Fe
	F2026	15Mo

2. 医用纯钛和钛合金的材料性能

医用纯钛及钛合金的材料性能主要取决于 α 相和 β 相的排列方式、体积分数以及各自的性能，因而不同种类的钛合金具有不同的材料性能。下面按钛合金的分类分别介绍医用纯钛及钛合金的材料性能。

1）医用 α 型钛合金

（1）力学性能。

医用纯钛最为常用。室温下纯钛的结构为密排六方结构，其点阵长短轴之比 $c/a < 1.633$，室温下变形时以 $\{10\overline{1}0\}\langle 1\overline{2}10\rangle$ 柱面滑移为主，并常诱发孪生[16]。商业纯钛（cpTi）的纯度约为 99.5%，其在冷变形过程中没有明显的屈服点，屈服强度与抗拉强度接近，具有较高的屈强比（$\sigma_{0.2}/\sigma_b$），在冷变形加工过程中有产生裂纹的倾向。此外，钛的弹性模量较低，约为铁的 54%，在成形加工过程中，回弹量大，冷成形困难。商业纯钛与高纯钛（99.9%）相比，具有较高的强度和较低的塑性，表 2.16 列出了商业纯钛与高纯钛的力学性能数据。

表 2.16　商业纯钛与高纯钛的力学性能[17]

材料	屈服强度/MPa	抗拉强度/MPa	延伸率/%	断面收缩率/%	弹性模量/GPa	体弹性模量/GPa	泊松比	冲击韧性/(MJ/m²)
商业纯钛	≥300	≥250	≥20	～45	112	104	0.34	2.5
高纯钛	≥250	≥190	≥40	～60	108	126	0.34	2.5

　　纯钛中常见的杂质元素有氧、氮、氢、碳、铁、硅等。氧、氮、氢、碳与钛形成间隙固溶体，铁和硅与钛形成置换固溶体，含量过高时会形成脆性化合物。纯钛中的微量元素含量严重影响纯钛的力学性能。依据微量元素含量，规定了四种级别的医用纯钛。《外科植入物　金属材料　第 2 部分：纯钛》(ISO 5832-2:2018) 和 ASTM F67 标准中规定了纯钛植入材料的化学成分和力学性能[18]。表 2.17 列出了不同级别纯钛的化学成分，表 2.18 列出了其常规力学性能。由表中数据可看出，随着杂质元素含量的增加（主要为氧和铁），纯钛的拉伸强度显著提高，塑性明显下降。这主要是由于氧、氮和碳这些间隙元素会与钛形成间隙固溶体，进而产生点阵畸变，在变形过程中会阻碍位错运动，提高了钛的强度。杂质元素也会使钛晶格中的 c 轴增大多，a 轴增大少，致使长短轴之比 c/a 增大。当长短轴之比增加到接近理论值（1.633）时，钛的滑移系会减少，从而显著降低了钛的塑性。

表 2.17　ISO 5832-2:2018 中规定的不同级别医用纯钛的化学成分（最大质量分数/%）

纯钛级别	氧	氮	碳	氢	铁	钛
Grade 1 ELI*	0.10	0.012	0.03	0.0125	0.10	余量
Grade 1	0.18	0.030	0.08	0.0125	0.20	余量
Grade 2	0.25	0.030	0.08	0.0125	0.30	余量
Grade 3	0.35	0.050	0.08	0.0125	0.30	余量
Grade 4A/4B	0.40	0.050	0.08	0.0125	0.50	余量

*ELI 为低间隙原子级别的一级纯钛。

表 2.18　不同级纯钛的常规力学性能[18, 19]

纯钛级别	状态	屈服强度/MPa	抗拉强度/MPa	延伸率/%	断面收缩率/%	弹性模量/GPa
Grade 1 ELI	退火态	≥140	≥200	≥30	—	—
Grade 1	退火态	≥170	≥240	≥24	≥30	102.7
Grade 2	退火态	≥275	≥345	≥20	≥30	102.7
Grade 3	退火态	≥380	≥450	≥18	≥30	103.4
Grade 4A	退火态	≥483	≥550	≥15	≥25	104.1
Grade 4B	冷加工态	≥520	≥680	≥10	—	

医用纯钛由于强度低、模量高、生物力学性能欠佳等问题，常采用细化晶粒的方法来提高其强度。目前加工超细晶纯钛的方法有多种，主要包括物理沉积、快速凝固、非晶晶化、机械合金化，以及大塑性变形的挤压、轧制、拉拔等。剧烈塑性变形法（SPD），主要包括等径角挤压（ECAP）、累积复合轧制（ARB）、高压扭转（HPT）等，凭借其细化晶粒能力强、不易引入微孔和杂质、可以制备较大尺寸块状材料等优点已引起广泛关注，为传统医用金属材料力学性能的提升提供了新的途径[20]。俄罗斯乌法国立航空技术大学的 Ruslan Valiev 教授早在 2002 年就在 *Nature* 上发表了医用纳米纯钛的研究进展[21]，2006 年对纳米纯钛进行了商业化应用。2012 年超细晶高强纯钛申请纳入了 ISO 9001: 2008 标准。

Sergu.eeva 等[22]使用强塑性变形法制备了不同晶粒尺寸的商业纯钛，并对其力学性能进行了研究。研究结果表明，随着晶粒尺寸的减小，纯钛的强度和硬度大幅度提高（图 2.9）。此外，使用高压扭转变形制备的超细晶纯钛在低温短时退火后能够获得较高的强度（＞1200MPa）和足够的塑性（＞20%）。

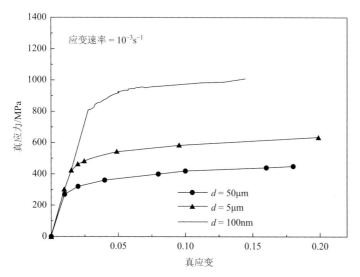

图 2.9 不同晶粒度纯钛的力学性能[22]

Sabirov 等[23]对四级纯钛进行了强塑性变形，制备出平均晶粒尺寸为 200nm 的超细晶纯钛，如图 2.10 所示。结果表明，该材料在轴向具有 1240MPa 的超高抗拉强度，但在加工过程中形成了非常强的织构（图 2.11），其会导致超细晶纯钛的力学性能表现出显著的各向异性。因此，还需要进一步优化塑性变形参数，从而消除不利织构对力学性能的影响。

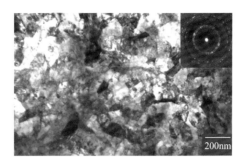

图 2.10 纯钛在强塑性变形后的横向微观组织[23]

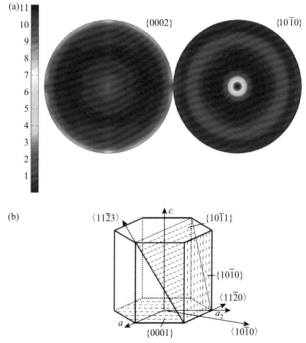

图 2.11 （a）强塑性变形处理后，纯钛的基面和柱面极图；（b）密排六方 **α-Ti** 的滑移面和滑移方向[23]

对于纯钛的变形特点，六方晶体的纯钛存在强烈的塑性变形各向异性。在 α 相中最常见的滑移类型以开启的容易程度排列为：$\{10\bar{1}0\}$、$\{10\bar{1}1\}$ 和 $\{0001\}$ 三个滑移面，滑移方向都为 $\langle 11\bar{2}0 \rangle$。由于多晶材料必须存在五个独立的滑移系才能实现宏观上的均匀塑性变形，而 α 相仅有基面上的同一滑移方向的三个滑移面构成的四个独立滑移系。为了保证变形的一致性，需要非基面伯氏矢量的滑移系或者变形孪晶开启。因此，位错滑移和变形孪晶在 α 相的塑性变形过程中可以同时存在[24-26]。表 2.19 列出了 α 相钛合金中最常见的滑移系和孪晶。在常见的孪晶中，

沿着 c 轴拉伸时容易出现 $\{10\bar{1}2\}$ 和 $\{11\bar{2}1\}$ 孪晶，沿着 c 轴压缩时容易出现 $\{10\bar{1}1\}$ 和 $\{11\bar{2}2\}$ 孪晶。钛单晶在室温变形时，最有可能出现 $\{10\bar{1}2\}$ 孪晶。在高应力和低温条件下，能够出现 $\{11\bar{2}1\}$ 和 $\{11\bar{2}2\}$ 孪晶。在 400~800℃ 温度区间内压缩钛单晶，伴随着沿 $\langle c+a \rangle$ 的滑移变形，还存在 $\{10\bar{1}1\}$ 孪晶[25]。Nemat-Nasser 等[27]研究了纯钛在不同温度和应变速率下的力学性能和变形机制，表明在变形后的显微组织中存在大量的变形孪晶，其随着温度的升高而减少，随着应变速率的升高而增多，如图 2.12 所示。在低温、高应变速率下变形时，孪晶的交割现象变得愈发显著。

表 2.19 α 相钛合金中最常见的滑移系和孪晶

伯格氏矢量或剪切方向	滑移面或剪切面	名称
	$\{0001\}$	基面滑移
$1/3\langle 11\bar{2}0\rangle\ (\langle a\rangle)$	$\{10\bar{1}0\}$	柱面滑移
	$\{10\bar{1}1\}$	$\langle a\rangle$ 锥面滑移
$1/3\langle 11\bar{2}3\rangle\ (\langle c+a\rangle)$	$\{10\bar{1}1\}$	$\langle c+a\rangle$ 锥面滑移（Ⅰ）
	$\{11\bar{2}2\}$	$\langle c+a\rangle$ 锥面滑移（Ⅱ）
$\langle\bar{1}011\rangle$	$\{10\bar{1}2\}$	$\{10\bar{1}2\}$ 孪晶
$\langle\bar{1}012\rangle$	$\{10\bar{1}1\}$	$\{10\bar{1}1\}$ 孪晶
$\langle\bar{1}\bar{1}26\rangle$	$\{11\bar{2}1\}$	$\{11\bar{2}1\}$ 孪晶
$\langle\bar{1}\bar{1}23\rangle$	$\{11\bar{2}2\}$	$\{11\bar{2}2\}$ 孪晶

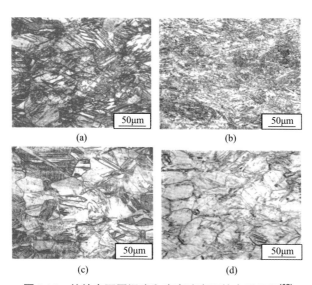

(a)　　　　　(b)

(c)　　　　　(d)

图 2.12　纯钛在不同温度和应变速率下的变形组织[27]

(a) 77K-$10^{-3}s^{-1}$；(b) 77K-$2200s^{-1}$；(c) 296K-$10^{-3}s^{-1}$；(d) 598K-$2200s^{-1}$

Chichili 等[28]还发现，在室温下，应变速率为 $10^{-5}\sim 10^3 s^{-1}$ 的范围内，纯钛的流变应力随着应变速率的升高显著增大，如图 2.13 所示，并且尽管位错行为在塑性变形中占据主导地位，但是孪晶位错的交割对纯钛的加工硬化具有非常重要的影响。另外，金属织构性质的影响也不能忽略。从显微组织角度考虑，因为纯钛为密排六方结构，滑移因 von Mises 条件的限制而受阻，低温下的塑性变形主要以孪生方式进行。因此，纯钛的塑性变形与纯钛中的孪晶有密切关系，随着温度的降低以及应变速率的升高，孪晶密度会显著增加。通过加载-卸载-再加载数据发现，纯钛在 77K 低温加载以形成孪晶结构，之后在 298K 卸载并重新加载，在特定应变和应变速率下，重新加载的屈服应力小于室温流动应力，并且再加载测试的应变硬化行为与低温一致，这表明流动应力对结构的依赖性，如图 2.14 所示。

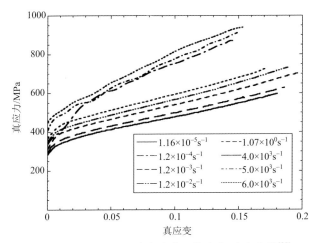

图 2.13　纯钛在不同应变速率下的应力-应变曲线[28]

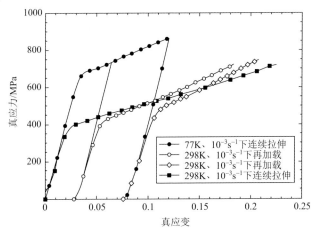

图 2.14　纯钛在不同温度及应变速率下连续拉伸以及卸载-再加载的应力-应变曲线[28]

（2）耐腐蚀性能。

钛是热力学上的不稳定金属，致钝电位较负，标准电极电位为−1.63V，在大气和水溶液中易形成具有钝化性质的氧化膜，表现出良好的耐腐蚀性能。钛合金的钝化膜通常极薄，为单分子层至几个分子层的吸附膜或三维成像膜。钛合金钝化膜的存在使金属电极表面进行活性溶解的面积减小，或阻碍了反应粒子的传输而减少或者抑制了钛合金在腐蚀介质中的溶解，使其出现钝化现象。钝化后的钛及钛合金的自腐蚀电位大幅升高。钛的钝化膜又具有非常好的自愈性，当其钝化膜遭到破坏时，能够迅速修复，弥合形成新的保护膜。因此，钛合金具有良好的耐腐蚀性能[29, 30]。

通常来讲，α 相钛合金的耐腐蚀性能要优于 β 相钛合金。对于纯钛，其含有的杂质元素种类和含量都会直接影响其耐腐蚀性能。铁对钛的耐腐蚀性能影响较大，只有当铁含量小于 0.07%时才可能避免钛焊接区的优先腐蚀，对于不存在焊接区的工件可放宽铁含量限制。钛中的氧含量低于 0.3%时，对钛的耐腐蚀性能没有明显的影响。但氧含量过高会造成焊接脆性，并使其加工成形性能下降。当碳含量增加到 0.5%时，碳含量的增加可提高钛的耐腐蚀性能。氮含量低于 0.5%时，氮含量的增加对钛的耐腐蚀性能影响与碳含量的影响规律类似，但氮含量的增加造成脆性增大，使加工成形性能下降。氢在钛中含量很低，氢脆现象的存在要求严格控制钛中的氢含量[31]。

钛作为生物材料在齿科方面的应用广泛。主要原因是它表面具有自然形成的 TiO_2 薄膜，会使钛不被进一步氧化，从而具有良好的耐腐蚀能力。虽然也有报道指出纯钛植入人体后，在植入体周围的组织会聚集钛离子[32]，但是钛在活性有机体内具有良好的稳定性和耐腐蚀性能已得到公认[33]。Nakagawa 等[34]研究了纯钛在不同浓度和不同 pH 的含氟溶液中的腐蚀行为，表明钛的腐蚀程度取决于溶液中的氢氟酸浓度，当溶液中的氢氟酸浓度高于 30ppm 时，钛表面的钝化膜就会受到破坏。郭亮等[35]采用电化学测试技术对比研究了纯钛和 Ti6Al4V 合金在人工模拟体液中的腐蚀行为。开路电位测试结果表明，Ti6Al4V 合金的自腐蚀电位正于纯钛。阳极极化后，两种材料均发现有点蚀，纯钛的维钝电流密度小于 Ti6Al4V 合金。

2）医用 α + β 型钛合金

（1）力学性能。

Ti6Al4V 合金是最常用的医用 α + β 型钛合金，其具有（α + β）两相混合组织，通过固溶和时效处理，能够使其强度等力学性能显著提高。

ASTM F136 标准中详细说明了对锻造 Ti6Al4V ELI（低间隙元素含量）合金的要求，ASTM F1472 给出了 Ti6Al4V 合金锻件的要求，ASTM F1108 给出了 Ti6Al4V 合金铸件的要求。表 2.20 列出了 Ti6Al4V 合金的化学成分要求。

表 2.20　Ti6Al4V 合金的化学成分[36]　　　　　　　　（单位：wt%）

标准	Al	V	C	N	H	O	Fe	Ti
ASTM F136	5.50~6.50	3.50~4.50	<0.08	<0.05	<0.13	<0.012	<0.25	余量
ASTM F1108	5.50~6.75	3.50~4.50	<0.10	<0.05	<0.20	<0.015	<0.20	余量

　　表 2.21 示出了 Ti6Al4V 合金的力学性能。Ti6Al4V 合金的力学性能与其热处理制度密切相关，一般采用的热处理制度有以下几种。

　　（a）去应力退火：600℃/2~4h/空冷。

　　（b）工业退火：700℃/2h/空冷，或 800℃/1h/空冷。

　　（c）再结晶退火：930℃/4h/炉冷至 480℃，出炉空冷。

　　（d）双重退火：940℃/10min/空冷 + 700℃/4h/空冷。

　　（e）固溶处理 + 过时效：940℃/10min/水冷 + 700℃/4h/空冷。

　　（f）固溶 + 时效处理：940℃/10min/水冷 + 540℃/4h/空冷，或 900℃/30min/水冷 + 500℃/8h/空冷。

表 2.21　Ti6Al4V 合金的力学性能测试结果

材料	屈服强度/MPa	抗拉强度/MPa	延伸率/%	断裂韧性/(MPa·m$^{1/2}$)	弹性模量/GPa	泊松比	洛氏硬度/HRC
Ti6Al4V	860	930	10~15	43	114	0.33	41

　　李兴无等[37]在综述中提出 Ti6Al4V 合金疲劳性能的主要影响因素为合金的显微组织和织构。合金的显微组织和织构等因素对疲劳寿命的最终影响，不仅取决于这些因素对疲劳过程中各阶段的影响程度，还取决于疲劳过程中各阶段对整个疲劳寿命的贡献程度。Akahori 等[38]研究了具有等轴 α 组织及魏氏组织的 Ti6Al4V ELI 合金在不同疲劳阶段的拉伸强度、硬度及冲击韧性的变化。结果表明，等轴 α 组织的 Ti6Al4V ELI 合金的疲劳裂纹萌生主要在初始 α 相晶粒界面，而魏氏组织的 Ti6Al4V ELI 合金主要发生在与应力轴呈 45°处的 α 相片层处。图 2.15 示出了具有不同显微组织 Ti6Al4V ELI 合金的 S-N 曲线，循环 10^7 周后，等轴 α 组织的 Ti6Al4V ELI 合金的疲劳极限约为 800MPa，高于魏氏组织（600MPa）。低周疲劳和高周疲劳的界限在应力约 850MPa 处。

　　（2）耐腐蚀性能。

　　Tamilselvi 等[39]采用动电位极化和电化学阻抗技术，研究了 Ti6Al4V ELI 合金和 Ti6Al7Nb 合金在模拟体液（SBF）中的腐蚀行为。在模拟体液中浸泡不同时间后的动电位极化曲线测试结果表明，随着浸泡时间的延长，钛合金的腐蚀电流密

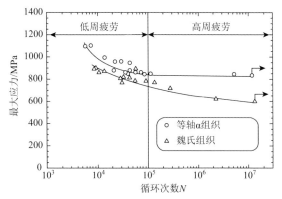

图 2.15　不同显微组织的 Ti6Al4V ELI 合金的 *S-N* 曲线[38]

度逐渐降低，腐蚀电位逐渐往正方向偏移，如图 2.16 所示，表明浸泡时间越长，钛合金表面的钝化膜越稳定。此外，浸泡长时间后，Ti6Al7Nb 合金表面的钝化膜比 Ti6Al4V 合金更稳定，使其具有更低的腐蚀电流密度。电化学阻抗测试结果表明，随着浸泡时间的延长，钛合金表面钝化膜结构从单层结构演变成双层结构。

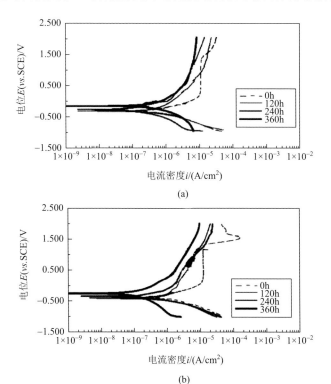

图 2.16　不同钛合金在模拟体液中浸泡不同时间后的动电位极化曲线[39]

（a）Ti6Al7Nb；（b）Ti6Al4V ELI

Zhao 等[40]对比研究了锻造、选区激光重熔（SLM）、电子束熔炼（EBM）等方法制备的 Ti6Al4V 合金的耐腐蚀性能。结果表明，不同制备方法得到的 Ti6Al4V 合金的耐腐蚀性能依次为：SLM＞锻造＞EBM，如图 2.17 所示。所有制备方法得到的 Ti6Al4V 合金的腐蚀速率均远小于美国腐蚀工程师协会规定的＜0.5mm/a 的标准。此外，对于缝隙腐蚀，在电极电位达到 6V 时，三种制备方法得到的钛合金表面均没有发生再钝化现象，因此 SLM 和 EBM 制备的 Ti6Al4V 合金均具有较好的耐腐蚀性能，能够作为植入材料应用。

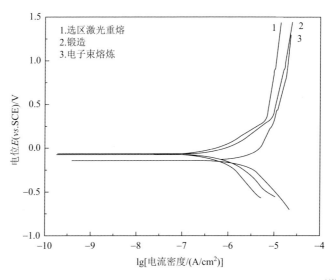

图 2.17　不同方法制备的 Ti6Al4V 合金在模拟体液中的极化曲线[40]

Barão 等[41]探讨了在模拟口腔环境中，不同 pH 的人工唾液对纯钛和 Ti6Al4V 合金腐蚀行为的影响。结果表明，人工唾液 pH 对两种材料的腐蚀行为均有显著影响。在低 pH 下，钛原子与唾液中的离子交换加快，纯钛和钛合金的耐腐蚀能力降低，并且腐蚀产物可降低钛合金种植体的成功率。

Hsu 等[42,43]研究了 Ti6Al4V 合金在尿液、血清和关节液中的电化学腐蚀行为，分析了 Ti6Al4V 合金在不同温度和 pH 的磷酸缓冲液（PBS）中的耐腐蚀性能。阳极极化曲线结果表明，Ti6Al4V 合金在尿液中的腐蚀电流密度最低，其耐腐蚀性能要优于在关节液和血清中，如图 2.18 所示。不同 pH 下的循环极化结果表明，在 pH 为 7~9 的 PBS 中，Ti6Al4V 合金的钝化区间较窄。而当 pH 为 4 时，则无钝化区间，Ti6Al4V 合金的阳极电流密度迅速上升，表明合金表面的钝化膜发生破裂，开始发生点蚀，如图 2.19 所示。Ti6Al4V 合金在不同生理溶液及 pH 下的电化学腐蚀参数见表 2.22。

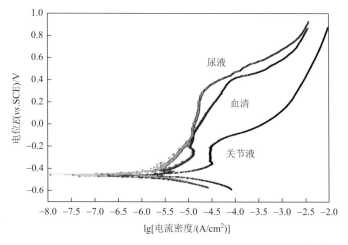

图 2.18 Ti6Al4V 合金在不同生理液中的阳极极化曲线[43]

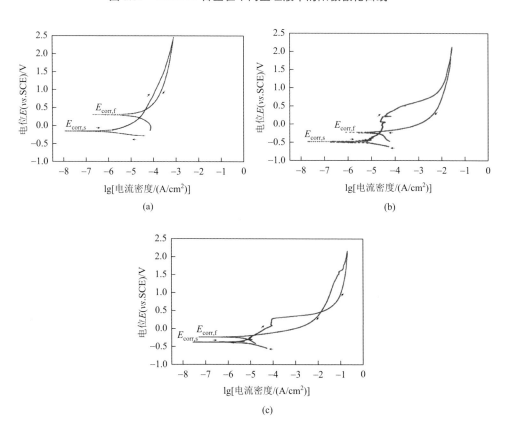

(a)

(b)

(c)

图 2.19 Ti6Al4V 合金在不同 pH 的 PBS 中的循环极化曲线[42]

（a）pH＝4；（b）pH＝7；（c）pH＝9

表 2.22　Ti6Al4V 合金在不同生理液及不同 pH 下的电化学腐蚀参数[42]

电解液	腐蚀电位/V	腐蚀电流密度/(μA/cm^{-2})	点蚀电位/V	保护电位/V
PBS pH 4	−0.320	3.42	—	0.450
PBS pH 7	−0.450	1.88	0.250	−0.200
PBS pH 9	−0.430	1.25	0.250	−0.230
关节液	−0.490	0.31	−0.200	−0.180
血清	−0.440	0.19	−0.100	−0.070
尿液	−0.180	0.16	0.250	−0.070

3）医用 β 型钛合金

虽然 Ti6Al4V、Ti6Al7Nb 等医用 α + β 型钛合金具有优良的综合性能，但其含有潜在毒性元素 Al 和 V。并且其弹性模量与人体骨组织相差较大，容易产生应力遮挡效应，造成界面应力传导不良，使植入物周围出现骨吸收，引起植入物松动或断裂，进而导致植入失败，这增大了医用 α + β 型钛合金在临床上的应用风险。因此，开发生物相容性更优、弹性模量接近骨组织的钛合金，已经成为医用钛合金的研究热点。医用 β 型钛合金正是在这样的背景下迅速发展起来的。

从 20 世纪 90 年代人们就开始研究不含潜在有毒元素、高强度、低模量的医用 β 型钛合金，已开发成功的医用 β 型钛合金主要包括美国的 Ti13Nb13Zr、日本的 Ti15Mo5Zr3Al、德国的 Ti30Ta 等合金[44, 45]。我国从 20 世纪 80 年代开始研究与开发医用钛合金，西北有色金属研究院在 2002 年开发出两种医用近 β 型钛合金 Ti5Zr5Mo15Nb（TLE）和 Ti5Zr3Sn5Mo15Nb（TLM）[46, 47]。中国科学院金属研究所开发出低模量医用 β 型钛合金 Ti24Nb4Zr7.9Sn（Ti2448）[48]，先后获得中国和美国专利授权。此外，东北大学、哈尔滨工业大学、北京有色金属研究总院、宝鸡有色金属加工厂等也开展了新型 β 型钛合金的研究开发。我国在医用 β 型钛合金研发方面已走在国际前沿，但尚无医用 β 型钛合金纳入我国外科植入物材料国家标准[20]。

（1）力学性能。

医用 β 型钛合金一般具有复杂的显微组织结构及高强度和高韧性，不同的热处理制度得到的显微组织不同，进而获得的力学性能也差别明显。表 2.23 列出了目前国际上开发出的亚稳 β 型钛合金及其力学性能[19, 49, 50]。

表 2.23　国际上开发出的亚稳 β 型钛合金及其力学性能数据[19, 49, 50]

合金	屈服强度/MPa	抗拉强度/MPa	延伸率/%	断面收缩率/%	弹性模量/GPa
Ti15Mo（退火）	544	874	21	82	78
Ti12Mo6Zr2Fe（退火）	1000~1060	1060~1100	18~22	64~73	74~85

续表

合金	屈服强度 /MPa	抗拉强度 /MPa	延伸率 /%	断面收缩率 /%	弹性模量 /GPa
Ti11Mo6Zr4.5Sn（时效）	1002	1010	17.8	56.0	—
Ti15Mo5Zr3Al（固溶）	838	852	25	48	80
Ti15Mo5Zr3Al（时效）	1000～1060	1060～1100	18～22	64～73	—
Ti15Mo3Nb（固溶）	945～987	979～1034	16～18	60	83
Ti15Mo3Nb0.3O（退火）	1020	1020	—	—	82
Ti15Mo2.8Nb0.2Si（退火）	945～987	979～999	16～18	—	83
Ti15Mo2.8Nb3Al（固溶）	771	812	—	80	—
Ti15Mo2.8Nb3Al（时效）	1215	1310	—	100	—
Ti13Nb13Zr（固溶）	900	1030	—	—	79
Ti13Nb13Zr（时效）	836～908	973～1037	10～16	27～53	79～84
Ti16Nb10Hf（时效）	736	851	10	—	81
Ti29Nb13Ta（固溶）	200	575	30	—	76
Ti29Nb13Ta（时效）	900	1052	4	—	103
Ti29Nb13Ta4.6Zr（时效）	864	911	13	—	80
Ti29Nb13Ta4Mo（固溶）	600	625	16	—	74
Ti29Nb13Ta4Mo（时效）	600	625	17	—	73
Ti29Nb13Ta2Sn（固溶）	425	500	24	—	62
Ti29Nb13Ta2Sn（时效）	580	625	4	—	78
Ti29Nb13Ta4.6Sn（固溶）	365	545	20	—	66
Ti29Nb13Ta4.6Sn（时效）	950	970	4	—	69
Ti29Nb13Ta6Sn（固溶）	500	530	17	—	74
Ti29Nb13Ta6Sn（时效）	585	610	13	—	73
Ti24.1Nb19.9Ta4.6Zr	453	587	27	—	60
Ti29.4Nb10.2Ta7.1Zr	433	568	31	—	57
Ti35.3Nb5.1Ta7.1Zr	547	597	19	—	55
Ti34.4Nb5.6Ta8.4Zr	809	841	20	—	64
Ti34.2Nb5.9Ta8.5Zr	976	1010	21	—	66
Ti35Nb5Ta7Zr0.4O	976	1010	—	—	66

目前医用 β 型钛合金的研究方向主要集中在 Ti-Mo 系、Ti-Nb 系、Ti-Nb-Ta-Zr 系。Mo、Nb 和 Ta 具有 β 相稳定作用，并具有显著的固溶强化作用，能够提高钛

合金的热稳定性。Si 的添加能够改善钛合金的耐热性能，这主要是由于 Si 与 Ti 的原子尺寸差别较大，在固溶体中容易在位错处偏聚，阻止位错运动，从而提高耐热性。Zr 和 Sn 是常用的中性元素，常和其他元素同时加入，起补充强化作用，同时对塑性的不利影响较小，使钛合金具有良好的冷成形和焊接性能。Zr 和 Sn 还能够抑制钛合金中 ω 相的形成，并且 Sn 能够降低合金对氢脆的敏感性。

Nag 等[51, 52]对比研究了二元 Ti-15Mo、四元 Ti34Nb9Zr8Ta（TNZT）、Ti13Mo7Zr3Fe（TMZF）等 β 型钛合金的微观组织演变以及强化机理。在固溶状态下，四元的 TNZT 和 TMZF 合金主要由 β-Ti 以及少量存在于晶界处的 α 相组成，如图 2.20 所示，而二元 Ti15Mo 合金则为单一 β 相组织。在时效处理后，三种合金的基体中均析出细小的次生 α 相。透射电镜观察表明，Ti15Mo 合金中的 ω 相会在时效处理后发生分解，进而降低合金的硬度，与此同时，次生 α 相的析出则会增大合金的弹性模量。

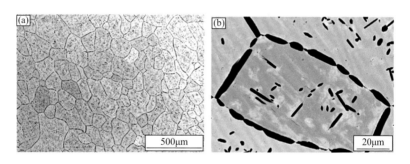

图 2.20 TMZF 合金在固溶状态下的扫描背散射图像[51, 52]

（a）β 相组织；（b）晶界处 α 相

Elias 等[53]对比研究了 Ti35.3Nb5.1Ta7.1Zr 和 Ti41.1Nb7.1Zr 合金的微观组织和力学性能。结果发现，在 1000℃固溶处理 2h 后，Ti35.3Nb5.1Ta7.1Zr 合金中并没有形成完全的再结晶组织。流变应力曲线表明，两种合金均具有理想弹塑性材料的特征，并且 Ta 的加入增大了合金的抗拉强度和延伸率。

（2）耐腐蚀性能。

Kumar 和 Narayanan[54]研究了 Ti15Mo 合金在含不同氟离子的 NaCl 溶液中的耐腐蚀行为。结果表明，Ti15Mo 合金的耐腐蚀性能强烈地依赖于氟离子的浓度。随着氟离子浓度的升高，合金的腐蚀电流密度和维钝电流密度显著升高。表 2.24 展示了 Ti15Mo 合金在不同氟离子浓度下的电化学参数。电化学阻抗结果同样表明，溶液中的氟离子浓度越高，其电荷转移电阻越低。此外，Ti15Mo 合金在所研究的氟离子浓度下均表现出钝态特征，进一步说明 Ti15Mo 合金适用于牙种植应用。

表 2.24　Ti15Mo 合金在不同氟离子浓度下的电化学参数[54]

电解液	腐蚀电位/mV	腐蚀电流密度/(μA/cm²)	维钝电流/(mA/cm²)
0.15mol/L NaCl	−275	0.31	0.07
0.15mol/L NaCl + 190 ppm F⁻	−282	0.65	0.11
0.15mol/L NaCl + 570 ppm F⁻	−376	1.22	0.42
0.15mol/L NaCl + 1140 ppm F⁻	−409	1.77	0.93
0.15mol/L NaCl + 9500 ppm F⁻	−457	2.30	7.32

Khan 等[55]对比研究了 Ti13Nb13Zr、Ti6Al7Nb 和 Ti6Al4V 合金在不同 pH 和不同白蛋白浓度的 PBS、PBS 牛蛋白溶液和 PBS 10%胎牛血清中的腐蚀行为。结果表明，在 PBS 溶液中，pH 的增加对 Ti6Al4V 和 Ti6Al7Nb 合金腐蚀行为的影响要大于 Ti13Nb13Zr 合金，并且在 PBS 中添加蛋白质降低了 pH 对钛合金腐蚀行为的影响。

Geetha 等[56]研究了热处理对 Ti13Nb13Zr 合金在 Ringer 溶液中腐蚀行为的影响。结果发现，不同的热处理工艺及冷却方式对 Ti13Nb13Zr 合金的腐蚀行为有显著的影响。图 2.21 显示出了 Ti13Nb13Zr 合金在不同热处理工艺及冷却方式下的循环极化曲线。在 β 相区固溶处理后，合金均形成了稳定的钝化层，并且在所有热处理条件下，水淬冷却具有最低的维钝电流密度。

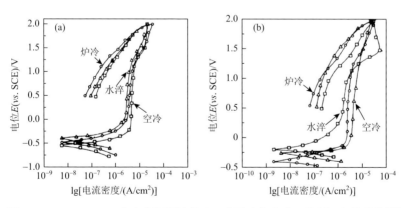

图 2.21　Ti13Nb13Zr 合金在不同热处理工艺及冷却方式下的循环极化曲线[56]

（a）β 相区固溶；（b）β 相区固溶＋时效

2.4.2　医用纯钛及钛合金的生物学性能

生物材料植入人体后，其表面与人体组织环境接触，其生物学性能由材料的各种表面特性决定。对于医用纯钛及钛合金，依据其植入人体组织环境的不同，需考察的生物学性能包括蛋白质吸附、细胞行为、软组织反应和硬组织反应等。

医用纯钛及钛合金由于表面钝化膜的存在，其具有较好的耐腐蚀性能。在人体环境中不仅不会受到严重的腐蚀，还会吸附生物溶液中的蛋白质构成蛋白质膜。生物环境中吸附的蛋白质有多种，包括白蛋白[57]、纤维蛋白原[58]、补体蛋白[59]、胶原酶[60]和昆布氨酸[61]等。医用纯钛及钛合金表面吸附的蛋白质膜厚度为 1～10nm，其组成可直接影响植入体的生物学行为。Rosengren 等[62]将纯钛和聚四氟乙烯（PTFE）植入大鼠腹壁，研究了植入软组织不同时间后，纯钛与软组织界面的细胞外蛋白随时间的分布。植入大鼠 1 周后，在纯钛表面没有发现抗清蛋白的偏聚，在邻近纯钛的组织内也未发现抗纤维蛋白原。抗清蛋白在体液中呈现多点分布，抗纤维蛋白原则成串地出现在组织和体液间。植入 12 周后，抗清蛋白均匀地分布在周围组织内。

医用纯钛及钛合金植入人体后，细胞在植入体表面的黏附是其与植入材料作用的第一步，它直接影响着在材料表面增殖的细胞种类和数量。研究细胞黏附效果已成为考察生物材料的细胞行为的普遍方法。此外，纯钛及钛合金表面形貌和化学特征对细胞的形貌和功能也有重要的影响。Baharloo 和 Brunette[63]研究了不同粗糙度纯钛表面对上皮细胞的生长、铺展和黏附的影响。结果表明，在粗糙纯钛表面，上皮细胞的生长和铺展较慢。在光滑的纯钛表面，上皮细胞具有更强的黏附，能够形成更多和更大的黏着斑。图 2.22 为上皮细胞在抛光纯钛表面和酸蚀纯钛表面分别培养 48h 后的黏着斑形貌，可见在抛光纯钛表面上的黏着斑明显要比酸蚀纯钛表面大，黏着面积更广。

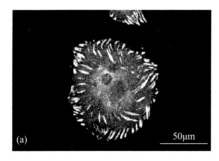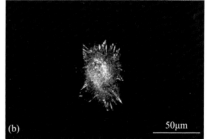

图 2.22　上皮细胞在不同表面经 48h 培养后的黏着斑形貌[63]

（a）抛光纯钛表面；（b）酸蚀纯钛表面

Khang 等[64]研究了血管内皮细胞（vascular endothelial cells，VECs）和成骨细胞在纳米和亚微米的纯钛表面上的黏附行为。相比于光滑纯钛表面，纳米（横向和纵向尺寸均小于 100nm）和亚微米（横向尺寸大于 100nm）的表面结构在不改变表面化学的情况下能够显著改变材料的表面能（控制细胞黏附的一个重要因素），如图 2.23 所示，这进而增加了内皮细胞和成骨细胞在亚微米和纳米纯钛表面结构上的选择性黏附。

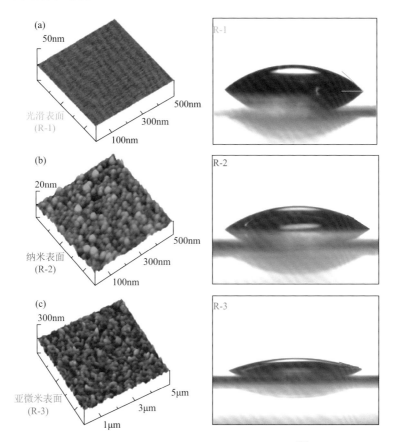

图 2.23　不同尺度纯钛表面形貌及接触角[64]

（a）光滑表面；（b）纳米表面；（c）亚微米表面

医用纯钛及钛合金植入人体中后，材料表面会与植入过程中造成的损伤部位的软组织发生包括发炎、修复和再生等在内的一系列过程。植入体的表面特性对软组织反应具有一定的影响，但在纯钛及钛合金表面上往往难以观察到差异。相关研究表明，将不同表面特征的纯钛牙种植体植入动物体内后，不同纯钛表面上的软组织反应及愈合模式无明显差异[65]。

作为硬组织植入材料，医用纯钛及钛合金已得到广泛应用。一般认为，当钛植入硬组织中后，在人体反应的第一阶段是蛋白质的吸附，然后产生嗜中性粒细胞和巨噬细胞。巨噬细胞间的反应以及巨噬细胞释放的胞质能诱导出成纤维细胞，从而导致植入体被纤维囊包裹。钛及其合金植入硬组织中后，理想的植入体-硬组织界面是不含有纤维组织的骨性结合。但实际上，钛及其合金植入体与硬组织一般被一个薄薄的非矿化层隔离开[66]。Shah 等[67]对比讨论了作为骨固定植入物的纯钛和 Ti6Al4V 合金的骨生长和骨整合能力，表明植入骨内后，纯钛与 Ti6Al4V 合金显示出相似的骨整合能力，骨植入界面相似，胶原纤维均排列整齐地平行于植入体表面。图 2.24 显示了 Ti6Al4V 合金和纯钛植入体与骨组织界面形貌。

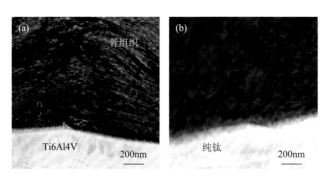

图 2.24　植入体与骨组织界面形貌

（a）Ti6Al4V[68]；（b）纯钛[69]

对于低模量的 β 型钛合金，有研究表明[70]，相比于 Ti6Al4V 合金，Ti7.5Mo 合金植入兔股骨 26 周后，由于其较低的弹性模量，其界面处生长的骨厚度是 Ti6Al4V 合金的两倍。图 2.25 示出了钛植入体与骨组织在植入不同时间后界面处的扫描电镜形貌。Ti15Zr4Nb4Ta 合金植入小鼠胫骨 48 周后，其骨形成能力基本上与 Ti6Al4V 合金相当，但 Ti6Al4V 合金长期植入后已经在体内发生点蚀[71]。Ti-Zr 合金也显示出优异的骨整合能力，植入兔骨 4 周后其骨接触率要比纯钛高 5%左右[72]。

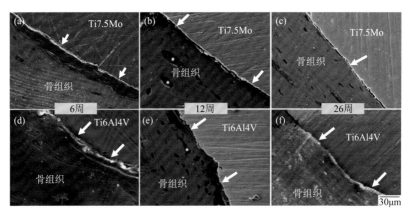

图 2.25　植入不同时间后，Ti7.5Mo 和 Ti6Al4V 合金与骨组织界面处的扫描电镜形貌[70]

在实际研究和应用中，为了使钛合金与骨发生骨性结合，常需要对钛合金进行表面改性，如喷涂具有生物活性的羟基磷灰石（hydroxy apatite，HA）陶瓷涂层或者进行碱热处理使其表面活化，从而提高钛合金植入体的骨传导性和生物活性，最终使植入体与硬组织形成骨性结合。

2.4.3 医用纯钛及钛合金的应用

医用纯钛及钛合金具有相对低的弹性模量、良好的生物相容性和耐腐蚀性能等优点，在医学上的应用逐渐增多，已被广泛应用于硬组织替换、心脏瓣膜、血管支架以及各种矫形器械等。早在 20 世纪 50 年代，人们就使用钛合金股骨头植入假体进行动物体内试验，证实骨可以长入钛合金假体中[73]。20 世纪 60 年代末，瑞典学者 Branemark 在兔子体内植入纯钛发现了骨整合现象，并在 1971 年成功开发出牙种植系统，给大量牙缺损患者带来了福音[74]。1961 年英国骨科医生 Charnley 开发了第一个低磨损全髋金属关节并成功植入体内，治愈了大量骨性关节炎患者[75]。

医用纯钛和钛合金在医学上的应用发展可分为三个时期：第一时期是以纯钛和 Ti6Al4V 合金为代表，这也是最早应用在医学领域中的钛基金属；第二时期主要以 Ti6Al7Nb 合金为代表；第三时期则以研究开发具有更佳生物相容性和更低弹性模量的 β 型钛合金为主。目前，纯钛和 Ti6Al4V 合金仍是国际上产销量最大、应用最广的外科植入物用钛基金属材料，占生物医用钛合金的 80% 以上。1992 年我国首次发布了《外科植入物用 TC4 钛合金加工材》（GB 13810—1992），相关标准经过数次更迭，新国标《外科植入物用钛及钛合金加工材》（GB/T 13810—2017）规定了钛合金加工材在化学成分、力学性能和显微组织等方面的内容。但迄今标准中仅允许纯钛[中国牌号 TA1（TA1 ELI）～TA4，美国对应牌号 Gr1～Gr4]、Ti6Al4V（中国牌号 TC4、TC4 ELI，美国对应牌号 Gr5 或 Ti64）和 Ti6Al7Nb（中国牌号 TC20）三大类钛基金属材料批量化生产和临床应用，尚没有一个 β 型钛合金纳入国家标准[20]。

纯钛是口腔人工种植牙和颌骨骨折内固定等外科手术中首选的金属材料。纯钛在口腔医学领域中的应用主要有种植体、义齿、烤瓷冠等。在口腔临床应用中，纯钛具有其他金属或合金无法替代的优异性能，包括生物相容性极好、不产生过敏特征、耐腐蚀性能良好和热传导性能极低等。图 2.26 展示了纯钛牙种植体。

相比于纯钛，Ti6Al4V 合金具有更高的屈服强度、抗拉强度和疲劳寿命，而且钛合金无磁性，不影响磁共振成像（MRI）和计算机断层扫描（CT）成像。Ti6Al4V 合金常用于整形外科植入物，如关节置换物、骨针、骨板和骨钉等。图 2.27 展示了钛合金关节置换物。

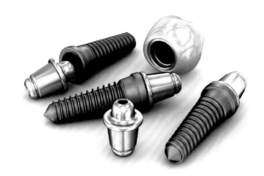

图 2.26　纯钛牙种植体

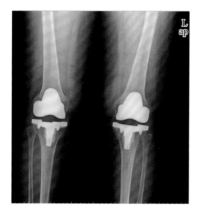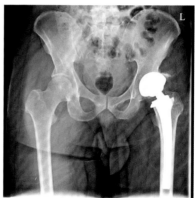

图 2.27　人体中的钛合金关节置换物

低模量 β 型钛合金是目前医用钛合金的一个重要发展趋势。1994 年，美国率先开发出低模量 β 型医用钛合金 Ti13Nb13Zr，并且该钛合金第一个被正式列入国际标准[76]，随后美国又开发出 Ti12Mo6Zr2Fe（TMZF）亚稳定 β 型医用钛合金。日本也发展出一系列具有高强度、低模量和优异生物相容性的 Ti-Zr 系 β 型医用合金，如 Ti-Zr-Nb、Ti-Zr-Nb-Ta、Ti-Zr-Al-V，其中 Ti30Zr-xMo 合金被认为是适用于可取出植入物的最佳材料。

2.5　医用钴基合金

2.5.1　医用钴基合金的分类和材料性能

医用钴基合金也称为钴铬合金，钴基合金具有优良的强度和耐磨性能。如果综合考量材料的耐腐蚀性能和力学性能，钴基合金是目前临床应用中性能最佳的金属植入材料。临床上常用的医用钴基合金主要分为两种基本类型：一类是钴铬钼（Co-Cr-Mo）合金，通常是铸造金属材料；另一类是钴铬镍钼（Co-Cr-Ni-Mo）合金，通常是锻造金属材料。铸造态 Co-Cr-Mo 合金主要用于牙科植入物和人工关节连接件，在临床上已经应用了数十年。锻造态 Co-Cr-Ni-Mo 合金用于需要承受较大载荷的关节替换件及连接件等，如膝关节和髋关节假体[77]。

ISO 5832 作为外科植入金属材料的国际标准，在 ISO 5832 的整个系列标准中，有六个部分是对钴基合金的要求。表 2.25 列出了标准中规定的钴基合金的化学成分。

表 2.25　ISO 5832 国际标准规定的钴基合金化学成分[77]　（单位：wt%）

合金	ISO 标准	C	Cr	Mo	Ni	Fe	Mn	W	Ti	Co
铸造 Co-Cr-Mo	5832-4	≤0.35	26.5~30.0	4.5~7.0	<1.0	<1.0	<1.0	—	—	余量
锻造 Co-Cr-W-Ni	5832-5	≤0.15	19.0~21.0	—	9.0~11.0	<3.0	<2.0	14.0~16.0	—	余量
锻造 Co-Cr-Ni-Mo	5832-6	≤0.025	19.0~21.0	9.0~10.5	33.0~37.0	<1.0	<0.15	—	<1.0	余量
锻造 Co-Cr-Ni-Mo-Fe	5832-7	≤0.15	18.5~21.5	6.5~8.0	14.0~18.0	余量	1.0-2.5	—	—	39.0~42.0
锻造 Co-Cr-Ni-Mo-W-Fe	5832-8	≤0.05	18.0~22.0	3.0~4.0	15.0~25.0	4.0~6.0	<1.0	3.0~4.0	0.5~3.5	余量
锻造 Co-Cr-Mo（低碳）	5832-12	≤0.14	26.0~30.0	5.0~7.0	<1.0	<0.75	<1.0	—	—	余量
锻造 Co-Cr-Mo（高碳）	5832-12	0.15~0.35	26.0~30.0	5.0~7.0	<1.0	<0.75	<1.0	—	—	余量

医用钴基合金是以钴和铬为基本成分所形成的固溶体，一般含有铬、镍、钼、钨等合金元素，其组织通常为奥氏体基体和碳化物强化相。合金中含有较多的铬，能够使合金表面形成致密的氧化层，大大提高了合金的耐腐蚀能力，同时铬能够形成碳化物，提高合金的强度。合金中的镍起到稳定奥氏体相的作用，并且能够改善合金的加工性能。钨能够起到固溶强化的作用。钼同样具有固溶强化的作用，并且钼的添加能够细化晶粒，进一步提高合金的强度。钴基合金中的碳含量一般控制在 0.35wt%以下，碳化物的存在能够使基体的强度进一步提高，也提高了合金的耐磨性能[78, 79]。

ASTM 列出了作为外科植入材料的如下三种钴基合金，其化学成分如表 2.26 所示。

表 2.26　ASTM 中的钴基合金类型和化学成分　　　（单位：wt%）

元素	Co-Cr-Mo 合金 (ASTM F75-18)		Co-Cr-Ni-W 合金 (ASTM F90-14)		Co-Cr-Ni-Mo 合金 (ASTM F562-13)	
	最小值	最大值	最小值	最大值	最小值	最大值
Cr	27.0	30.0	19.0	21.0	19.0	21.0
Mo	5.0	7.0	—	—	9.0	10.5
W			14.0	16.0		
Ni	—	2.5	9.0	11.0	33.0	37.0
Fe	—	0.75	—	3.0	—	1.0
C	—	0.35	0.05	0.15	—	0.025
Si	—	1.0	—	1.0	—	0.15

（1）铸造 Co-Cr-Mo 合金（ASTM F75-18）；

（2）锻造 Co-Cr-Ni-W 合金（ASTM F90-14）；

（3）锻造 Co-Cr-Ni-Mo 合金（ASTM F562-13）；

（4）锻造 Co-Cr-Ni-Mo-W-Fe 合金（ASTM F563-00）。

在众多医用钴基合金中，MP35N（Co-Cr-Ni-Mo 合金，ASTM F562-13）、L605（Co-Cr-Ni-W 合金，ASTM F90-14）和 Co-Cr-Mo 合金（ASTM F75-18）由于优良的力学性能、耐腐蚀和良好的生物相容性等优点，被广泛用于外科植入体。MP35N 是一种高性能医用钴基合金，1967 年由 Smith Gaylord[80]发明，是 SPS Technologies 的注册商标。MP35N 合金按组织分类，属于多相合金之一，被广泛用于心血管起搏器电极线、管心针、导尿管、矫形线等，其名义化学成分为 Co35Co35Ni20Cr10Mo。在温度超过 816℃时，MP35N 合金为单相的面心立方点阵结构。由于具有低的相变点，当冷却到室温或室温以下时，这种单相组织仍能保留下来。MP35N 合金为奥氏体结构，经过塑性变形后，会发生部分马氏体转变，进而起到强化效果，使合金同时兼具较好的力学性能和优良的耐腐蚀性能[81]。MP35N 中含有较多的镍，改善了合金的应力腐蚀开裂性能，但是镍的加入也导致了镍过敏可能性的增加，作为外科植入材料存在一定的风险。L605 合金的力学性能与 Co-Cr-Mo 合金相当，但是在冷加工状态下，其力学性能要比 Co-Cr-Mo 合金高出两倍。图 2.28 展示了 L605 合金在固溶态下的显微组织，其基体为稳定的奥氏体，存在一些退火孪晶。L605 合金常被用作制造心血管支架，退火态时（ASTM F1091-20）被用作外科固定线。L605 合金中含有 10%的镍，虽然比 MP35N 和 316L 不锈钢中的镍含量低，但也存在着一定的镍敏感性风险。

医用钴基合金的优异性能源于钴基体的晶体学特征。纯钴在室温下是密排六方晶体结构，其高温稳定相为面心立方晶体结构，在冷却过程中会发生面心立方到密排六方的晶体结构转变。并且由于两相的相变自由能较低,通过合金成分的微调整和塑性加工,合金可得到复相组织,进而提高力学性能。对于大多数钴基合金,正常冷却过程中,密排六方结构的 ε 马氏体相很难形成,其基体主要为面心立方结构。调整热处理工艺或塑性变形能够使钴基合金由亚稳的面心立方结构转变为密排六方结构。表 2.27 列出了 ASTM 标准对钴基合金力学性能的要求。

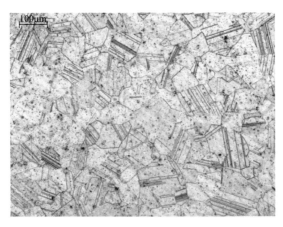

图 2.28　L605 合金在固溶态下的显微组织

表 2.27　ASTM 标准对钴基合金力学性能的要求

合金		屈服强度/MPa	抗拉强度/MPa	延伸率/%	断面收缩率/%
铸造 Co-Cr-Mo（ASTM F75-18）		≥450	≥655	≥8	≥8
锻造 Co-Cr-Ni-W（ASTM F90-14）		≥310	≥860	≥30	—
锻造 Co-Ni-Cr-Mo（ASTM F562-13）	固溶处理	241~586	793~1069	≥50	≥65
	冷加工后时效	≥1586	≥1793	≥8.0	≥35
	冷加工	≥655	≥1000	≥20	≥60

医用钴基合金可通过冷加工强化和时效强化提高合金的力学性能。Co-Cr-Ni-Mo 合金在冷变形过程中会发生马氏体相变,合金的面心立方结构基体中会形成非常细小的网状密排六方结构板条。这种密排六方相与传统意义上的理想密排六方相不同,其轴比 c/a 为 1.67,比理想密排六方晶体轴的 1.633 要高。正是这种高的 c/a 轴比导致了冷加工合金中薄片状的密排六方相呈交织网络分布,密排六方相之间相互作用进而引起强化[82]。Co-Cr-Ni-Mo 合金在冷变形过程中也会产生变形孪晶,变形孪晶的存在会阻碍位错的运动进而提高合金的强度。图 2.29 所示为 60%变形量的冷变形态和时效处理的 MP35N 合金的显微组织。可以看出,大量的

孪晶存在于冷变形态合金组织中。Asgari 等[83]在对低层错能面心立方金属硬化机制和显微组织演变机理的研究中指出，Co-Cr-Ni-Mo 合金的硬化过程分为 4 个阶段，分别为应变硬化初始阶段、孪晶形成阶段、孪晶取向无序阶段和二次孪晶形成阶段。Asgari[84]还研究了不同晶粒尺寸的 MP35N 合金的强化行为，研究结果表明，晶粒尺寸越小，孪晶变形越困难，低层错能多晶材料在晶粒很细小时的加工硬化率会大大低于大晶粒材料，而且细晶 MP35N 合金经时效处理后无二次硬化现象。这时由于变形孪晶是不均匀变形导致的晶粒取向差的结果，细晶中难以形成变形孪晶。

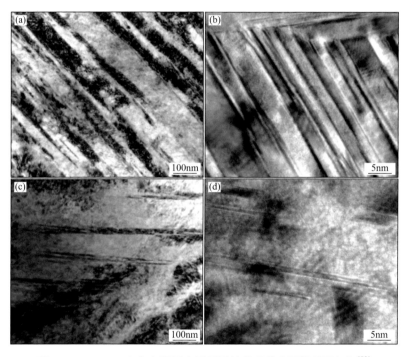

图 2.29　MP35N 合金在不同变形量及热处理状态下的显微组织[83]

（a，b）60%冷变形；（c，d）60%冷变形＋时效

钴基合金也可通过时效进行强化，Graham 和 Youngblood[82]认为是因为时效处理过程中，冷加工产生的 HCP 相能稳定存在，时效过程中合金中的 Mo 原子会向 HCP 相附近集聚、形核、长大，形成 HCP 结构的 Co_3Mo 沉淀相。Asgari 等[85]在 590℃对冷变形 MP35N 合金进行时效 4h 处理后发现，合金的屈服强度会由冷加工前的 1250MPa 增加到 1750MPa，并称为"二次硬化"。试验结果表明，这种现象只会在合金冷变形量超过一定程度的情况下发生。在时效过程中，溶质原子

会向层错处偏析,引起 HCP 相形核和粗化,导致 MP35N 合金发生二次硬化现象。同时,冷加工过程产生的高密度位错,是几纳米大小的 HCP 相形核和粗化的必要条件。对于 Co-Cr-Mo-C 合金,研究表明在 650～950℃下等温时效能够使亚稳 FCC 结构完全转变为 HCP 结构[86]。

医用钴基合金的耐腐蚀性能远优于不锈钢,生物相容性与不锈钢相当,耐磨性是所有医用金属材料中最好的。钴基合金都具有优良的耐腐蚀性能,在人体内,钴基合金在大多数情况下保持钝化状态,只有偶尔可见的腐蚀现象。与不锈钢相比,钴基合金的钝化膜更稳定,耐腐蚀性能更好。钴基合金的点蚀倾向非常小,对应力腐蚀断裂也不敏感。但当钴基合金摩擦造成磨损缺陷时,会很快由强烈的局部侵蚀转化为全面的均匀腐蚀而显示出光亮的斑疤。铸造组织缺陷明显影响钴基合金的腐蚀疲劳性能,甚至可导致钴基合金髋关节在体内发生疲劳断裂的概率近于不锈钢关节,采用锻造钴基合金可以大大减少这一概率。史胜凤等[87]对医用钴基合金的耐腐蚀性能进行了研究,结果表明,锻造 Co-Cr-Ni-Mo、锻造 Co-Cr-Mo 和铸造 Co-Cr-Mo-C 合金在 NaCl 溶液中呈现典型的钴基合金阳极极化曲线,在 Hank 溶液中则存在一个二次钝化阶段,在 0.9% NaCl + 0.05mol/L 柠檬酸三钠溶液中过钝化电位降低,柠檬酸盐的存在降低了合金的耐腐蚀性能。阳极极化曲线结果如图 2.30 所示。

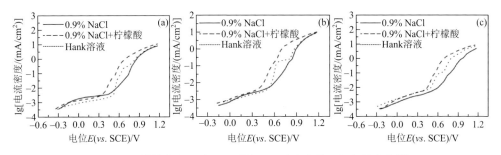

图 2.30　钴基合金固溶处理后在不同溶液中的阳极极化曲线[87]

(a) 锻造 Co-Cr-Ni-Mo;　(b) 锻造 Co-Cr-Mo;　(c) 铸造 Co-Cr-Mo-C

2.5.2　医用钴基合金的生物学性能

医用钴基合金为生物惰性材料,在生物体内的物理和化学性质十分稳定,对植入体周围的组织不会产生不良刺激。钴基合金优异的耐腐蚀和耐磨性能使钴基合金具有良好的生物学性能。Clerc 等[88]对锻造 ASTM F1058 钴基合金进行了一系列的生物相容性试验,结果表明钴基合金没有明显的炎症和毒性,在致敏试验中没有显示出明显导致皮肤接触敏感的特征,并且细胞毒性试验也没有显示出明显的细胞凋亡或细胞毒性。此外,在老鼠体内的植入试验结果表明,在植入初期只出现了轻微的炎症和囊肿，但是随着时间的延长，炎症和囊肿现象完全消失。Ames 测试结果也表明钴基合金不具有诱导基因转变的作用。

郭海霞等[89]对比研究了 TiNi 形状记忆合金、Co-Cr-Ni-Mo 和 Co-Cr-Ni-W 合金在模拟血液和人体血液中的腐蚀行为和血液相容性。接触角、动态凝血时间和溶血率等试验结果表明，相比于钴基合金，TiNi 合金具有更优的血液相容性，这可能与其表面形成的 TiO_2 膜具有较小的表面张力有关。图 2.31 展示了不同介质中各合金的接触角，可以看出，在四种溶液中，合金接触角从小到大依次为：TiNi＜Co-Cr-Ni-W＜Co-Cr-Ni-Mo 合金，说明 TiNi 合金的表面张力最小，亲水性最强。从溶血率（图 2.32）的比较同样可以看出，溶血率由低到高的顺序为：TiNi＜Co-Cr-Ni-W＜Co-Cr-Ni-Mo 合金，即 TiNi 合金对红细胞的破坏程度最轻。

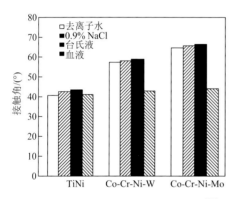

图 2.31 合金在不同介质中的接触角[89]

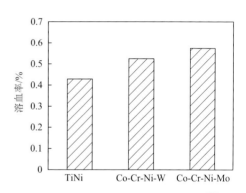

图 2.32 TiNi 及钴基合金的溶血率[89]

虽然钴基合金具有优异的耐磨性能，但在临床应用中也存在着一些不足。有研究表明，钴基合金制造的关节替换件在髋臼杯耐磨性测试试验中的磨损率为 0.14mm/a。当钴基合金作为关节替换材料时，摩擦磨损或腐蚀会造成金属颗粒或钴、镍等金属离子的溶出，这些颗粒对骨细胞有一定毒害作用。Granchi 等[90]对金属离子提取物（铬离子、镍离子和钴离子）对体外培养人淋巴细胞的毒性进行了评价，MTT 测试结果表明，钴离子与镍离子的细胞毒性要略微高于铬离子。细胞毒性作用的程度与细胞暴露于提取物中的离子浓度和持续时间有关。此外，金属离子的溶出也会抑制 I 型胶原蛋白、骨钙素和相关生物酶的合成。溶出的钴离子还会引起植入体周围巨细胞和组织坏死，导致患者疼痛及植入体松动。

2.5.3 医用钴基合金的应用

作为医用金属材料，钴基合金适合于制造体内承受苛刻载荷以及耐磨性要求高的长期植入件，主要有各种人工关节、人工骨及骨科内外固定件、齿科修复中的义齿、各种铸造冠、嵌体及固定桥的制造，还可用于心血管外科和整形外科等。钴基合金全金属髋关节的使用已经有 60 多年的历史。早在 1938 年，Smith Petersen 就利用牙科中使用的具有良好生物惰性和耐腐蚀性的 Co-Cr-Mo 合金作为杯臼。由于早期产品设计和加工工艺方面的不足以及较高的摩擦扭矩等原因，全金属髋关节的临床效果并不理想。在 20 世纪 70 年代，金属-超高分子量聚乙烯（UHMWPE）髋关节连接得到了广泛的应用。过去几十年的临床使用表明：聚乙烯髋臼磨损较快，在活动关节运动过程中会产生过多的超高分子量聚乙烯磨损碎屑，这些碎屑游离到骨节和骨接头处时，会加重有害的组织反应，也就是骨质溶解。这种形式的破坏最终会导致股骨构件从骨头上分离。使用全金属髋关节植入体能够有效地减少磨屑的产生，从而延长植入体的使用寿命，因此近 10 年来具有耐磨表面的钴基合金全金属髋关节的研究重新得到了广泛重视。图 2.33 展示了钴基合金在人工关节置换方面的应用。

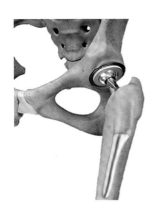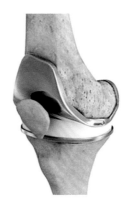

图 2.33　钴基合金髋关节与膝关节植入假体

2.6　医用形状记忆及超弹性合金

　　形状记忆合金是一种特殊的金属功能材料，这种金属在对低温马氏体相进行塑性变形后，经过相变温度范围加热时，马氏体结构发生热弹性改变，合金会恢复到初始形状。形状记忆合金由于具有许多优异的性能，因而广泛应用于航空航天、机械电子、生物医疗、桥梁建筑、汽车工业及日常生活等多个领域。形状记忆合金良好的生物相容性、射线不透性和核磁共振无影响等特性，使之成为继不锈钢、钛及其合金、钴基合金之后在医学上得以广泛应用的一类医用金属材料。

形状记忆效应被普遍认为与无扩散马氏体相变有关,本质上就是热弹性。热弹性行为归因于母相和马氏体的排列秩序。形状记忆的普遍性变化特征和在循环变化过程中的温度点命名见图 2.34[91]。热弹性马氏体相变有下列特点。①冷却至马氏体转变开始温度(M_s 点)以下时可以促使马氏体形成。在 M_s 点以上,通过施加机械应力也可以诱发马氏体形成。②在疲劳极限内施加应力会使 M_s 点和 A_s 点(加热时马氏体向奥氏体转变的开始温度)升高,温度升高程度与施加的应力成比例。虽然形状记忆合金在加热或者冷却过程中,开始和结束转变需要一个更大的温度范围,但是大多数转变发生在一个相对较小的温度区间内。这种转变也会表现出滞后性,即加热和冷却的转变不会重叠,这种转变滞后性会随着合金体系的不同而发生变化。

具有形状记忆性能的合金包括 NiTi、NiAl、FePt、FePd、MnCu、FeMnSi 等合金体系。在这些合金中,50wt%Ni-50wt%Ti 合金是最具有吸引力的一种材料,它具有超弹性、相对稳定的回复性能、良好的机械性能以及优异的耐腐蚀性能,因此目前 NiTi 合金已经得到广泛应用[92, 93],按照学科分类,应用在牙科、骨科、介入治疗、耳鼻喉科、妇科等学科;按照产品分类,已经制成牙齿矫形丝、导丝、导针、心脏补片、尿道支架、外耳道支架等产品。

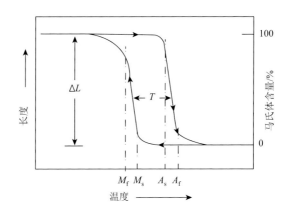

图 2.34 形状记忆合金在恒定载荷(应力)作用下的典型变形与温度曲线

T:迟滞转变温度;M_s:马氏体转变开始温度;M_f:马氏体转变结束温度;A_s:奥氏体转变开始温度;A_f:奥氏体转变结束温度

2.6.1 NiTi 合金的材料性能

1959 年,William Buehler 发现了一种 NiTi 合金,并将其发展成为一种极具商业化应用潜力的形状记忆合金。NiTi 合金是性能极为优异的形状记忆合金,其在医学领域中的应用始于 20 世纪 70 年代,较早实现临床应用的是 NiTi 合金丝。NiTi

形状记忆合金是等原子比的金属间化合物，高温相（奥氏体）是体心立方结构，低温相（马氏体）是单斜结构。NiTi 合金的形状记忆恢复温度为（36±2）℃，与人体温度相同。为了开发这样的装置，需要充分了解与马氏体相变相关的机械行为和热行为。在 NiTi 合金的化学成分中，含有 55wt%Ni 的 NiTi 合金是单相组织，具有机械形状记忆的特性，也同时具有阻尼振动、诱导热能转变为机械能、抗疲劳特性良好、低温下延展性高等特点。当 Ni 含量提高到 60wt%时，合金的形状回复能力降低，可加工性能迅速增加。

　　医用 NiTi 形状记忆合金对纯净度有特殊的要求。目前采用水冷铜坩埚真空感应熔炼技术，可使合金中的杂质含量控制在更低的水平，表 2.28 列出了医用 NiTi 形状记忆合金的化学成分标准。

表 2.28　医用 NiTi 形状记忆合金的化学成分　　（单位：wt%）

元素	Ni	Ti	C	H	O	Fe	杂质总和
质量分数	0.545～0.563	余量	≤0.00050	≤0.00003	≤0.00050	≤0.00400	≤0.00400

　　形状回复效应在 Ni55-Ti45 部件的制造阶段通过改变最终退火温度来控制[94]。对大部分回复效应来说，形状是在 482～510℃将材料压制成设计好的形状来确定的。在形状回复温度以下改变退火后材料的形状，如果变形没有超过晶体应变的极限，再加热时材料将出现形状回复。表 2.29 给出了二元 NiTi 合金体系在退火条件下的物理性能和力学性能。值得注意的是，适当的热处理可以大大改善马氏体变形的难易程度，使奥氏体具有更高的强度，进而发展出在加热和冷却过程中能够自然运动的材料，也就是双向形状记忆。开发这种材料的最大的挑战之一是确定适当的加工工艺，以获得所需要的性能。综合来看，它的力学性能明显优于不锈钢，同时又有良好的生物相容性和耐腐蚀性能。

表 2.29　医用 NiTi 形状记忆合金的物理性能和力学性能数据

性能	参数值	性能	参数值
熔化温度/℃	1300	马氏体杨氏模量/GPa	28～41
密度/(g/cm³)	6.45	奥氏体屈服强度/MPa	195～690
奥氏体电阻率/(μΩ·cm)	约100	马氏体屈服强度/MPa	70～140
马氏体电阻率/(μΩ·cm)	约70	抗拉强度/MPa	895
奥氏体热导率/[W/(m·℃)]	18	转变温度范围/℃	−200～1100
马氏体热导率/[W/(m·℃)]	8.5	迟滞现象温度/℃	约30
奥氏体杨氏模量/GPa	约83	形状记忆应变	最大8.5%

在非生理环境下，NiTi 合金不仅具有可与纯钛媲美的耐腐蚀性能，其耐磨性也十分优越，这是一般医用不锈钢所不具备的。在生理环境中，由于 NiTi 合金需要植入人体中进行使用，而人体是一个相对具有侵蚀性的环境。研究表明，NiTi 合金在人造唾液、人造汗液、Hank 生理溶液、NaCl 溶液以及多种酸性溶液中的腐蚀速率为 10^{-5}mm/a 量级，表 2.30 列出了 NiTi 合金在不同介质中的耐腐蚀性能比较。在体内环境中的研究结果表明，NiTi 合金比 Co-Cr-Mo 合金或者 316L 不锈钢具有更优异的耐腐蚀性能，但是不如纯钛。

表 2.30　NiTi 合金在不同介质环境中的耐腐蚀性能比较

测试环境	主要结果	参考文献
Hank 溶液，37℃	与 CoCrMo 合金或者 316L 不锈钢相比，NiTi 合金的耐腐蚀性能和耐化学分解性能更强	[95, 96]
0.9% NaCl 溶液，37℃	与纯钛相比，NiTi 合金具有更强的腐蚀敏感性，表面会形成点蚀；而与 316L 不锈钢相比，后者则更容易形成缝隙腐蚀	[97, 98]
人造唾液	与不锈钢相比，NiTi 合金弓丝中的 Ni 释放率没有明显差别	[99]
人造体液	NiTi 合金中镍离子释放率是奥氏体不锈钢的 3 倍多；NiTi 合金的耐腐蚀性能不如 Ti6Al4V 合金，但与奥氏体不锈钢具有一定的可比较性	[100]
林格氏液	退火态 NiTi 合金比冷轧态的耐腐蚀性能更佳，NiTi 合金的应变也会导致耐腐蚀性能的明显提升。因此，热处理和机械加工对 NiTi 合金的耐腐蚀性能有很大的影响	[101]
体内：在狗体内植入 17 个月	无微量金属元素的累积	[102]
体内：NiTi 血管支架植入到羊体内	开始腐蚀出现在第 6 个月； 点蚀是主要的腐蚀方式，点蚀速率估算是 0.046mm/a； 点蚀的主要产物是一种 Ti 的氧化物	[103]

2.6.2　NiTi 合金的生物学性能

人们研究了 NiTi 合金对细胞增殖或者存活的影响。Ryhanen 等[104]进行了 NiTi 合金、不锈钢、纯钛、Silux Plus 复合材料在单独培养液中的体外试验研究。将来自牙龈的成纤维细胞和齿槽骨的成骨细胞，在以上材料表面进行培养。10 天后观察表明，与对照培养液相比，在 NiTi 合金表面的细胞增殖率达到 101% 和 108%。显微镜观察发现，成骨细胞贴近纯钛和 NiTi 合金表面生长，略差于不锈钢表面的生长情况，而复合材料则抑制细胞的生长。他们还对 NiTi 合金在成骨细胞和成纤维细胞培养基中的镍离子释放量进行了考察。NiTi 合金在成骨细胞培养基中第 2 天的镍离子浓度为 87μg/L，在第 4、6 和 8 天的镍离子浓度分别为

14μg/L、5μg/L 和 5μg/L。NiTi 合金在成纤维细胞培养基中第 2、4、6 和 8 天的镍离子浓度分别为 129μg/L、23μg/L、9μg/L 和 8μg/L。但是在两种细胞培养液中，钛离子浓度均低于 20μg/L，且基本上不随时间变化而变化。

　　NiTi 合金具有独到的材料特性，但是其生物相容性仍存在争议[105]。由于复杂的植入环境和镍离子的潜在毒性作用，NiTi 合金中的高镍含量及导致的镍离子释放问题，已经引起人们的重视[106]。一般来说，NiTi 合金的细胞相容性相比 CoCrMo 合金、316L 不锈钢、钛合金均具有显著的优越性，因此 NiTi 合金可作为一类植入物材料而得到临床应用。近年来，NiTi 合金经过表面处理后，如等离子处理和氧化处理[107, 108]，其对细胞的黏附和增殖作用有所提高。但是长期的临床应用结果显示，金属离子长期释放会对人体产生一定的影响，需要引起关注。

　　Castleman 等[102]在 1976 年采用了一个犬类模型，对 NiTi 合金的生物相容性首次进行了全面的体内评价。他们采用中子活化分析方法，分别对肝脏、大脑、脾脏和肾脏进行了测试，结果表明在这些器官中，金属离子浓度并未达到有害级别。所以，NiTi 合金作为一种植入材料是极具应用潜力的。表 2.31 中列举了对 NiTi 合金进行的体内生物相容性的试验研究结果，多数结果表明 NiTi 合金可以与骨组织长期共存。但是仍有部分有争议性的结果[109-111]，表明与钴基合金、Ti 合金、不锈钢相比，NiTi 合金的成骨性能较差。值得注意的是，虽然羟基磷灰石（HA）涂层提高了 NiTi 合金在植入早期的生物活性和生物相容性，但是未进行表面处理的 NiTi 合金在长期植入过程中表现出更优的生物相容性[112]。

表 2.31　NiTi 合金在生物体内的生物相容性研究

动物模型/植入时间	对照材料	主要结果	参考文献
大鼠皮下植入/9 周	316L 不锈钢	组织反应小，在植入物周围形成致密、无血管纤维结缔组织的囊状物。结论：NiTi 合金与 316L 不锈钢相比，具有较优的生物相容性，可以用于组织深部	[113]
比格犬/17 个月	316L 不锈钢，Co-Cr 合金	与 NiTi 合金相接触的肌肉组织，17 个月后发生一些变化。骨板和螺钉表面没有发生局部或均匀腐蚀的迹象。植入 NiTi 合金没有造成不良组织出现，但是骨组织中的镍离子浓度较高。结论：通过临床、放射学与形态学的多角度观察，NiTi 合金的植入并没有造成不良组织生成，验证了 NiTi 合金的生物安全性，并进一步证明了其作为一种生物材料的应用潜力	[102]
兔子的脊柱植入/4 周	无	植入后 6h，血液中镍离子浓度达到正常水平的两倍。4 周后，肾脏中的镍离子浓度是原来的 4 倍，肝脏中是原来的 2 倍，尿液中达到了 10 倍。结论：为避免 NiTi 合金中镍离子的大量释放，应选择使用一定的涂层覆盖	[109]
兔子的胫骨/12 周	CoCrM 合金，cpTi，双相不锈钢，316L 不锈钢	与其他金属材料螺钉相比，NiTi 合金螺钉的成骨过程较慢，种植体与骨之间没有密切接触，成骨细胞在种植体周围迁移紊乱，骨连接素合成活性较低	[110]

续表

动物模型/植入时间	对照材料	主要结果	参考文献
大鼠胫骨髓管/168 天	纯钛，阳极氧化钛，Ti6Al4V 合金，纯钛	虽然 NiTi 合金和其他金属材料逐渐被骨组织包裹，但是纯镍被结缔组织包裹，168 天试验期间未见骨接触。组织对 Ti、AO-Ti 和 Ti6Al4V 合金的反应无显著差异，但 NiTi 合金的骨接触率和骨接触面积明显优于其他几种材料。NiTi 合金与 Ti、AO-Ti、Ti6Al4V 相比，在骨接触厚度上无显著差异	[111]
成年白兔/2 年	无	经过表面 HA 处理的 NiTi 合金具有良好的生物活性和生物相容性。然而，未经处理的 NiTi 合金在长期植入过程中也表现出良好的生物相容性	[112]

    NiTi 合金被用作人体植入材料，其炎症反应和包膜厚度与不锈钢和钛合金植入体的周围情况相似。到目前为止，还未有组织坏死、肉芽肿、组织营养不良、钙化等体内检测的公开报道。在长期植入过程中，NiTi 合金植入体的免疫反应发生的概率也是极低的。表 2.32 列举了近些年 NiTi 合金植入人体中，对不同植入位置和疾病的研究结果。根据已经发表的研究结果来看，NiTi 合金植入体在人体内的生物相容性极佳，具有很好的临床应用前景。当 NiTi 合金需要长期植入人体时，需要考虑是否进行表面处理[105]。然而，由于缺少 NiTi 合金生物相容性方面的研究结果，世界范围内的医学应用一直受到多种阻碍[114]。商业化的 NiTi 合金植入器械，已有很多被 FDA 批准销售，但是这些 NiTi 合金植入体的长期行为还有待后续验证。有报道称，NiTi 合金已经在俄罗斯和中国的大量患者中成功得到应用，主要用于骨骼修复或替代的相关疾病治疗[105, 115-118]。虽然表 2.32 中总结了已有的研究结果，并明确证明 NiTi 合金本身在人体内使用并无不良的影响，但是由于临床试验研究的数量和质量均有限，目前还无法给出明确的结论。

表 2.32 NiTi 合金在人体内的生物学性能研究

应用位置	患者数量/植入时间	主要结果	参考文献
下颌骨折固定钳	77 个患者/6 周	72 例患者治疗进展满意，5 例出现感染。58 例患者，在钳夹被取出后，无病理上或非典型组织反应或细胞成熟紊乱迹象。 结论：应用 NiTi 合金治疗下颌骨骨折，在保证骨碎片固定稳定的同时，有利于治疗	[119]
陈旧性颌骨骨折	未知	NiTi 合金在一些骨折手术治疗中，可以保证骨折表面的良好稳定性，缩短手术过程和康复所需时间，骨愈合极为迅速	[120]
腹侧体间腰椎固定术	51 个患者/9 个月	NiTi 合金脊椎固定术，相对于骨碎片移植而言，具有手术技术简单、患者运动性早、融合率好等优点	[121]

续表

应用位置	患者数量/植入时间	主要结果	参考文献
采用颈椎前路融合术和多孔 NiTi 合金植入体嫁接骨手段，用来治疗病变颈椎和腰椎	84 个患者/未知	成功地应用多孔 NiTi 合金植入物，其力学性能与脊椎体相似，并且材料本身具有较高的生物相容性	[122]
用于治疗拇指外翻的加压钉内固定	36 个患者/未知	术后恢复期到 19 天能够进行较轻的工作，41 天能恢复正常工作和行走。拇指外翻的角度和跖间角均有所改善。无须石膏夹板外固定。这种内固定器具的优点是缩短了骨愈合的时间，允许患者能够比平时承受更大的负重	[123]
采用 NiTi 合金用于小骨骨裂的治疗	64 个患者/未知	无毒性表现，无过敏反应，表明以合适的方式使用 NiTi 合金钳夹，可以在生物功能性和生物相容性方面取得满意的结果	[124]

2.6.3　NiTi 合金的医学应用

自 20 世纪 70 年代以来，NiTi 合金丝得到众多的应用，包括正畸弓丝、血管支架及用于闭合和固定的骨科器械[125, 126]。在这些应用中，最成功的是在胃肠病学和心血管应用中的自扩张支架，如图 2.35 所示。使用 NiTi 合金支架的想法首次由 Cragg 等提出[127]。使用这种支架，可以避免大型手术，而且对于危重患者，支架可能是唯一的选择。形状记忆合金拥有独特而优异的功能特性，如超弹性、形状记忆以及阻尼性能，同时还具有优异的生物相容性、耐蚀性、耐磨性和综合力学性能。目前，NiTi 形状记忆合金已经被广泛用于制造多种医疗器械，涉及骨

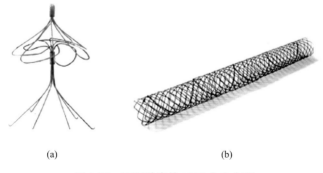

(a)　　　　　　　　　　　　　　(b)

图 2.35　不同种类的 NiTi 合金支架

（a）SNF 支架；（b）胆管支架

科、口腔科、泌尿外科、妇科、血管外科、神经外科等。在心血管科，用于制作血栓过滤器、人工心脏用人工肌肉和血管扩张支架、血管成形架等。在骨科，用于制作脊椎侧弯症矫形器械、人工颈椎椎间关节、加压骑缝钉、人工关节、颅骨板、接骨板，以及接骨超弹性丝、关节接头等。在口腔科，将形状记忆合金用作齿列矫正用唇弓丝、齿冠、托环以及齿根种植等方面。在其他方面，还用作前列腺扩张固定支架、节育环等。

临床应用时，利用形状记忆合金的形状记忆特性显示出较大的优越性。可以在形状记忆合金发生形状记忆现象的临界转变温度（TTR）下制成所需固定形状，然后冷却到马氏体相，记忆此固定的形状。再将合金做成易于手术操作的形状，进行植入手术，在体内达到 TTR 时，合金就会恢复到原有形状。

现有医用 NiTi 合金的应用标准包括：

（1）ASTM F2063-18，NiTi 合金（棒、线、平轧产品和管材）的加工和性能；

（2）ASTM F2005-21，形状记忆合金的标准术语；

（3）ASTM F2082/F2028M-16，通过弯曲和自由回复率测定 NiTi 合金的转变温度；

（4）ASTM F2004-17，通过热分析测定 NiTi 合金的转变温度。

1. 自扩张支架

在心血管应用方面，第一例用于血管的 NiTi 合金器械是用于治疗肺栓塞，如图 2.35（a）所示，其被称为西蒙型滤波器（Simon Nitinol Filter，SNF）[128]。这种过滤器用于血管造影诊断的小导管，其拉成一根笔直的细线插入，当它到达下腔静脉腔并感知体温时，就会恢复到原有形状，并永久锁定形状。SNF 于 1990 年获得 FDA 批准上市，自扩张的 NiTi 合金支架已经成为趋势，这种合金可以将其放置在狭窄的动脉中，然后扩张并扩大。目前，FDA 已经批准了许多自膨胀支架/过滤器，并已广泛应用于临床。

在胃肠方面，自扩张支架已经应用于食管狭窄和恶性肿瘤患者[129]，图 2.36 为用于食管狭窄的支架。NiTi 合金食道支架是一种常规性的植入支架，能够提供有效缓解恶性食管阻塞的作用，并具有低的发生严重并发症风险。唯一的缺点是在几项研究中，近 1/3 的患者在初始时由于支架扩张不完全，肿瘤向支架内过度生长[130]。胆管支架对缓解恶性梗阻性黄疸患者也十分有效果，FDA 在 1999 年批准这种支架上市，如图 2.35（b）所示。对于良性的胆管狭窄，金属支架的植入与较低的长期通畅率有关[131]。

在泌尿外科方面，Lopatkin 等将 NiTi 合金支架应用于前列腺梗阻问题上[132, 133]。对于手术风险较高的患者，置入永久性金属支架系统，是治疗前列腺癌[134]和良性前列腺增生引起的膀胱下梗阻等疾病的有效选择[135]。尿道支架的使用可以显著减

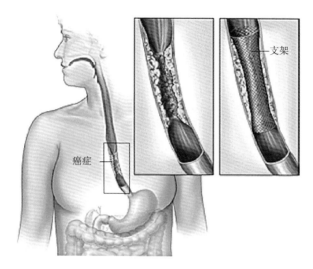

图 2.36　NiTi 合金食管支架

少复发性尿道狭窄中重复扩张和尿道切除术的次数[136]。尽管 NiTi 合金在长期的犬类研究中表现出良好的生物相容性，但是并没有通过上皮化完全融合测试，因此在临床应用上可能存在问题。

　　除了以上几个方面的应用外，Rauber 等首先报道了使用自扩张 NiTi 合金支架可以有效防止主气管的阻塞[137]。在一些早期研究中，支架置入术对那些腔内肿瘤造成的疾病，在无法手术的气管或者支气管的狭窄情况中非常有效[138]。在 Himpens 的一项研究中，在腹腔镜疝成形手术中使用 NiTi 网状扩张假体，显著缩短了手术时间[139]。腹腔镜和胸腔镜随访证实了胃肠道手术中可拆卸 NiTi 合金夹具具有良好的夹持性和非创伤性[140]。另一种装置是 NiTi 合金镫骨假体，用于镫骨切除术后的听骨固定，在 20 世纪 90 年代末的耳成形术中引入。

2. 骨科和正畸器械

　　在骨科方面，多数骨修复病例中，先将形状记忆合金做到体温下所需的形状，然后在手术过程中将其张开，把所需要固定的骨组织固定住；植入后，形状记忆合金在体温的作用下恢复到原有形状，进而将骨组织夹紧。这样就可以减少在手术过程中螺钉的使用，从而减少了骨组织的创伤。

　　自 20 世纪 60 年代以来，NiTi 合金在骨科手术中的应用方面开展了大量的研究，包括脊柱侧凸矫正棒和长骨固定钉，主要研究内容见表 2.33。早期的试验研究表明，NiTi 合金在脊柱侧凸矫正系统中作用时，在压缩和牵引力的控制方面存在相当复杂的生物力学问题。与传统的植入体相比，NiTi 合金植入体可能无法提供任何的改进[109, 141]。然而在 1986 年中国的一项随访研究中报道了 26 例脊椎侧弯患者，植入 NiTi 合金后表现出满意的结果。在 2011 年的另一份研究报告中，报道了 38 例患者成功应用 NiTi 合金矫正了脊柱侧凸[142, 143]。

表 2.33　NiTi 合金在矫形和正畸方面的应用

动物模型	主要作用	参考文献
脊柱侧凸矫正棒		
在塑料模型上进行试验，验证了 NiTi 合金线的功能原理	预拉伸 7% 的 NiTi 合金丝，通过凸边的小孔引入，在末端固定。加热时，金属丝会变短，使模型变直，并呈直线状态	[144]
脊柱侧凸的患者/4 周	根据试验结果，矫正恢复正常，未出现并发症	[145]
脊柱侧凸的猴/4 周	NiTi 合金棒植入 6～9h 后，血液中镍离子浓度达到正常值的 2 倍，4 周后肾脏中镍离子浓度增加 4 倍，肝脏中镍离子浓度增加 2 倍，尿液中镍离子浓度增加 10 倍。脊柱侧凸 43° 被完全矫正	[109]
脊柱侧凸患者接受 NiTi 合金辅助矫正（侧凸角度在 50°～120° 之间，38 例患者中，22 例超过 70°）/4 个月	在矫正结束后，侧凸角度由术前的平均 78.4° 下降到 24.3°（修正比例达到 71.4%）。只有 1 例患者产生严重感染，但是并无神经、血管或者矫正相关的并发症。研究表明，使用 NiTi 合金棒是一种安全有效的脊柱侧凸矫正方法	[143]
猪/3 个月和 6 个月	随访过程中，NiTi 合金设定的 40° 曲线保持不变，术后血清中镍离子含量在检测限附近，与术前镍离子浓度并无明显升高。植入体内几乎填满了新形成的骨组织，并未观察到腐蚀或者微损伤过程。肺、肝、脾、肾也未见异物反应	[146]
压缩钉、钳夹或回形针		
在患者体内使用 NiTi 合金回形针/2～8 年	NiTi 合金植入后，没有手术并发症及不良反应。在术后第一天及随访过程中，通过 X 射线照片观察，颈椎中植入体并未出现活动。只有 1 例患者术后第 2 天发生移植物挤压，再次手术。所有的患者均在术后 9～12 个月发生骨融合，在插入部位，回形针未发生断裂或者脱位。 结论：NiTi 合金回形针是椎间盘切除术后颈椎稳定的一种简单选择。其植入非常简单，采用微创手术即可，并不需要任何特殊仪器，相比其他已经成熟的治疗方法更加经济。NiTi 合金不会干扰核磁共振的检测结果，并较好地被人体组织所接受	[147, 148]

NiTi 合金压缩钉最早被引入中国进行使用。根据戴尅戎等的研究结果[148]，形状记忆合金钉首次在人体内使用是在 1981 年。此后，NiTi 合金钉和夹具用于短管壮骨粉碎性骨折、下颌骨骨折固定、小骨碎片固定以及其他简单治疗中[116, 124, 149]。在西方国家，唯一被广泛应用的带有 NiTi 合金的骨植入物是 Mitek G2 缝合锚钉，图 2.37 为这种锚钉的外观形貌[150]。它具有超弹性的 NiTi 合金翼，这可以防止锚钉在插入并将肌腱或者韧带固定后从骨中拔出[151]。NiTi 合金的另一个极具潜力的应用是修复肩关节的脱位。

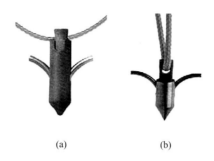

图 2.37　NiTi 合金制备而成的无螺旋形锚钉 Mitek G2（a）和 Mitek 肩袖锚钉（b）[150]

　　在骨科领域发表的研究结果大多没有达到科学研究的基本质量标准。这些数据不足以令人信服地说明某种 NiTi 合金植入物可以在没有伤害的情况下使用。若被认为是完全成功的，它必须被证明比现有产品更好。将 NiTi 合金植入器械用于人类的长期临床应用，还需要进行随机的前瞻性研究[114]。

　　NiTi 合金的形状记忆功能特性使其在微创外科应用中占有特殊的地位。现今，由 NiTi 合金制作的自膨胀支架、夹子、钳夹等已经应用于多种类型的外科手术中。尽管 NiTi 合金的生物相容性研究已经十分广泛，但是相关报道或者试验结果仍存在一些争议，尤其在骨科植入试验研究结果中表现出尤为明显的差异性。到目前为止，许多研究者认为 NiTi 合金具有优良的耐蚀性和生物相容性，但同时，在长期植入过程中，镍离子的释放是否会对人体产生毒性作用，仍旧是人们关注的重点，也许新型无 Ni 形状记忆合金的开发可以为消除这些顾虑提供一些新的机遇。

2.7　其他医用金属材料

2.7.1　医用贵金属

　　医用贵金属（biomedical noble metals）指用于医学领域中的金（Au）、银（Ag）、铂（Pt）及其合金的总称。贵金属具有稳定的化学和物理性能，其耐腐蚀性能优异，对生物组织无明显毒性，生物相容性好。此外，贵金属的高贵属性也能够满足人们的心理要求。

　　1. 金

　　金具有美丽的色泽、良好的生物相容性和耐腐蚀性能。医用金合金包括金银铜和金银钯铜等合金，除主要用于口腔科外，在颅骨修复及植入电极电子装置等方面也有临床应用。

在口腔科中，金填充物通过两种方法制备：铸造和锻造。铸造模型的制造是通过取出一个在预备的空间形成的石蜡印痕，再用一种可承受高温的材料（如氧化硅），根据石蜡印制成模子，然后在模子里浇铸金的模型。由于金合金具有比纯金更优越的力学性能，所以一般采用模铸法。不同成分的金合金各有用途，含金量超过83%的合金较软，用于镶嵌，但其硬度太低而不能承受太高的压力；金含量少的合金较硬，用于牙冠和尖端处，可承受较大的压力。

2. 银

银具有优异的导电性能，可少量用作植入型电极或电子检测装置。银还可与金、钽、铂等形成合金，在口腔科中作为龋齿治疗的填充材料得到广泛应用。

银对人体健康的影响也是一个具有争议的问题[153,154]。虽然，银本身是无毒的，但是大多数银盐是有毒的，有一些还有可能致癌[155]。在一些生物分子中，银离子可以以分子键的形式与硫基团进行结合[156]。

银离子和银的化合物可以对某些细菌、病毒、藻类和真菌有毒性作用，其可以杀死许多微生物[157]，正因为如此，银盐和银本身在医药的发展中起到了重要的作用。由于可以阻止致病微生物的生长，银重新在生物医学领域引起人们的兴趣[158,159]。银的抗菌性能通过银盐和纳米级复合物的形式体现出来，这些复合物可以分解并释放出银离子。金属银也被用于许多外科手术装置中，包括结构装置，如颅骨支撑板、缝合线、动脉瘤夹、气管造瘘管等，也包括人体修复假体，如硅-银阴茎植入物[160,161]。

3. 铂

铂是一种银白色金属，俗称白金。其晶体结构为面心立方，铂具有高熔点、高沸点和低蒸气压的特点，化学性质稳定。铂与铂合金的耐腐蚀性能优异，常用的铂合金有铂铱合金、铂金合金、铂银合金等。铂及其合金制造的微探针广泛应用于神经系统检测，如神经修复装置、耳蜗神经刺激装置、横膈膜神经刺激装置、视觉神经装置、心脏起搏器用铂合金电极等。但是，铂及其合金的力学性能较差，成本较高，限制了其在医学上的广泛应用[157]。

2.7.2 医用稀有金属

1. 钽

钽（Ta）的密度为16.6g/cm^3，是化学活性很高的金属，在生物或其他环境中，甚至在缺氧环境中，其表面都能立即生成一层化学稳定的钝化膜，从而使钽表现出更为优异的化学稳定性和耐生物腐蚀性能，并具有良好的生物相容性。钽的氧化物基本上不被吸收且不呈现毒性反应。在临床上，钽片用于修补颅盖和腹肌；钽丝和钽箔可缝合神经、肌肉和血管；钽板和钽条用于修补骨缺损；钽网可以用于修补肌肉组织。此外，在金属血管支架表面镀一层钽，能明显提高血支架的抗血栓性能，这种镀钽的金属血管支架已经商品化，应用于心血管病的治疗。

　　纯钽在大量的酸、盐、有机化学品以及这些药剂的各种组合和混合物中具有优异的耐腐蚀性能。钽的耐腐蚀性能与玻璃基本相同。钽没有生物学作用[162]，是无毒的。含钽化合物在自然环境中很少见。钽作为生物相容性优异的金属而用于植入器械。然而，有证据表明钽与局部肉瘤有关[163]，其氧化物对肺泡细胞具有一定的毒性[164]。医用钽的化学成分要求见表 2.34，退火和冷加工纯钽的力学性能要求见表 2.35。自 20 世纪 50 年代以来，钽一直被用于外科手术，作为缝合线用于皮肤闭合、肌腱和神经修复[165, 166]、神经吻合用箔片[167]、血管结扎用夹[168]、腹部手术用缝合钉[169]，并可作为颅骨成形术和重建手术的柔韧板[170, 171]。烧结钽电容和电极也用于电刺激装置。

表 2.34　符合 ASTM F560-17 标准的医用钽化学成分要求

元素	化学组成，最小质量分数/wt%	
	UNS R05200[a]	UNS R05200[b]
C	0.010	0.010
O	0.0150	0.030
N	0.00	0.010
H	0.0015	0.0015
Nb	0.100	0.100
Fe	0.010	0.010
Ti	0.010	0.010
W	0.05	0.05
Mo	0.020	0.020
Si	0.0050	0.0050
Ni	0.010	0.010
Ta	余量	余量

（a）电子束或真空电弧铸造钽；（b）烧结钽。

表 2.35 钽的力学性能（ASTM F560-17）

加工情况	维氏硬度/(HV)	杨氏模量/GPa	屈服强度/MPa	拉伸强度/MPa	延伸率/%
退火态	80～110	186～191（±27～28）	140±20	205±30	20～30
冷加工态	120～300	186～191（±27～28）	345±50	480±70	1～25

钽也被用于其他金属的表面涂层，如钛合金植入物[172]。钽涂层具有多孔结构，孔隙率可以达到70%～80%，其大孔结构与松质骨相似[172, 173]。钽[174]也制成多孔支架，其中包括骨小梁金属[175, 176]，它含有大量孔洞，孔洞的大小使这种材料非常适合骨生长。普遍认为骨小梁金属具有弹性，有助于骨重塑[174-176]。

2. 铌

铌（Nb）为难熔金属，熔点为2467℃，晶体结构为体心立方结构，密度为8.5g/cm^3。铌被发现于1944年，铌和钽都是元素周期表中ⅤB族元素，具有极相似的化学性质。铌同样具有很强的耐腐蚀性能、良好的加工性能和生物相容性。

铌及其合金的力学性能见表2.36。铌可以通过锻造、轧制或冷拔等工序加工成棒、板、管、丝和异形件。目前，医用铌一般为高纯铌，用铌制成的骨髓内钉已应用于临床。但是，由于其来源和经济原因，医用铌的用途受到很大的限制[154, 155]。

表 2.36 铌及其合金的力学性能

性能	完全退火
拉伸强度/MPa	≥125
断后伸长率/%	≥15

3. 锆

锆（Zr）被发现于1789年，锆和钛同属元素周期表中ⅣB族元素，具有相似的组织结构和化学性能。锆在室温下呈α相，具有密排六方结构；在高温下转变成β相，具有体心立方结构。锆具有很强的耐腐蚀性能、良好的冷加工性能和生物相容性。

锆与钛相似，两者都有很高的熔点，对氧的亲和力强，锆暴露在含氧环境中，无论是干燥还是潮湿条件下，其表面都会自发形成一层保护性的氧化膜。此外，这层膜可以进行自修复，并且在温度达到300℃时，可以保护基体金属，免于受到化学物质的攻击。因此，锆在大多数矿物、有机酸、强碱性和盐水溶液中具有很强的耐腐蚀性能。

锆在人体中并不是一种天然的生物元素，平均只存在 1mg 左右，锆的日摄入量约为 50μg。短期接触锆粉可能引起一些刺激反应，高锆含量的化合物可以引起皮肤和肺部的肉芽肿。在动物试验中发现，长期接触四氧化锆会导致大鼠和豚鼠的死亡率增加，使狗的血红蛋白和红细胞减少[177, 178]。然而，锆合金的生物相容性是植入人体所有金属中最优异的，并且锆化合物的毒性极低，2.3 节中给出了各类金属的细胞毒性（图 2.1）。

Zr-2.5Nb 合金被用于新型陶瓷膝关节植入体，如图 2.38 所示[179-182]。Zr-2.5Nb 合金具有相对较低的弹性模量（100GPa）。锆合金与全塑料胫骨组件相结合，取代了其他膝关节置换术中使用的金属托盘和塑料插入物。锆合金通过少量氧的添加提高了强度，采用硬的陶瓷进行表面涂覆。陶瓷涂层是通过在 500℃下加热形成的，加热过程中锆与氧气发生反应产生氧化锆，陶瓷区域可延伸达到 5mm 深度，在陶瓷底部，材料逐渐从陶瓷过渡到金属锆，可达到数微米。根据试验结果，这种新的人工膝关节可以使用 20～25 年[179, 180]，大大超过钴铬合金和聚乙烯使用的最高年限（15～20 年）[183]。这种新型置换件也可以做成一个更顺滑、更灵活的塑料关节。更重要的特征是，它具有更优的生物相容性，意味着那些对 Ni 过敏的患者，在无法应用 CoCr 合金制成的关节的情况下，可以采用锆合金作为替代材料[184]。

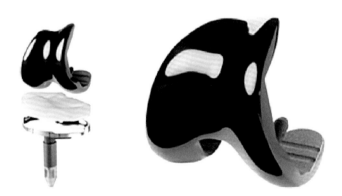

图 2.38 氧化锆全膝关节假体，可有效降低 CoCrMo 合金全膝关节假体的磨损率

2.8 小结

毫无疑问，医用金属材料在生物医用材料领域中具有举足轻重的重要地位。

其具有其他类型生物医用材料不可比拟的高的力学强度、塑韧性和抗疲劳性能组合，目前仍是临床上应用最广泛的承力型植入材料。目前医用金属材料在临床应用中面临的主要问题是其在生理环境中的腐蚀、磨损等造成的金属离子向周围组织的释放以及植入材料自身性能的不足，前者可能导致对机体的毒副作用，后者可能导致植入物的失效。追求具有更优的综合性能（强度、塑韧性、耐腐蚀、耐疲劳、耐磨损等）以及性能持久性是医用金属材料研究与发展的永恒主题。与此同时，为了使金属材料具备更优的生物学性能，各种表面改性技术的研究与应用，生物可降解、生物功能化等新型医用金属材料以及 3D 打印等新材料技术的应用，成为该领域中最为活跃、最引人注目、发展迅速的方向。

参 考 文 献

[1] 李世普. 金属医用材料导论. 武汉：武汉工业大学出版社，2000.

[2] 蒲素云. 金属植入材料及其腐蚀. 北京：北京航空航天大学出版社，1990.

[3] Park J B，Lakes R S. Biomaterials：An introduction. New York：Springer，2007.

[4] Geetha M，Singh A K，Asokamani R，et al. Ti based biomaterials，the ultimate choice for orthopaedic implants：a review. Progress in Materials Science，2009，54（3）：397-425.

[5] Duerig T W，Melton K N，Stockel D，et al. Engineering Aspects of Shape Memory Alloy. London：Butterworth-Heinemann，1990.

[6] Steinemann S G. Evaluation of Biomaterials. New York：Wiley，1980.

[7] Kawahara H. Cytotoxicity of implantable metals and alloys. Bulletin of the Japan Institute Metals，1992，31（12）：1033-1039.

[8] Haudrechy P，Foussereau J，Mantout B，et al. Nickel release from 304 and 316 stainless steels in synthetic sweat. Comparison with nickel and nickel-plated metals. Consequences on allergic contact dermatitis. Corrosion Science，1993，35（1-4）：329-336.

[9] Bailey L O，Lippiatt S，Biancanello F S，et al. The quantification of cellular viability and inflammatory response to stainless steel alloys. Biomaterials，2005，26：5296-5302.

[10] Sivakumar M，Dhanadurai K S K，Rajeswari S. Failures in stainless steel orthopaedic implant devices：a survey. Journal of Materials Science Letter，1995，14（5）：351-354.

[11] Sudhakar K V. Metallurgical investigation of a failure in 316L stainless steel orthopaedic implant. Engineering Failure Analysis，2005，12：249-256.

[12] Shih C M，Su Y Y，Lin S J，et al. Failure analysis of explanted sternal wires. Biomaterials，2005，26（14）：2053-2059.

[13] Davis J R. Handbook of Materials for Medical Devices. ASM International，2003.

[14] 戚玉敏，崔春翔，申玉田，等. 生物医用 β-钛合金. 河北工业大学学报，2003，32（6）：7-12.

[15] Yu Z T，Zhang M H，Tian Y X，et al. Designation and development of biomedical Ti alloys with finer biomechanical compatibility in long-term surgical implants. Frontiers of Materials Science，2014，8（3）：219-229.

[16] Yoo M H. Slip，twinning，and fracture in hexagonal close-packed metals. Metallurgical Transactions A，1981，12（3）：409-418.

[17] 张喜燕，赵永庆，白晨光. 钛合金及应用. 北京：化学工业出版社，2005.

[18] Pohler O E M. Unalloyed titanium for implants in bone surgery. Injury：International Journal of the Care of the Injured，2000，31（10）：D7-D13.

[19] Niinomi M. Mechanical properties of biomedical titanium alloys. Materials Science & Engineering A，1998，243（1）：231-236.

[20] 于振涛，余森，程军，等. 新型医用钛合金材料的研发和应用现状. 金属学报，2017，53（10）：1238-1264.

[21] Valiev R. Materials science：nanomaterial advantage. Nature，2002，419（6910）：887.

[22] Sergueeva A V，Stolyarov V V，Valiev R Z，et al. Advanced mechanical properties of pure titanium with ultrafine grained structure. Scripta Materialia，2001，45（7）：747-752.

[23] Sabirov I，Perez-Prado M T，Molina-Aldareguia J M，et al. Anisotropy of mechanical properties in high-strength ultra-fine-grained pure Ti processed via a complex severe plastic deformation route. Scripta Materialia，2011，64（1）：69-72.

[24] Zaefferer S. A study of active deformation systems in titanium alloys：dependence on alloy composition and correlation with deformation texture. Materials Science & Engineering A，2003，344（1-2）：20-30.

[25] Yapici G G，Karaman I，Luo Z P. Mechanical twinning and texture evolution in severely deformed Ti-6Al-4V at high temperatures. Acta materialia，2006，54（14）：3755-3771.

[26] Bridier F，Villechaise P，Mendez J. Analysis of the different slip systems activated by tension in a α/β titanium alloy in relation with local crystallographic orientation. Acta Materialia，2005，53（3）：555-567.

[27] Nemat-Nasser S，Guo W G，Cheng J Y. Mechanical properties and deformation mechanisms of a commercially pure titanium. Acta Materialia，1999，47（13）：3705-3720.

[28] Chichili D R，Ramesh K T，Hemker K J. The high-strain-rate response of alpha-titanium：experiments，deformation mechanisms and modeling. Acta Materialia，1998，46（3）：1025-1043.

[29] 余存烨. 耐蚀钛合金的发展. 钛工业进展，2003，20（1）：12-19.

[30] 杨东，郭金明. 钛合金的腐蚀机理及耐蚀钛合金的发展现状. 钛工业进展，2011，28（2）：4-7.

[31] 刘宣勇. 生物医用钛材料及其表面改性. 北京：化学工业出版社，2009.

[32] Browne M，Gregson P J. Effect of mechanical surface pretreatment on metal ion release. Biomaterials，2000，21（4）：385-392.

[33] González J E G，Mirza-Rosca J C. Study of the corrosion behavior of titanium and some of its alloys for biomedical and dental implant applications. Journal of Electroanalytical Chemistry，1999，471（2）：109-115.

[34] Nakagawa M，Matsuya S T，Ohta M. Effect of fluoride concentration and pH on corrosion behavior of titanium for dental use. Journal of Dental Research，1999，78（9）：1568.

[35] 郭亮，梁成浩，隋洪艳. 模拟体液中纯钛及 Ti6Al4V 合金的腐蚀行为. 中国有色金属学报，2001，11（1）：107-110.

[36] 莱茵斯 C，皮特尔斯 M. 钛与钛合金. 陈振华，等译. 北京：化学工业出版社，2005.

[37] 李兴无，夏绍玉，沙爱学. Ti-6Al-4V 合金的疲劳性能. 金属学报，2002，38（z1）：277-279.

[38] Akahori T，Niinomi M，Fukunaga K I. An investigation of the effect of fatigue deformation on the residual mechanical properties of Ti-6Al-4V ELI. Metallurgical & Materials Transactions A，2000，31（8）：1937-1948.

[39] Tamilselvi S，Raman V，Rajendran N. Corrosion behaviour of Ti-6Al-7Nb and Ti-6Al-4V ELI alloys in the simulated body fluid solution by electrochemical impedance spectroscopy. Electrochimica Acta，2006，52（3）：839-846.

[40] Zhao B，Wang H，Qiao N，et al. Corrosion resistance characteristics of a Ti-6Al-4V alloy scaffold that is fabricated by electron beam melting and selective laser melting for implantation *in vivo*. Materials Science & Engineering C，

2017，70（Pt1）：832-841.

[41] Barão V A R，Mathew M T，Yuan J C C，et al. Stability of cp-Ti and Ti-6Al-4V alloy for dental implants as a function of saliva pH: an electrochemical study. Clinical Oral Implants Research，2012，23（9）：1055-1062.

[42] Hsu R W，Yang C C，Huang C A，et al. Investigation on the corrosion behavior of Ti-6Al-4V implant alloy by electrochemical techniques. Materials Chemistry & Physics，2004，86（2）：269-278.

[43] Hsu R W，Yang C C，Huang C A，et al. Electrochemical corrosion properties of Ti-6Al-4V implant alloy in the biological environment. Materials Science & Engineering A，2004，380（1）：100-109.

[44] Eisenbarth E，Velten D，Müller M，et al. Biocompatibility of beta-stabilizing elements of titanium alloys. Biomaterials，2004，25（26）：5705-5713.

[45] Wang K. The use of titanium for medical applications in the USA. Materials Science & Engineering A，1996，213（1）：134-137.

[46] 于振涛，张亚锋，袁思波，等. 近 β 型钛合金 Ti4Zr1Sn3Mo25Nb（TLM）热处理与材料强化研究. 稀有金属材料与工程，2008，37（4）：542-545.

[47] 于振涛，张亚峰 刘辉，等. 合金元素、加工与热处理对新型近 β 型钛合金 TiZrMoNb 力学性能的影响及微观分析. 稀有金属材料与工程，2010，39（10）：1795-1801.

[48] Hao Y L，Yang R. Biomedical titanium alloy with ultralow elastic modulus and high strength. Materials Science Forum，2010，654：2130-2133.

[49] Kuroda D，Niinomi M，Morinaga M，et al. Design and mechanical properties of new β type titanium alloys for implant materials. Materials Science & Engineering A，1998，243（1-2）：244-249.

[50] 李军. 新型医用钛合金 TZNT 机械性能、耐蚀性能及生物相容性能的研究. 沈阳：东北大学，2002.

[51] Nag S，Banerjee R，Fraser H L. Microstructural evolution and strengthening mechanisms in Ti-Nb-Zr-Ta，Ti-Mo-Zr-Fe and Ti-15Mo biocompatible alloys. Materials Science & Engineering C，2005，25（3）：357-362.

[52] Nag S，Banerjee R，Stechschulte J，et al. Comparison of microstructural evolution in Ti-Mo-Zr-Fe and Ti-15Mo biocompatible alloys. Journal of Materials Science: Materials in Medicine，2005，16（7）：679-685.

[53] Elias L M，Schneider S G，Schneider S，et al. Microstructural and mechanical characterization of biomedical Ti-Nb-Zr（-Ta）alloys. Materials Science & Engineering A，2006，432（1）：108-112.

[54] Kumar S，Narayanan T S N S. Corrosion behaviour of Ti-15Mo alloy for dental implant applications. Journal of Dentistry，2008，36（7）：500-507.

[55] Khan M A，Williams R L，Williams D F. The corrosion behaviour of Ti-6Al-4V，Ti-6Al-7Nb and Ti-13Nb-13Zr in protein solutions. Biomaterials，1999，20（7）：631-637.

[56] Geetha M，Kamachi M U，Gogia A K，et al. Influence of microstructure and alloying elements on corrosion behavior of Ti-13Nb-13Zr alloy. Corrosion Science，2004，46（4）：877-892.

[57] Klinger A，Steinberg D，Kohavi D，et al. Mechanism of adsorption of human albumin to titanium in vitro. Journal of Biomedical Materials Research，2015，36（3）：387-392.

[58] Sundgren J E，Bodö P，Ivarsson B，et al. Adsorption of fibrinogen on titanium and gold surfaces studied by ESCA and ellipsometry. Journal of Colloid Interface Science，1986，113（2）：530-543.

[59] Elwing H，Askendal A，Lundström I. Competition between adsorbed fibrinogen and high-molecular-weight kininogen on solid surfaces incubated in human plasma（the vroman effect）：influence of solid surface wettability. Journal of Biomedical Materials Research，1987，21（8）：1023.

[60] Kane K R，Deheer D H，Owens S R，et al. Adsorption of collagenase to particulate titanium: a possible mechanism for collagenase localization in periprosthetic tissue. Journal of Applied Biomaterials，2010，5（4）：353-360.

[61] Tamura R N, Oda D, Quaranta V, et al. Coating of titanium alloy with soluble laminin-5 promotes cell attachment and hemidesmosome assembly in gingival epithelial cells: potential application to dental implants. Journal of Periodontal Research, 2010, 32 (3): 287-294.

[62] Rosengren A, Johansson B R, Danielsen N, et al. Immunohistochemical studies on the distribution of albumin, fibrinogen, fibronectin, IgG and collagen around PTFE and titanium implants. Biomaterials, 1996, 17 (18): 1779-1786.

[63] Baharloo B, Brunette M T M. Substratum roughness alters the growth, area, and focal adhesions of epithelial cells, and their proximity to titanium surfaces. Journal of Biomedical Materials Research Part A, 2005, 74A (1): 12-22.

[64] Khang D, Lu J, Yao C, et al. The role of nanometer and sub-micron surface features on vascular and bone cell adhesion on titanium. Biomaterials, 2008, 29 (8): 970-983.

[65] Buser D, Weber H P, Donath K, et al. Soft tissue reactions to non-submerged unloaded titanium implants in beagle dogs. Journal of Periodontology, 1992, 63 (3): 225-235.

[66] Thomsen P, Larsson C, Ericson L E, et al. Structure of the interface between rabbit cortical bone and implants of gold, zirconium and titanium. Journal of Materials Science: Materials in Medicine, 1997, 8 (11): 653-665.

[67] Shah F A, Trobos M, Thomsen P, et al. Commercially pure titanium (cp-Ti) versus titanium alloy (Ti6Al4V) materials as bone anchored implants: Is one truly better than the other? Materials Science & Engineering C, 2016, 62: 960-966.

[68] Grandfield K, Palmquist A, Engqvist H. Three-dimensional structure of laser-modified Ti6Al4V and bone interface revealed with STEM tomography. Ultramicroscopy, 2013, 127: 48-52.

[69] Palmquist A, Emanuelsson L, Sjövall P. Chemical and structural analysis of the bone-implant interface by TOF-SIMS, SEM, FIB and TEM: experimental study in animal. Applied Surface Science, 2012, 258 (17): 6485-6494.

[70] Lin D J, Chuang C C, Lin J H C, et al. Bone formation at the surface of low modulus Ti-7.5Mo implants in rabbit femur. Biomaterials, 2007, 28 (16): 2582-2589.

[71] Okazaki Y, Nishimura E, Nakada H, et al. Surface analysis of Ti-15Zr-4Nb-4Ta alloy after implantation in rat tibia. Biomaterials, 2001, 22 (6): 599-607.

[72] Jimbo R, Naito Y, Galli S, et al. Biomechanical and histomorphometrical evaluation of TiZr alloy implants: an *in vivo* study in the rabbit. Clinical Impact Dentistry & Related Research, 2015, 17: e670-e678.

[73] Beder O E, Stevenson J K, Jones T W. A further investigation of the surgical application of titanium metal in dogs. Surgery, 1957, 41 (6): 1012-1015.

[74] Pye A D, Lockhart D E A, Dawson M P, et al. A review of dental implants and infection. Journal of Hospital Infection, 2009, 72 (2): 104-110.

[75] Mow V, Huiskes R. 骨科生物力学暨力学生物学. 汤亭亭, 袁国献, 李旭, 等译. 济南: 山东科学技术出版社, 2009.

[76] 于振涛, 张明华, 余森, 等. 中国医疗器械用钛合金材料研发、生产与应用现状分析. 中国医疗器械信息, 2012, 18 (7): 1-8.

[77] Marti A. Cobalt-base alloys used in bone surgery. Injury, 2000, 31 (10): D18-D21.

[78] López H F, Saldivar-Garcia A J. Martensitic transformation in a cast Co-Cr-Mo-C alloy. Metallurgical & Materials Transactions A, 2008, 39 (1): 8-18.

[79] Saldívar A J, López H F. Role of aging on the martensitic transformation in a cast cobalt alloy. Scripta Materialia, 2001, 45 (4): 427-433.

[80] Gaylord S. Cobalt-nickel base alloys containing chromium and molybdenum. US Patents: 3356542, 1967-12-05.

[81] 许金科. 制作弹簧的最好材料——MP35N 合金. 机械工程材料, 1980, 6 (11): 50-57.

[82] Graham A, Youngblood J. Work strengthening by a deformation-induced phase transformation in "MP alloys". Metallurgical & Materials Transactions B, 1970, 1 (2): 423-430.

[83] Asgari S, El-Danaf E, Kalidindi S R, et al. Strain hardening regimes and microstructural evolution during large strain compression of low stacking fault energy fcc alloys that form deformation twins. Metallurgical & Materials Transactions A, 1997, 28 (9): 1781-1795.

[84] Asgari S. Anomalous plastic behavior of fine-grained MP35N alloy during room temperature tensile testing. Journal of materials processing technology, 2004, 155: 1905-1911.

[85] Asgari S, El-Danaf E, Shaji E, et al. The secondary hardening phenomenon in strain-hardened MP35N alloy. Acta materialia, 1998, 46 (16): 5795-806.

[86] Saldivar G, Mani M, Salinas R. Effect of solution treatments on the FCC/HCP isothermal martensitic transformation in Co-27Cr-5Mo-0.05C aged at 800℃. Scripta Materialia, 1999, 40 (6): 717-722.

[87] 史胜凤, 林军, 周炳, 等. 医用钴基合金的组织结构及耐腐蚀性能. 稀有金属材料与工程, 2007, 36 (1): 37-41.

[88] Clerc C O, Jedwab M R, Mayer D W, et al. Assessment of wrought ASTM F1058 cobalt alloy properties for permanent surgical implants. Journal of Biomedical Materials Research, 2015, 38 (3): 229-234.

[89] 郭海霞, 梁成浩, 穆琦. TiNi 及 Co 合金生物医用材料的腐蚀行为及血液相容性. 中国有色金属学报, 2001, 11 (z2): 272-276.

[90] Granchi D, Ciapetti G, Savarino L, et al. Assessment of metal extract toxicity on human lymphocytes cultured in vitro. Journal of Biomedical Materials Research, 1996, 31 (2): 183-191.

[91] Mohorich M E, Lamb J, Chandra D, et al. Electrochemical studies on silicate and bicarbonate ions for corrosion inhibitors. Metallurgical & Materials Transactions A, 2010, 41 (10): 2563-2574.

[92] Elahinia M H, Hashemi M, Tabesh M, et al. Manufacturing and processing of NiTi implants: a review. Progress in Materials Science, 2012, 57 (5): 911-946.

[93] Kapanen A, Ryhänen J, Danilov A, et al. Effect of nickel-titanium shape memory metal alloy on bone formation. Biomaterials, 2001, 22 (18): 2475-2480.

[94] Haken H.: Synergetics: An Introduction. New York: Springer-Verlag, 1983.

[95] Speck K M, Fraker A C. Anodic polarization behavior of Ti-Ni and Ti-6A1-4V in simulated physiological solutions. Journal of Dental Research, 1980, 59 (10): 1590-1595.

[96] Wever D J, Veldhuizen A G, de Vries J, et al. Electrochemical and surface characterization of a nickel-titanium alloy. Biomaterials, 1998, 19 (7-9): 761.

[97] Sarkar N K, Redmond W, Schwaninger B, et al. The chloride corrosion behaviour of four orthodontic wires. Journal of Oral Rehabilitation, 2010, 10 (2): 121-128.

[98] Zenóbio E G, Zenóbio M A F, Pantuzo M C G, et al. Nuclear techniques to identify allergenic metals in orthodontic brackets. Journal of Radioanalytical & Nuclear Chemistry, 2009, 279 (3): 797-800.

[99] Barrett R D, Bishara S E, Quinn J K. Biodegradation of orthodontic appliances. Part I. Biodegradation of nickel and chromium in vitro. American Journal of Orthodontics and Dentofacial Orthopedics, 1993, 103 (1): 8-14.

[100] Rondelli G. Corrosion resistance tests on NiTi shape memory alloy. Biomaterials, 1996, 17 (20): 2003-2008.

[101] Montero-Ocampo C, Lopez H, Rodriguez A S. Effect of compressive straining on corrosion resistance of a shape memory Ni-Ti alloy in Ringer's solution. Journal of Biomedical Materials Research, 1996, 32 (4): 583-591.

[102] Castleman L S，Motzkin S M，Alicandri F P，et al. Biocompatibility of nitinol alloy as an implant material. Journal of Biomedical Materials Research，1976，10（5）：695-731.

[103] Cragg A H，De Jong S C，Barnhart W H，et al. Nitinol intravascular stent: results of preclinical evaluation. Radiology，1993，189（3）：775.

[104] Ryhänen J，Niemi E，Serlo W，et al. Biocompatibility of nickel-titanium shape memory metal and its corrosion behavior in human cell cultures. Journal of Biomedical Materials Research，2015，35（4）：451-457.

[105] Ryhänen J，Shabalovskaya S，Yahia L H. Bioperformance of nitinol: in vivo biocompatibility. Materials Science Forum，2001，394-395：139-144.

[106] Kaya M，Buğutekin A，Orhan N. Effect of solution treatment on thermal conductivity of porous NiTi shape memory alloy. International Journal of Thermophysics，2011，32（3）：665-673.

[107] Poon R W Y，Ho J P Y，Liu X，et al. Anti-corrosion performance of oxidized and oxygen plasma-implanted NiTi alloys. Materials Science & Engineering A，2005，390（1）：444-451.

[108] Arciniegas M，Manero J M，Peña J，et al. Study of new multifunctional shape memory and low elastic modulus Ni-free Ti alloys. Metallurgical & Materials Transactions A，2008，39（4）：742-751.

[109] Matsumoto K，Tajima N，Kuwahara S. Correction of scoliosis with shape-memory alloy. Nihon Seikeigeka Gakkai Zasshi，1993，67（4）：267-274.

[110] Bergergorbet M，Broxup B，Rivard C，et al. Biocompatibility testing of NiTi screws using immunohistochemistry on sections containing metallic implants. Journal of Biomedical Materials Research，1996，32（2）：243-248.

[111] Takeshita F，Takata H，Ayukawa Y，et al. Histomorphometric analysis of the response of rat tibiae to shape memory alloy（nitinol）. Biomaterials，1997，18（1）：21-25.

[112] Li C Y，Yang X J，Zhang L Y，et al. In vivo histological evaluation of bioactive NiTi alloy after two years implantation. Materials Science & Engineering C，2007，27（1）：122-126.

[113] Cutright D E，Bhaskar S N. Pulpal vasculature as demonstrated by a new method. Oral Surgery Oral Medicine Oral ，1969，27（5）：678-683.

[114] Ryhänen J，Kallioinen M，Tuukkanen J，et al. In vivo biocompatibility evaluation of nickel-titanium shape memory metal alloy: muscle and perineural tissue responses and encapsule membrane thickness. Journal of biomedical materials Research，2015，41（3）：481-488.

[115] Gasperini A A M，Machado K D，Buchner S，et al. Influence of the temperature on the structure of an amorphous Ni46Ti54 alloy produced by mechanical alloying. The European Physical Journal B，2008，64（2）：201-209.

[116] Yang P J，Tao J C，Ge M Z，et al. Ni-Ti memory alloy clamp plate for fracture of short tubular bone. Chinese Medical Journal，1992，105（4）：312-315.

[117] Yang P J，Zhang Y F，Ge M Z，et al. Internal fixation with Ni-Ti shape memory alloy compressive staples in orthopedic surgery: a review of 51 cases. Chinese Medical Journal，1987，100（9）：712.

[118] Zhao X，Zhu Z A，Wang Y，et al. Nickel-titanium shape-memory sawtooth-arm embracing fixator for periprosthetic femoral fractures. International Orthopaedics，2012，36（3）：619-626.

[119] Drugacz J，Lekston Z，Morawiec H，et al. Use of TiNiCo shape-memory clamps in the surgical treatment of mandibular fractures. Journal of Oral & Maxillofacial Surgery: Official Journal of the American Association of Oral & Maxillofacial Surgeons，1995，53（6）：665.

[120] Fischer. Shape memory and superelastic technologies（SMST）. Minimally Invasive Therapy & Allied Technologies ，2004，13（4）：216-217.

[121] Scholz R，Pretzsch M，Matzen P，et al. Treatment of periprosthetic femoral fractures associated with total hip

arthroplasty. Zeitschrift fur Orthopadie und Ihre Grenzgebiete，2003，141（3）：296-302.

[122] Ricart O. The Use of a Memory-shape Staple in Cervical Anterior Fusion（about 100 Human Implantations）. Berlin：Springer，2000：153-161.

[123] Tang R G，Dai K R，Chen Y Q. Application of a NiTi staple in the metatarsal osteotomy. Biomedical Medical Materials and Engineering，1996，6（4）：307.

[124] Musialek J，Filip P，Nieslanik J. Titanium-nickel shape memory clamps in small bone surgery. Archives of Orthopaedic & Trauma Surgery，1998，117（6-7）：341-344.

[125] Stinville J C，Villechaise P，Templier C，et al. Lattice rotation induced by plasma nitriding in a 316L polycrystalline stainless steel. Acta Materialia，2010，58（8）：2814-2821.

[126] Wang L，Wang C，Dunand D C. Microstructure and strength of NiTi-Nb eutectic braze joining NiTi wires. Metallurgical & Materials Transactions A，2015，46（4）：1433-1436.

[127] Cragg A，Lund G，Rysavy J，et al. Nonsurgical placement of arterial endoprostheses：a new technique using nitinol wire. Radiology，1983，147（1）：261-263.

[128] Simon M，Kaplow R，Salzman E，et al. A vena cava filter using thermal shape memory alloy. Experimental aspects. Radiology，1977，125（1）：87.

[129] Cwikiel W，Willen R，Stridbeck H，et al. Self-expanding stent in the treatment of benign esophageal strictures：experimental study in pigs and presentation of clinical cases. Radiology，1993，187（3）：667-671.

[130] Acunaş B，Rozanes I，Akpinar S，et al. Palliation of malignant esophageal strictures with self-expanding nitinol stents：drawbacks and complications. Radiology，1996，199（3）：648-652.

[131] Tack J，Gevers A M，Rutgeerts P. Self-expandable metallic stents in the palliation of rectosigmoidal carcinoma：a follow-up study. Gastrointestinal Endoscopy，1998，48（3）：267.

[132] Lopatkin N A，Morozov A V. Use of a stent in surgical procedures on the kidney and urinary tract. Urol Nefrol，1984，（6）：3-7.

[133] Lopatkin N A，Martov A G，Gushchin B L. An endourologic approach to complete ureteropelvic junction and ureteral strictures. Journal of Endourology，2000，14（9）：721-726.

[134] Gottfried H W，Schlmers H P，Gschwend J，et al. Thermosensitive stent（Memotherm）for the treatment of benign prostatic hyperplasia. Archivos Espaoles de Urología，1994，47（9）：943-946.

[135] Gottfried H W，Gnann R，Brändle E，et al. Treatment of high-risk patients with subvesical obstruction from advanced prostatic carcinoma using a thermosensitive mesh stent. British Journal of Urology，2015，80（4）：623-627.

[136] Yachia D，Markovic Z，Markovic B B，et al. Endourethral prostheses for urethral stricture. Acta Chirurgica Iugoslavica，2007，54（3）：105-114.

[137] Rauber K，Syed-Ali S，Hofmann M，et al. Endotracheal placement of balloon-expanded stents：an experimental study in rabbits. Radiology，1997，202（1）：281-283.

[138] Filip P. Titanium-Nickel Shape Memory Alloys in Medical Applications. Titanium in Medicine. Berlin：Springer，2001.

[139] Himpens J M. Laparoscopic inguinal hernioplasty. Medical Journal of Australia，1993，158（1）：315-318.

[140] Frank T，Willetts G J，Carter F，et al. Clamping the small intestine during surgery：predicted and measured sealing forces. Proceedings of the Institution of Mechanical Engineers Part H：Journal of Engineering in Medicine，1995，209（2）：111-115.

[141] Sanders J O，Sanders A E，More R，et al. A preliminary investigation of shape memory alloys in the surgical

correction of scoliosis. Spine，1993，18（12）：1640-1646.

[142] Wang J F，Lu S B，Xu S Q. Analysis of the cause of revision after hip joint replacement. Zhonghua Wai Ke Za Zhi，1986，24（12）：740-743.

[143] Wang Y，Zheng G，Zhang X，et al. Temporary use of shape memory spinal rod in the treatment of scoliosis. European Spine Journal，2011，20（1）：118-122.

[144] Baumgart F，Bensmann G，Haasters J，et al. On Dwyer's scoliosis operation using memory alloy wire（author's transl）. Archives of orthopaedic and traumatic surgery. Archiv fur Orthopadische und Unfall-Chirurgie，1978，91（1）：67-75.

[145] Lu S B，Wang J F，Guo J F. Treatment of scoliosis with a shape-memory alloy rod. Zhonghua Wai Ke Za Zhi，1986，24（3）：129.

[146] Wever D，Elstrodt J，Veldhuizen A，et al. Scoliosis correction with shape-memory metal: results of an experimental study. European Spine Journal，2002，11（2）：100-106.

[147] Singh D，Sinha S，Singh H，et al. Use of nitinol shape memory alloy staples（NiTi clips）after cervical discoidectomy: minimally invasive instrumentation and long-term results. Minim Invasive Neurosurg，2011，54（04）：172-178.

[148] Dai K R. Orthopedic application of a Ni-Ti shape-memory alloy compression staple. Zhonghua Wai Ke Za Zhi，1983，21（6）：343-345.

[149] Iwabuchi T，Suzuki S，Ebina K，et al. Memory clip for intracranial aneurysm surgery. Technical note. Journal of Neurosurgery，1975，42（6）：733-735.

[150] Mccarty E C，Ritchie P，Gill H S，et al. Shoulder instability: return to play. Clinics in Sports Medicine，2004，23（3）：335-351.

[151] Bynum J A. Comparative testing by cyclic loading of rotator cuff suture anchors containing multiple high-strength sutures. Arthroscopy: The Journal of Arthroscopic & Related Surgery，2010，26（9）：S134-S41.

[152] Ritchie P K，Mccarty E C. Metal and plastic suture anchors for rotator cuff repair. Operative Techniques in Sports Medicine，2004，12（4）：215-220.

[153] Raskin R B. Toxicity of silver amalgam: fact or fiction. New York State Dental Journal，1984，50（9）：582，585，587.

[154] Fjällborg B，Li B，Nilsson E，et al. Toxicity identification evaluation of five metals performed with two organisms（daphnia magna and lactuca sativa）. Archives of Environmental Contamination & Toxicology，2006，50（2）：196.

[155] Hemati S，Asnaashari O，Sarvizadeh M，et al. Topical silver sulfadiazine for the prevention of acute dermatitis during irradiation for breast cancer. Supportive Care in Cancer，2012，20（8）：1613-1618.

[156] Chaw K C，Manimaran M，Tay F E. Role of silver ions in destabilization of intermolecular adhesion forces measured by atomic force microscopy in staphylococcus epidermidis biofilms. Antimicrobial Agents & Chemotherapy，2005，49（12）：4853.

[157] Seil J T，Webster T J. Antimicrobial applications of nanotechnology: methods and literature. International Journal of Nanomedicine，2012，7（1）：2767-2781.

[158] Cheruthazhekatt S，Černák M，Slavíček P，et al. Gas plasmas and plasma modified materials in medicine. Journal of Applied Biomedicine，2010，8（2）：55-66.

[159] Qiu Y，Zhang N，An Y H，et al. Biomaterial strategies to reduce implant-associated infections. International Journal of Artificial Organs，2007，30（9）：828-841.

[160] Okada Y，Kuo Y J，Hida S，et al. Penile implantation surgery for organic impotence due to radical cystectomy or prostatectomy. Hinyokika Kiyo Acta Urologica Japonica，1987，33（10）：1640.

[161] Rowe P H, Royle M G. Use of Jonas Silicon-Silver prosthesis in erectile impotence. Journal of the Royal Society of Medicine, 1983, 76 (12): 1019.

[162] Black J. Biological performance of tantalum. Clinical Materials, 1994, 16 (3): 167.

[163] Oppenheimer B S, Oppenheimer E T, Danishefsky I, et al. Carcinogenic effect of metals in rodents. Cancer Research, 1956, 16 (5): 439-441.

[164] Matthay R A, Balzer P A, Putman C E, et al. Tantalum oxide, silica and latex: effects on alveolar macrophage viability and lysozyme release. Investigative Radiology, 1978, 13 (6): 514-518.

[165] Khalid M. Mechanical tantalum suture in kidney resection. Urol Nefrol, 1981, 14 (3): 49-52.

[166] Kalinina T V, Bogomolova O R. Tantalum epineural suture. Voprosy Neĭrokhirurgii, 1959, 23: 41.

[167] Bando S. The experimental and clinical studies on the anastomosis of the intercostal nerve to the splanchnic nerve by means of metal tantalum foil (an operative procedure on the so-called abdominal neurosis). Kobe Ika Daigaku Kiyo, 1964, 26 (3): 98-112.

[168] Kalinina T V. The fate of tantalum clamps in anastomoses of the digestive tract. Khirurgiia, 1968, 44 (2): 97.

[169] Vyrzhikovskaia M F. Experimental x-ray observations on tantalum staples placed on the gastric stump with an apparatus for double row mechanical suture. Eksperimentalnaia Khirurgiia, 1959, 4 (3): 38.

[170] Jr A A, Tamari M J. Treatment of anterior laryngeal stenosis by tantalum plate implant. Imj Illinois Medical Journal, 1953, 103 (3): 175-178.

[171] Molicki R, Kłaptocz B, Sypniewski M, et al. Methods for perforation of tantalum plates used in cranioplasty. Czas Stomatol, 1979, 32 (6): 595-599.

[172] Balla V K, Banerjee S, Bose S, et al. Direct laser processing of tantalum coating on titanium for bone replacement structures. Acta Biomaterialia, 2010, 6 (6): 2329-2334.

[173] Dittrick S, Balla V K, Bose S, et al. Wear performance of laser processed tantalum coatings. Materials Science & Engineering C, 2011, 31 (8): 1832-1835.

[174] Nebosky P S, Schmid S R. Formability of porous tantalum sheet-metal. Proceedings of the Iop Conference Series: Materials Science & Engineering, 2011.

[175] Wilson D A J, Richardson G, Hennigar A W, et al. Continued stabilization of trabecular metal tibial monoblock total knee arthroplasty components at 5 years-measured with radiostereometric analysis. Acta Orthopaedica, 2012, 83 (1): 36-40.

[176] Sternheim A, Backstein D, Kuzyk P R, et al. Porous metal revision shells for management of contained acetabular bone defects at a mean follow-up of six years: a comparison between up to 50% bleeding host bone contact and more than 50%contact. Journal of Bone & Joint Surgery British Volume, 2012, 94 (2): 158.

[177] Delongeas J L, Burnel D, Netter P, et al. Toxicity and pharmacokinetics of zirconium oxychloride in mice and rats. Journal of Pharmacological Science, 1983, 14 (4): 437-447.

[178] Mcclinton L T, Schubert J. The toxicity of some zirconium and thorium salts in rats. Journal of Pharmacology & Experimental Therapeutics, 1948, 94 (1): 1.

[179] Hernigou P, Mathieu G, Poignard A, et al. Oxinium, a new alternative femoral bearing surface option for hip replacement. European Journal of Orthopaedic Surgery & Traumatology, 2007, 17 (3): 243-246.

[180] Bourne R B, Barrack R, Rorabeck C H, et al. Arthroplasty options for the young patient: oxinium on cross-linked polyethylene. Clinical Orthopaedics & Retated Research, 2005, 441: 159-167.

[181] Sonntag R, Reinders J, Kretzer J P. What's next? Alternative materials for articulation in total joint replacement. Acta Biomaterialia, 2012, 8 (7): 2434-2441.

[182] Bader R，Bergschmidt P，Fritsche A，et al. Alternative materials and solutions in total knee arthroplasty for patients with metal allergy. Der Orthopde，2008，37（2）：136-142.

[183] Spector B M，Ries M D，Bourne R B，et al. Wear performance of ultra-high molecular weight polyethylene on oxidized zirconium total knee femoral components. Journal of Bone & Joint Surgery：American，2001，83-A（Suppl 2）：80-86.

[184] Dalal A，Pawar V，Mcallister K，et al. Orthopedic implant cobalt-alloy particles produce greater toxicity and inflammatory cytokines than titanium alloy and zirconium alloy-based particles *in vitro*，in human osteoblasts，fibroblasts，and macrophages. Journal of Biomedical Materials Research Part A，2012，100A（8）：2147-2158.

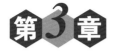

第3章

>>

医用金属材料的表面改性及其应用

3.1 ▶ 引言

医用金属材料具有高强度、高韧性、抗疲劳和耐磨损等性能优势，作为植入材料用于组织修复，主要起到力学支撑作用。其优异的加工性能和较低的成本，为其广泛应用提供了保证。另外，良好的耐腐蚀性能和生物相容性对医用金属材料的植入安全性和有效性发挥着至关重要的作用。在人体环境中，当金属材料由于腐蚀而溶出金属离子时，可能会对植入物周围组织产生一定的毒副作用，甚至产生炎症反应。较低的生物相容性会影响细胞的增殖、分化及其功能性，影响组织修复过程，甚至导致植入失败。表面改性技术不仅能保留医用金属材料的整体属性，还能根据不同的临床需求调控材料的表面性能，使金属植入物获得优异的耐腐蚀性能和生物相容性。

表面改性技术主要是通过改变材料的表面形貌或结构、化学组成，或在其表面增加另外一种物质，以达到调控材料表面性能的目的。通过表面改性处理，与人体组织直接接触的植入物的表面性能可以得到大幅改善。传统医用金属均属于生物惰性材料，而表面改性技术可以主动调控组织修复过程并实现临床应用中需求的生物功能性，例如，降低金属离子溶出导致的炎症反应、增加与组织的结合力、促进组织愈合、降低感染风险等。医用金属材料在组织修复领域中的大量应用和迅速发展与越来越成熟的表面改性技术密不可分。

与设计新的材料相比，利用表面改性技术提高医用金属材料的性能具有成本低、制造过程简单、可调控性强等特点。考虑到人体组织十分复杂，对植入材料的表面性能要求也存在明显的差异，因此表面改性技术还具有多样化的特点。目前，表面改性技术已经广泛应用于骨科、口腔科、心内科中的金属植入物器械，发展新的表面改性技术始终是医用金属材料研究发展的一个重要方向，也是生物材料领域中最为活跃和发展速度最快的一个研究方向。

常用的表面改性技术主要包括阳极氧化（anodic oxidation）、等离子喷涂

（plasma spraying）、气相沉积、喷砂酸蚀（sandblasting and acid-etching，SLA），以及其他一些表面防护和生物功能化涂层技术等。本章主要介绍表面改性技术的研究发展和表面改性技术在骨科、口腔科以及心血管支架中的应用。

3.2 表面改性技术的研究发展

3.2.1 阳极氧化技术

阳极氧化是一种传统的金属表面改性工艺，其以金属为阳极，在相应的电解液中和特定的工艺条件下，通过外加电流的作用在金属表面形成一层氧化膜，又称为电化学氧化。

阳极氧化过程一般包括以下几点[1]。①金属与电解液之间界面双电层的充电过程使金属表面形成一层氧的吸附膜。②金属在阳极电势的作用下形成金属阳离子，金属阳离子穿过膜的迁移和阴离子迁移使氧化膜在氧化溶液界面形成。在阳极氧化的初始阶段，随着氧化时间延长，电压迅速升高并逐渐达到稳定状态，这一阶段形成的氧化膜致密且稳定。③致密且电阻很大的氧化膜形成后，电流急速下降，氧化膜生长逐渐减慢。但当氧化电压增大到一定值时，同时发生氧化物的沉积和氧的析出反应，使氧化膜质量变差。

影响阳极氧化膜质量的因素有很多，主要包括电解液种类、电解液浓度、氧化电压、氧化时间、氧化温度和电流密度等[2]。

（1）电解液种类：阳极氧化使用的溶液主要有三类，包括酸性溶液、碱性溶液和盐溶液。其中酸性溶液是最为常用的阳极氧化溶液，而综合考虑植入安全性、环境问题及成本，磷酸为较理想的电解液。

（2）电解液浓度：电解液浓度增加通常使氧化膜变得薄且疏松。

（3）氧化电压：氧化电压影响氧化膜质量和颜色，过高的电压损伤氧化膜，使氧化膜质量下降。而在一定电压范围内，较高的电压有利于生成致密、均匀的膜层。

（4）氧化时间：氧化时间影响氧化膜的颜色和厚度，随着氧化时间延长，氧化膜厚度增加，但一定时间后趋于稳定。

（5）氧化温度：氧化温度是影响氧化膜厚度的主要因素，在一定温度范围内，随着氧化温度降低，氧化膜厚度逐渐增加，但温度过低会导致氧化膜脆裂。

（6）电流密度：在低的电流密度下生成的氧化膜厚度和致密度高，从而可提高表面硬度。

以钛和钛合金表面阳极氧化为例。一些学者认为在钛的阳极氧化过程中，第一步是金属表面形成了氧的吸附膜，氧化膜的生长是由于钛阳离子（Ti^{2+}）穿越膜的迁移。也有一些学者认为是由于阴离子（O^{2-}）向内迁移。最可能的是二者迁移对氧化膜共同作用,即生长发生在氧化溶液界面上[3]。在钛的阳极氧化过程中,表面氧化层经历以下变化:$TiO \rightarrow Ti_2O_3 \rightarrow TiO_2$,故在氧化膜中的钛的氧化物是非化学计量比的。在研究阳极氧化层的生长模型过程中,可获得如图 3.1 所示的电流密度-氧化时间(i-t)曲线。根据图中所示曲线的物理化学意义,可以将曲线划分为 4 个区域。

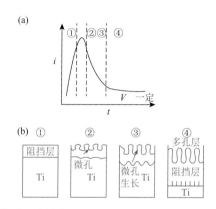

图 3.1 (a)纯钛阳极氧化膜形成的电流密度-氧化时间曲线;(b)各区域间阳极氧化膜结构变化示意图

在区域①中,电流密度急剧升高,达到峰值,钛表面的氧化膜厚度也相应迅速增加到由外加电压决定的致密阻挡层的厚度,此区域中的氧化膜存在均匀溶解现象。在区域②中,电流密度短暂稳定在峰值,阻挡层氧化膜被击穿,电流密度分布并不均匀,在低谷处电流密度增加,而在高脊处电流密度降低,表面出现许多细小的微孔。在区域③中,漏电电流密度值急剧减小,而由于电化学溶解,一部分低谷继续生长成为微孔,另一部分低谷停止生长。在区域④中,电流密度稳定在低值,膜层阻挡层的厚度足够使得电路处于近似短路状态,外层膜呈现多孔状态,即为较薄的多孔层。

大量研究结果表明,由于电解液、钛合金成分和工艺条件的不同,形成的氧化膜性质、组成及晶体结构也不相同。一般使用磷酸、硼酸及其盐类的水溶液作为电解液时,可形成厚的氧化膜;使用熔盐和非水溶液作为电解液时,则生成较薄的氧化膜[4]。研究表明,影响氧化钛膜生长的最大因素是外加槽电压,并且钛阳极氧化生成的氧化膜厚度与外加电压成正比。

3.2.2 等离子喷涂技术

等离子喷涂是制备植入器械表面涂层的常用方法。该制备技术成熟、工艺简单、自动化程度高，而且涂层材料体系选择范围广，涂层致密，厚度易于控制。

等离子喷涂的工作原理可简述为：在直流电极之间产生的电弧被喷枪内的高压工作气体压缩，形成高电流密度与高温的电弧。电弧将通过电极之间的工作气体电离化，形成高温、快速和高能量的等离子体火焰流。喷枪将喷涂粉末送入等离子体火焰流中，火焰流将喷涂粉末熔化成液滴，并以一定动能喷射撞击到涂层材料（基体）表面。在产生碰撞的瞬间，粒子动能和大部分热能被基体以热的形式带走，液滴在基体的表面迅速铺展并冷却凝固。随着液滴的不断凝固累积，其会黏结在一起而形成层状结构的涂层[5]。等离子喷涂原理如图 3.2 所示。

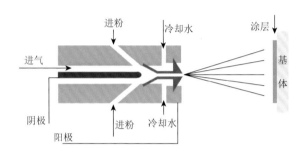

图 3.2　等离子喷涂示意图

等离子喷涂工艺对涂层中的相组成、结晶度、孔隙率等影响较大。涂层由大量熔融冷却变形的颗粒相互交叠沉积在一起形成层状组织结构，这种结构会产生残余应力，进而不可避免地形成气孔和微裂纹。因此，等离子喷涂需要严格控制工艺参数。等离子喷涂工艺参数主要包括喷涂距离、主气/辅气/载气流量、送粉量及喷涂功率等[6]。

（1）喷涂距离：等离子焰流对导入的喷涂粉末进行加热和加速，粉末在飞行一段合适的喷涂距离后撞击基体，充分铺展，并冷却凝固形成涂层，因而合适的喷涂距离对涂层性能影响很大。当喷涂距离太小时，粉末粒子受等离子焰流加热及加速的时间过短，粉末受热不充分，动能偏低，不能形成致密的涂层。当喷涂距离过长时，粒子飞行时间变长，颗粒的温度和速度降低，使其表面再次凝固，会导致熔融颗粒撞击到基体表面的动能减少，到达基体时的变形程度减小，使涂层的致密程度降低，涂层质量降低。

（2）主气/辅气/载气流量：通入喷枪用于压缩电弧并发生电离的气体称为主气，等离子喷涂常用 Ar 作为主气。为了提高等离子弧的热焓，在离子气中加入 N_2，称之为辅气；用于带动粉末的气体称为载气。主气/辅气的流量是重要的工艺参数，会直接影响等离子焰流的热焓和流速，继而影响喷涂效率和涂层孔隙率。气流量过大会冷却等离子焰流，使其热焓和温度下降，不利于粉末的加热，粉末熔化不均匀，使喷涂效率降低，涂层组织疏松，孔隙率增加。气流量过小，使喷枪工作电压下降，导致等离子焰流软弱无力，并容易引起喷嘴烧蚀。载气对涂层质量的影响尤其严重，载气流量过小会使粉末难以到达焰流中心；载气流量过大则会使粉末穿过焰流中心，产生严重的"边界效应"，致使涂层疏松，结合强度降低。

（3）送粉量及喷涂功率：这两个参数是互相联系的。当送粉量不变时，喷涂功率过小，则粉末熔化不够充分，涂层中夹杂的生粉多，粉末撞击基板时的变形不够充分，并有较多的粉末反弹损失，沉积效率降低，涂层质量下降。若喷涂功率过大，虽然粉末的熔化和撞击变形良好，但粉末受热分解严重，且熔化粒子飞溅严重，同样使沉积效率降低，涂层质量下降。因此，对于一定粒度的粉末，送粉量的大小和喷涂功率要相匹配。

在等离子喷涂过程中，熔化粒子是构成等离子喷涂涂层的基本单元。由于等离子喷涂得到的特殊层状结构，涂层的力学性能很大程度上是通过单个粒子内部的力学性能和粒子间的界面来共同决定的。研究表明，粒子间并不能保证完全的机械结合[7]。因此，提高单个粒子力学性能以及改善粒子间的界面结合也是提升等离子喷涂涂层力学性能的重要手段。

3.2.3　气相沉积技术

气相沉积技术是利用气相物质或将物质转变为气相后，通过物理或化学反应过程，在基体表面沉积具有特殊性能薄膜的技术。按照沉积过程的不同，可分为物理气相沉积（physical vapor deposition，PVD）和化学气相沉积（chemical vapor deposition，CVD）。

PVD 是利用热蒸发、粒子溅射、激光束等物理方式，实现物质以气相转移并沉积至基体形成薄膜的过程。与 CVD 不同，PVD 往往在较低的气体压力条件下发生物理反应，气相及基体表面并不发生化学反应。PVD 技术主要包括蒸发、溅射、离子镀等。蒸发法具有沉积速度较快、真空度较高及薄膜纯度较高等特点。溅射法具有化学成分易控制、薄膜与基体结合力较高等特点。离子镀具有薄膜致密均匀、沉积面积大和沉积速率高等特点[8]。

CVD 是利用气相反应物，通过原子、分子间的化学反应在基体表面沉积形成薄膜的过程。CVD 多数是在相对较高的气体压力下发生的化学反应，较高的气压有利于提高薄膜的沉积速率。CVD 不受复杂结构的限制，可以均匀地沉积在基体表面。影响薄膜沉积的因素包括温度、气压、气体组成、激发状态、基体表面状态等。根据沉积薄膜种类和反应条件的不同，CVD 装置分为低温型和高温型、低压型和常压型，以及冷壁型和热壁型。根据气体的激发状态分为基本

CVD 装置和等离子增强化学气相沉积（PECVD）装置。PECVD 技术利用辉光放电等离子体降低了化学气相反应所需激活能，进而可显著降低反应温度。PECVD 技术可以使在高温下才发生的反应在低温下实现，并且可以在基体上沉积高质量的薄膜。

3.2.4　喷砂酸蚀技术

喷砂酸蚀指首先在特定压力下，通过高速气流将一定粒径的研磨颗粒按照一定角度喷射到特定材料表面，从而在表面产生微米尺度凹陷；然后采用酸液清洗获得亚微米尺度的二级孔结构，最终获得不规则粗糙表面，如图3.3所示。气体压强、喷砂时间、喷砂角度、研磨颗粒材料和粒径等均会影响表面的粗糙度和形貌。研磨颗粒可以采用金属氧化物材料（如Al_2O_3、TiO_2），也可采用非金属陶瓷材料（如羟基磷灰石、磷酸钙等）。喷砂酸蚀的特点在于喷砂后进行酸蚀处理，可清除掉残留在材料表面的喷砂颗粒，不但保留了喷砂形成的较大"凹面"（一级孔洞结构），而且增加了酸蚀形成的较小"凹陷"（二级孔洞结构），使材料表面形成了多级孔结构。喷砂造成的凹陷能够促进细胞在材料表面的驻留，而酸蚀处理使材料表面的砂坑深度增加，成骨细胞黏附增强，能达到类似于细胞性伪足的效果，出现细胞黏附现象[9]。常见的酸蚀介质有HCl、H_2SO_4、HF、HNO_3及其混合液。

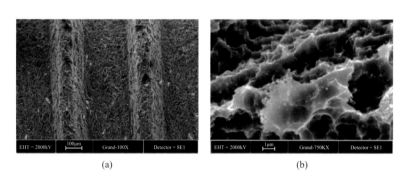

(a)　　　　　　　　　　　(b)

图 3.3　钛种植体表面经喷砂酸蚀处理后的扫描电镜照片

（a）低倍；（b）高倍

3.2.5　其他

除上述方法外，常见的表面改性技术还包括：电镀、化学镀、溶胶-凝胶、微弧氧化、激光熔覆、电化学反应、热化学、热喷涂、离子注入、激光硬化、激光合金化、化学氧化等[10]。溶胶-凝胶（sol-gel）法的基本原理是以适当的无机盐或有机盐溶液作为前驱体，以酸或碱作为催化剂，使其发生水解、缩聚反应，在基体表面胶凝形成薄膜[11]，即稳定的溶胶体系。在胶凝过程中，胶粒相互作用变成骨架或网络结构，失去流动性，而大部分溶剂依然在凝胶骨架中保留，且能自由流动[12]。这种特殊的网架结构赋予了凝胶较大的比表面积及良好的烧结活性。其前驱体溶液具有良好的流动性、成膜性及渗透性，能够明显提高铝、镁等合金的化学耐久性，防止其氧化并抑制腐蚀[13]。凝胶形成过程如图 3.4 所示。

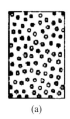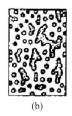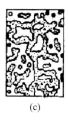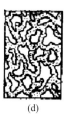

(a)   (b)   (c)   (d)

图 3.4　凝胶形成过程示意图[14]

(a) 溶胶；(b) 聚合；(c) 凝胶；(d) 老化

近年来，人们针对溶胶-凝胶封孔技术进行了大量研究，主要目的是在金属材料表面获得一种复合涂层，以进一步提高涂层的保护质量，从而提高活性材料的耐腐蚀性能。Shi 等[15]利用 TiO_2 溶胶-凝胶法，通过多次浸渍，在微弧氧化（MAO）层上获得一层 12μm 厚的更稳定的复合涂层，显著提高了镁合金的耐腐蚀性能。Shang 等[16]对 MAO 镁合金进行溶胶-凝胶浸渍封孔处理，得到约 5μm 厚的 SiO_2-ZrO_2 涂层，结果显示溶胶-凝胶层覆盖了大多数 MAO 层中存在的孔洞和微裂纹，同样显著提高了镁合金表面 MAO 层的耐腐蚀性能。

随着激光技术的快速发展，采用激光技术对金属进行表面改性的研究越来越多。如激光硬化技术，其基本原理为通过激光照射，材料表面局部快速加热熔化和冷却，进而获得非常细小的非平衡快速凝固组织，可明显提高材料表面的显微硬度，耐磨和耐腐蚀性能也能得到提高和改善[17]，但其作用范围有限，只能改变材料表面组织[18]。因此，在激光硬化技术的基础上，继续发展出激光合金化技术和激光熔覆技术[19, 20]，以期达到改变材料表面成分的目的。激光熔覆技术的基本原理为利用高能密度的激光束将具有不同成分、性能的合金与基材表面快速熔化，之后快速凝固形成一种表面涂层[17, 21]，如图 3.5 所示[22]。陈传忠等[23]利用激光熔覆技术在纯钛表面制备了 HA 梯度涂层，涂层中出现了少量有利于骨组织在种植体表面附着生长的微孔，与简单的打磨处理相比，具有更好的生物活性[24, 25]。

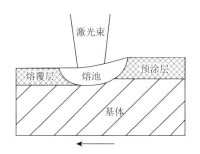

图 3.5　预涂式激光熔覆工艺[22]

3.3　表面改性技术的医学应用

3.3.1　表面改性技术在骨科中的应用

1. 阳极氧化

医用金属材料（如 316L 不锈钢、钛及钛合金）表面的阳极氧化膜具有良好的耐腐蚀性能和力学性能，且能降低细胞毒性，提高植入体的生物相容性。此外，阳极氧化膜具有微米级的多孔结构，能够提高骨组织与植入体之间的结合力，并改善成骨细胞的活性。因而，阳极氧化技术广泛应用于骨科用金属材料的表面改性。

阳极氧化是医用不锈钢常用的表面处理工艺。张艳梅等[26]通过优化电解液浓度、氧化电压和时间，并引入适当的添加剂，采用磷酸二氢钠体系的电解液在 316L 不锈钢表面制备出呈现有序纳米级蜂窝状多孔结构的阳极氧化膜。黄家强[27]研究了电解液含水量、电解质浓度、电解液温度、氧化电压和氧化时间对氧化膜的影响，通过优化阳极氧化工艺参数并使用含 Cu^{2+} 的电解液，在 430 不锈钢表面制备出具有抗菌特性的阳极氧化膜，抗菌率超过 99.9%。图 3.6 显示了不含 Cu 的阳极氧化膜具有明显的蜂窝状结构，而含 Cu 的阳极氧化膜无明显的多孔结构，表明电解液成分对阳极氧化膜结构和特性有显著的影响。卢文静[28]使用含有高氯酸的乙二醇溶液进行阳

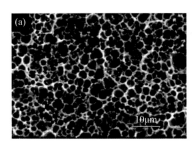
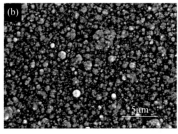

图 3.6　430 不锈钢表面阳极氧化膜（a）和含 Cu 阳极氧化膜（b）的扫描电镜照片[27]

极氧化，在 316L、304-Cu 和 904L 三种不锈钢上制备出纳米多孔氧化膜，如图 3.7 所示。覃康[29]分别使用硝酸和磷酸对 304 不锈钢进行阳极氧化，均获得了纳米级多孔结构的氧化膜。

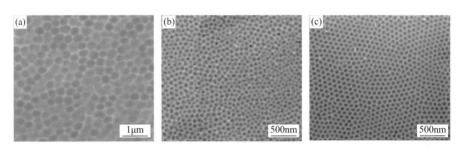

图 3.7 不同不锈钢表面阳极氧化膜的扫描电镜照片[28]

（a）316L；（b）304-Cu；（c）904L

钛合金因具有高的力学性能、优异的耐腐蚀性能和生物相容性，以及低的密度和杨氏模量，在骨科临床中获得广泛应用。阳极氧化是骨植入钛合金最常用的表面处理工艺之一。张远[30]采用阳极氧化技术在纯钛和 Ti6Al4V 合金表面制备 TiO_2 纳米管阵列，如图 3.8 所示，阳极氧化后的样品具有更高的亲水性，能够促进蛋白质和细胞的黏附，并且有利于细胞的增殖和分化。刘帅[31]发现，阳极氧化后的钛合金表面形成了纳米微管结构的 TiO_2，这种结构表面能够提高成骨细胞的黏附、增殖和分化能力，促进早期成骨，而且具有更好的内植物-骨组织界面稳定性。Yang 等[32]发现相对于未处理的纯钛，阳极氧化后的纯钛在 Hank 溶液中浸泡后表面上会沉积更多的磷灰石，表现出更强的生物活性。

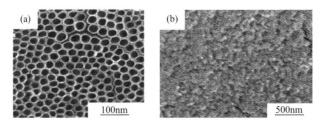

图 3.8 纯钛（a）和 Ti6Al4V 合金（b）表面形成的 TiO_2 纳米管阵列的扫描电镜照片[30]

值得注意的是，阳极氧化在金属表面形成的无色透明金属氧化物膜能够强烈地反射和折射光线，发生干涉作用。因而当金属具有不同厚度的氧化膜时，会呈现不同的颜色。因此通过调整氧化时间和温度可以显著改变阳极氧化膜的厚度，从而使金属呈现不同颜色，这使医用金属材料在性能提升的同时提高美感，也丰富了医用金属材料的应用。不锈钢在一定的条件下进行阳极氧化后呈现金黄色，且具有较高的耐点蚀性能、耐磨性能及高的光洁度。钛合金在不同工艺参数下进行阳极氧化后呈现出多种不同的颜色，图 3.9 显示了 Ti6Al4V 合金在不同电压下进行阳极氧化获得的不同颜色。

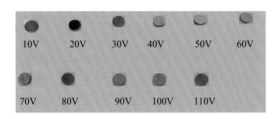

图 3.9　Ti6Al4V 合金的阳极氧化电压与表面颜色的关系[33]

近年来，镁合金由于良好的生物相容性、生物可降解特性，较好的力学性能，与人骨相近的杨氏模量和密度，在骨科领域中的应用受到广泛关注。但镁合金的腐蚀（降解）速率较高会引发植入风险，因此常采用阳极氧化技术来降低镁合金的腐蚀速率。Lei 等[34]通过阳极氧化在 Mg-Zn-Ca 合金上制备 MgO 层，使镁合金的耐腐蚀性能得到大幅提高。因此，阳极氧化技术为推动可降解镁合金的临床提供了一条技术途径。

2. 等离子喷涂

在骨科应用中，多采用等离子喷涂技术在钛合金植入体表面制备羟基磷灰石涂层（HA 涂层）。由于与骨组织的主要成分相似，HA 涂层可改变植入体表面的化学结构，因而显著改善了植入体的生物活性，提高了其与骨的结合能力。与电泳沉积法、溶胶-凝胶法等 HA 涂层制备技术相比，等离子喷涂技术具有沉积速率高、成本低等特点。目前，采用等离子喷涂技术在钛合金表面制备 HA 涂层主要存在以下几个问题。

（1）HA 在高温等离子火焰中容易分解，并生成易溶解的非晶相。

（2）涂层中的相组成随着喷涂参数的不同，变化很大。

（3）HA 是陶瓷材料，而钛合金是金属材料，两者之间的物理性能（如热膨胀系数）差异大，导致涂层的内应力高，结合强度低。

因此，采用等离子喷涂技术在钛合金表面制备 HA 涂层的研究主要集中在以下两个方面。

（1）优化喷涂工艺参数，提高涂层的使用性能。

（2）提高金属基体与涂层的界面结合强度。涂层与基体界面间通过机械嵌合的结合强度低，通常小于 20MPa，不能满足对植入体表面涂层结合强度的要求。

在常规等离子喷涂中，需要先将喷涂粉末制成流动性好的颗粒才能进行喷涂，以利于粉料输送。悬浮液等离子喷涂是用液料取代粉末喂料作为喷涂的前驱体，液料注入等离子后可以直接制备出纳米结构涂层，是目前等离子喷涂技术中新的热点方向[35]。有研究表明，悬浮液等离子喷涂技术具有可以控制纳米晶粒生长、避免二次造粒、纳米粉末输送更加容易、悬浮液前驱体适用性强、涂层工艺更加简化、成本低等优点。悬浮液等离子喷涂制备纳米涂层技术的应用前景被看好[36]。

大量研究表明，在 HA 中添加第二相是其增韧的重要方法。目前，常用的增韧材料主要有氧化物陶瓷颗粒（ZrO_2、Al_2O_3、TiO_2）、Ti 等。Khor 等[37]在钛合金表面制备 HA-ZrO_2 复合涂层[38]以及氧化钇稳定氧化锆（YSZ）作为增强相的 HA-YSZ 复合涂层。与单层 HA 相比，复合涂层的显微硬度及弹性模量明显升高，主要原因是增强相的热稳定性好，热膨胀系数与钛合金基体相近，增强了界面间的键合力，并释放了涂层残余应力，从而提高了涂层与基体的结合力。复合涂层的显微硬度、断裂韧性、杨氏模量和结合强度显著提高，并且涂层浸泡于模拟体液（SBF）中的溶解性降低。郑学斌和丁传贤[39]通过将纯钛粉与 HA 粉末混合，制备了 HA-Ti 复合涂层。与 HA 涂层相比，复合涂层的硬度与结合强度明显提高，且涂层结合强度随 Ti 含量增加而相应提高。Tercero 等[40]在 HA 涂层中添加 20wt%的 Al_2O_3，涂层的断裂韧性由 0.71MPa·$m^{1/2}$ 提高到 1.83 MPa·$m^{1/2}$，提高了 158%。添加 20wt% ZrO_2 后，HA-ZrO_2 的断裂韧性达到了 1.6MPa·$m^{1/2}$[41]。氧化物陶瓷优异的力学性能、ZrO_2 的相变增韧、微裂纹增韧等是主要的增韧机制。30wt% HA-YSZ 复合涂层和纯 HA 相比，涂层的孔隙率降低，其显微硬度提高了 77%[42]。这些优异的力学性能使涂层的耐磨性得到提高，涂层的磨损率降低。Zhao 等[43]研究表明，在 HA 中加入 Ti 可以提高其力学性能，在 HA 中添加 50wt %Ti 的显微硬度最高可达 4.8GPa。另外，在 HA 涂层中加入氧化物陶瓷，在涂层表面可以形成磷酸盐，成骨细胞易于在涂层表面黏附。

值得注意的是，在上述研究中生物惰性颗粒的加入虽然可以提高 HA 涂层的力学性能，但由于添加量过大（一般为 20wt%～50wt%），势必会降低涂层的生物活性。例如，Ning 等[44]对 HA-ZrO_2 复合涂层进行了相关生物学试验，表明 HA-ZrO_2 复合涂层在植入动物体内 12 周后还没有观察到骨整合现象，而 HA 涂层在 6 周后就可以看到骨整合现象。Tercero 等[40]将细胞在 20wt% HA-Al_2O_3 复合涂层表面培养 1 天后，细胞的附着率为 49.5%，而细胞在 HA 涂层上的附着率为 79%。

等离子喷涂也被用于制备多孔 Ti 与 Ta 涂层。目前，等离子喷涂 Ti 涂层用于人工骨植入件的表面改性，已经在临床上得到应用，表现出良好的力学性能和生物学性能。考虑到 Ta 优异的生物相容性，等离子喷涂制备钽涂层的研究也较热门。涂层的截面硬度为 167～229HV，比激光熔覆方法制备的涂层更接近人体骨组织。植入人体后，较低的硬度有助于降低应力遮挡效应，提高其使用寿命。Tang 等[45]采用真空等离子喷涂制备多孔 Ta 涂层，该涂层可有效缓解钛种植体与骨组织之间的力学不相容性。与 Ti 涂层相比，Ta 涂层表面能够更好地促进人骨髓充质干细胞（hBMSC）黏附、增殖和成骨分化。此外，植入兔股骨缺损模型的研究证实，多孔 Ta 涂层种植体具有良好的骨整合和促进新骨形成的能力。然而，目前采用等离子喷涂 Ta 涂层存在孔隙率不高、整体弹性模量相对于骨组织仍偏高等不足之处。

3. 气相沉积

目前，气相沉积技术用于人工关节、骨缺损填充等植入物已经在临床中大量使用。人工关节在服役过程中，关节的头-臼结构经历千万次的摩擦运动。摩擦导致的磨损会引起人工关节的结构改变，同时磨屑和大量金属离子的溶出导致周围组织炎症反应等问题。类金刚石（DLC）薄膜具有优异的生物相容性和耐磨损性能。物理气相沉积和化学气相沉积技术均可用于制备 DLC。采用 DLC 修饰的人工关节，可以明显提高耐磨损和耐腐蚀性能[46]。

部分类金刚石表面修饰的金属人工关节已在临床中使用。然而，长期临床结果显示，DLC 修饰的人工关节存在薄膜剥落，进而导致大量金属离子溶出等问题。研究表明，这与薄膜与基体间结合力不足和界面发生腐蚀有关。为了提高 DLC 薄膜的长期稳定性，采用元素掺杂和多层膜结构设计等方法，来降低薄膜内应力和薄膜孔隙率，提高界面结合力[47, 48]。图 3.10 为具有周期性结构的 DLC/TiC 多层膜。最近发展的气相沉积技术使 DLC 的界面结合力大幅提高，耐腐蚀性能也得到明显改善，有利于提高薄膜的长期稳定性。优化后的 DLC 修饰人工关节有望在未来大量应用于临床。

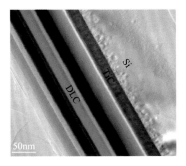

图 3.10　具有周期性结构的 DLC/TiC 多层膜横截面照片[47]

具有骨小梁结构的多孔钽金属可用于治疗骨缺损。通过调整孔隙率，多孔钽植入物的弹性模量达到可 1GPa（松质骨）至 15GPa（皮质骨）之间，从而避免应力遮挡效应导致的骨吸收。钽具有优异的耐腐蚀性能和生物相容性。骨小梁多孔钽金属有利于骨组织的长入，增加与骨组织的结合力，加速骨组织的再生和重建，适用于关节置换和骨组织替代等领域。多孔钽植入物已经应用于临床，包括髋臼组件、股骨干、胫骨组件、髌骨组件、脊柱植入物和肱骨干等[49]。另外，多孔钽还用于制作牙种植体以及作为单独部件应用于骨缺损的填充。

一般采用化学气相沉积技术制备多孔钽金属。在高温下将气相的钽化合物还原为纯钽，并沉积到多孔基体上制备出多孔钽金属。常用的钽化合物为五氯化钽，还原气体为氢气。通过控制化学气相沉积的基体温度、氢气流量、反应原料量、工作气压等因素，调控钽涂层的生长速度和质量。通过延长沉积时间来增加涂层厚度。目前临床应用的多孔钽金属采用的基体为泡沫碳，如图 3.11 所示[50]。多孔碳化硅也是可选择的基体材料[51]。然而，这两种基体制备的多孔钽金属需要较大量的钽，而钽原料的价格昂贵。近期有研究以多孔钛为基体，利用化学气相沉积技术制备多孔钽涂层[52]。这种技术可以同时发挥多孔钛的优异力学性能和钽金属的优异生物相容性，与多孔碳或碳化硅为基体相比，大大降低了钽涂层厚度和原材料成本。尤其是在 3D 打印多孔钛制备工艺更加成熟的趋势下，这种钽涂层技术有望在未来大量应用于临床。

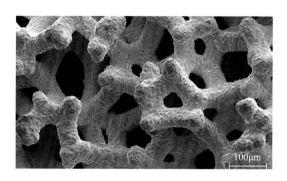

图 3.11　泡沫碳为基体的多孔钽金属[50]

3.3.2　表面改性技术在口腔科中的应用

1. 阳极氧化

钛及钛合金应用于牙种植体、颌面骨折固定等口腔植入器械，对其表面进行阳极氧化处理所形成的一层氧化物层（图 3.12），不仅可改善钛及钛合金的耐磨、耐蚀等性能[53-55]，同时还具有诱发磷灰石形核[56, 57]和表面着色处理等作用。此外，在阳极氧化过程中，还可以添加 Mg 等电解质以提高钛表面的生物活性。

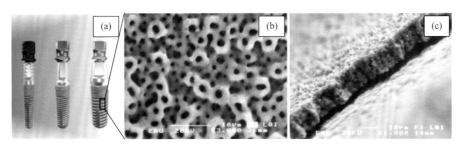

图 3.12　（a）阳极氧化在钛基牙种植体上的应用；（b，c）阳极氧化表面和截面的扫描电镜照片

　　Yang 等[58]研究显示，在硫酸溶液中阳极氧化处理的纯钛具有较好的生物活性，并且在不同电压和不同硫酸浓度条件下，钛表面的氧化层具有不同含量的锐钛矿相或金红石相，这些晶相可促进羟基磷灰石在钛表面的生成。图 3.13 所示为机械打磨纯钛表面和阳极氧化纯钛表面在 SBF 溶液中浸泡 6 天后，表面形成羟基磷灰石的扫描电镜照片。在相同时间内，阳极氧化表面已经形成均匀的羟基磷灰石，而机械打磨表面仍然可以看见清晰的磨痕，仅有少量覆盖。实际上，钛及钛合金优异的生相容性主要归因于表面附着的氧化层，其主要优点如下：

（1）TiO_2 具有较低的固有毒性。

（2）$Ti(IV)O_2$ 在水中的溶解度很低。

（3）$Ti(IV)_{(aq)}$ 与生物分子的反应活性很低，接近化学惰性。

（4）过氧化物化学现象具有明显的抗炎作用[59]。

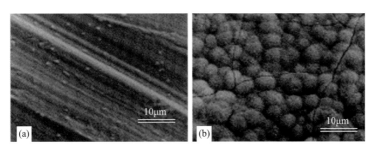

图 3.13　机械打磨纯钛表面（a）和阳极氧化纯钛表面（b）在 SBF 溶液中浸泡 6 天后的表面扫描电镜照片

　　目前临床使用的瑞典 Nobel Biocare 公司开发的系列 TiUnite（钛易耐）牙种植体就是采用阳极氧化技术处理表面，如图 3.14 所示。可见植入物表面表现出火山状的多孔形态，其孔径在 0.25～2μm 范围内，是一种高度晶体化且富含磷酸盐的钛氧化合物表面[60]。这种表面具有良好的骨传导能力，即能够直接在表面上和

沿着表面形成并沉积成骨，能够增强骨结合。与机械加工的钛植入物相比，具有阳极氧化 TiO_2 表面的植入物引起的骨吸收更少，颚骨质量差似乎不会影响植入效果[61]。具有氧化微结构表面的植入物即刻种植时可得到与延迟种植时相当的良好结果。首次长期植入种植体（1～5 年）的临床结果表明[62]，使用氧化表面种植体时，骨质退化逐渐减少，而种植体的稳定性却有所提高。当获得良好的固定时，会尤其表现在种植体周围的软骨组织中。这在自体骨移植中获得了相似的结果，并提高了种植体治疗的可预见性。

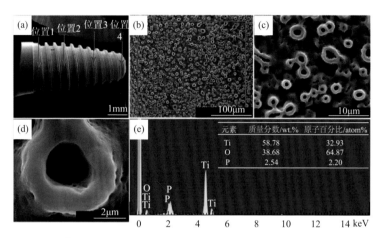

图 3.14 （a）TiUnite®牙种植体的低倍扫描电镜图像；（b～d）TiUnite 表面的扫描电镜高倍图像，显示特征性的火山多孔结构；（e）对存在 Ti、O 和 P 的涂层进行能量色散 X 射线分析，扫描区域在图（b）中用方形框标记[60]

2. 等离子喷涂

等离子喷涂技术在口腔科领域主要应用于牙种植体。传统硬质金属材料制成的人工牙种植体的刚性很大，在咀嚼作用下往往造成应力集中，并在一定程度上破坏颌骨。即使已形成骨性结合，这种应力集中也可能导致新生骨的再吸收进而导致植入失败。若采用结构疏松的材料，虽然能降低刚性而获得在应力作用下的应变能力，但这类材料的强度比较低，不能满足临床需要。等离子喷涂形成的金属/陶瓷复合种植体结构降低了表面刚性，同时又保证了足够的强度。

HA 是一种常见的硬组织修复替换材料，也是目前研究开发和临床应用最广泛的生物陶瓷材料之一[63]。其化学组成和分子结构均与生物骨组织中的无机矿物成分非常接近。植入体内后，成骨细胞在其表面黏附和增殖良好，还为骨组织生长提供必需的钙质，具有优异的骨诱导性和骨传导性[64]。HA 涂层牙种植体植入牙槽骨内后，能与骨组织形成良好的生物结合，这种结合既来自 HA 涂层的多孔结构对骨组织长入，又来自涂层与骨之间的化学结合，其原因是存在着 Ca^{2+}、PO_3^- 和 H^+ 的交换及溶解和再沉淀反应。HA 的优点主要包括：组成和结构与人体骨骼中的无机成分相似，极易与骨形成坚强而牢固的生物结合，骨整合性能好，细胞毒性低或无毒性，以及诱导成骨能力良好[65]。

为了实现对基体材料的致密覆盖，喷涂的沉积物厚度至少要达到 50μm，因此可能导致等离子喷涂的 HA 涂层与基体材料之间相对较差的结合或交锁。对基体材料进行额外的预处理才能使其达到所需的粗糙度，并使其表面与 HA 沉积层形成机械交锁，而沉积层中脱落的颗粒可能会导致炎症反应。此外，HA 涂层在人体液中的溶解和吸收，可以影响涂层界面的长期结合强度。因此，Lewis 指出 HA 涂层的研究重点是对涂层疲劳性能做出全面的评价[66]。有研究应用四点弯曲疲劳试验，分别在空气中和仿生矿化液中模拟功能状态循环加载千万次，结果表明等离子喷涂 HA 涂层未发生明显的微裂纹及涂层散裂，涂层的厚度、质量、结晶度及残余内应力均没有显著性的改变[67]。

3. 喷砂酸蚀

SLA表面处理技术在临床上使用广泛，Straumann公司和Dentsply公司开发的一系列牙种植体均主要采用SLA表面处理，韩国Dentium种植体也采用SLA表面处理。

有研究表明，具有 SLA 表面的 Straumann 种植体植入人体 6 周后进行负荷，3 年成功率达到99%（植入 104 颗种植体），高于钛等离子喷涂（TPS）表面种植体植入 6 个月后负荷的成功率。目前临床上使用的纯钛牙种植体大多进行了表面处理，种植体的表面粗糙度（R_a）一般为 1.0～2.0μm[68]。有研究表明，粗糙表面可以促进纤维蛋白的形成、成骨细胞黏附并提高在宿主体内种植体的机械稳定性[69]。

在过去的几十年里，SLA 处理已经成为钛种植体最普遍采用的表面处理方式，以获得微米/亚微米的双层次孔结构。微米/亚微米的复合孔结构可以增大钛的比表面积，进而增加表面与黏附细胞及体液环境的接触面积，有利于成骨细胞的黏附、增殖和分化。同时，粗糙表面还可以提高骨-种植体界面的机械嵌合，从而提高种植体的初期固定性[70]。图 3.15（a）为植入动物试验 3 个月后，SLA 表面和机械打磨（M）表面种植体的组织学观察，可明显看到与 SLA 表面接触的骨组织中已经形成大量新生骨及哈弗斯系统，而 M 表面与骨组织之间存在明显的结缔组织，新生骨的数量明显较低。在 Micro-CT 三维重建图[图 3.15（b）]中，SLA 表面种植体周围形成的新生骨明显多于 M 表面种植体。Gittens 等[71]的研究表明，微米和亚微米级的粗糙表面能够通过促进成骨细胞分化和相关因子分泌来促进骨结合。Blatt 等[72]的研究结果也表明，SLA 处理的纯钛和（SLA＋亲水性）处理的纯钛表面都能够触发成骨细胞应答，包括细胞黏附和成骨分化。

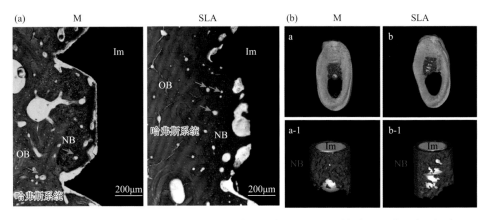

图 3.15　（a）在比格犬口腔中植入 3 个月后的不同表面处理种植体的组织学观察；（b）不同表面处理种植体的 Micro-CT 三维重建图

M：机械打磨处理；SLA：喷砂酸蚀处理；Im：种植体；OB：陈骨组织；NB：新骨组织

SLA表面处理的ITI种植体在植入人体6周后进行非功能性负荷，获得了99.03%的成功率，高于TPS涂层的ITI种植体按照正常负荷时间（植入6个月）的97.10%成功率[73]。因此，SLA表面处理将种植体的负荷时间缩短到植入后的第6周，充分体现了SLA表面处理种植体具有更高的骨结合能力优势。

3.3.3　表面改性技术在心血管支架中的应用

20 世纪 80 年代，一种镂空管状支撑物被发明用于恢复狭窄血管的血液流动，这就是心血管支架的雏形[74, 75]。用于制造支架的金属材料有 316L 不锈钢、铂铱合金、钽合金、镍钛合金、钴铬合金、镁合金等[76]。裸金属支架（bare metal stent，BMS）最先进入临床应用，其植入后发生再狭窄的比例高达 20%～30%[77]。研究发现，BMS 术后发生较高的再狭窄率与介入过程中血管支架嵌入血管壁造成的血管损伤有关。受损血管处发生凝血反应和炎症反应，血小板在 BMS 表面黏附与活化，炎性细胞在损伤处聚集，血管壁损伤暴露的平滑肌细胞发生增殖，从而诱发高的再狭窄率。还有研究报道，支架材料中的镍离子溶出也是发生支架内再狭窄的一个诱因[78, 79]。因此，需要通过对心血管支架进行表面改性的方法，来降低再狭窄的发生率。

根据涂层材料的作用不同，Wieneke 等将支架涂层分为被动涂层和主动涂层[80]。被动涂层指具有良好生物相容性的材料涂覆在支架表面，作为屏障以减少支架的不良作用；主动涂层指支架涂层携带药物直接抑制内膜增生。被动涂层的制备是通过表面防护涂层技术来实现的，主要包括表面钝化、真空阴极弧放电、离子束辅助沉积/化学气相沉积、聚甲基丙烯酸丁酯涂层等技术。

下面将对支架涂层的作用及相应的涂层技术逐一介绍。

1. 表面防护涂层技术

最先应用于临床的心血管支架为 BMS，其材料为惰性金属材料，这种金属材料赋予心血管支架以良好的力学支撑性能。但这种惰性金属支架将永久留存在血管壁中，成为人体的一部分。因此，服役初期金属材料的生物相容性，以及服役过程中可能发生的金属离子（如 Ni、Cr、Co）溶出都会影响支架的临床使用效果。为了进一步提高金属支架的生物相容性，降低因金属离子溶出而引发支架内再狭窄的风险，支架表面防护涂层技术一度成为研究的热点。

为了降低 BMS 植入后的再狭窄率，自 20 世纪 90 年代起，发展了可提高心血管支架表面生物相容性的惰性涂层，如金、氧化铱、碳化硅、氧化钛、碳等涂层。各种涂层的形成机制不同，需要采用不同的制备技术。下面将以表面防护涂层技术为切入点，介绍目前应用于临床的心血管支架表面防护涂层技术。

1）钝化技术

目前，临床广泛应用的心血管支架材料有 316L 不锈钢、L605 钴基合金和镍钛合金，均具有强烈的自钝化倾向，在大气以及大多数水环境中金属表面会自发地生成一层致密、稳定的钝化膜[81]。这一原生钝化层的厚度虽然仅有几纳米，却作为防护屏障，隔绝了金属基体与腐蚀性生物环境，从而赋予金属材料优异的生物相容性[82, 83]。多数人认为医用金属材料的生物相容性主要由其表面原生氧化层的性质所决定，例如，氧化层的组成、厚度、结构、均匀性、缺陷浓度等因素会影响原生钝化膜中离子传输以及钝化膜在不同环境中的稳定性，而且这些因素还会相互影响。

316L 不锈钢由于具有良好的力学性能和耐腐蚀性能，令人满意的生物相容性以及低廉的价格等综合优势，被广泛应用于制造植入类医疗器械，也是应用于支架金属平台的材料，通常采用热处理、电化学处理和钝化的方法来改变 316L 不锈钢的表面性能[84]。其中钝化是一种简便易行的不锈钢表面改性技术，绝大部分钝化采用工件在钝化液中浸泡的处理技术来实现。Wallinder 等[85]研究了硝酸钝化对 316L 不锈钢耐腐蚀性能的影响，结果表明不锈钢的钝化效果对硝酸钝化液的浓度、钝化时间和温度依赖性很大，不锈钢耐腐蚀性能的提高得益于表面 Cr 的富集和钝化膜厚度的增加。但很多钝化方法都需要用硝酸溶液或六价铬溶液，存在环保问题，需要废液处理，这也会增加成本，且对 316L 不锈钢耐腐蚀性能和生物相容性的提高效果有限[86]。很多国家根据本国的实际情况制定了相关的标准。由于我国医疗器械产业起步较晚，许多工艺还不完善，特别是钝化及清洗工艺，行业内的差距很大。有些企业尚未采用钝化工艺，部分企业尽管有钝化工艺，但由于工艺条件掌握不好，效果不佳。随着科学技术的不断进步，高效、环保、简易的钝化处理方法应运而生。有人[87,88]选择柠檬酸和过氧化氢组成的钝化液对316L 不锈钢进行钝化处理，与工业用硝酸钝化处理进行对比，研究不同钝化处理方法对不锈钢的表面性能、蛋白黏附、血液相容性的影响。研究结果表明，柠檬酸钝化可以有效提高 316L 不锈钢的耐腐蚀性能，增加表面的亲水性，提高不锈钢的血液相容性，因此可作为一种环境友好型钝化方法应用于心血管支架的表面钝化。虽然大多数不锈钢血管植/介入器件产品描述中不会提及表面钝化的技术细节，但根据材料自身特性，多数产品都需要进行表面钝化处理，以提高植入器件的生物安全性。

2）等离子体浸没离子注入技术

等离子体浸没离子注入技术是将器件浸没在均匀的低压等离子中，通过施加高压负脉冲，使器件表面上的等离子体获得相应能量之后沉积形成涂层的一种技术。其中等离子体可由阴极真空弧光放电等技术产生[8]。

采用等离子体浸没离子注入技术沉积氧化钛涂层具有优异的生物相容性，与现有支架平台金属材料相比，它可以延缓血液凝固，并具有诱导和促进内皮细胞增殖的功能[89-92]。金属表面的氧化钛涂层还可以作为物理屏障减小金属离子的溶出，并降低因金属离子溶出而引发的毒性反应。因此，金属支架表面的氧化钛涂层可以抑制凝血、促进内皮化和受损血管的愈合。西南交通大学在金属心血管支架表面制备氧化钛涂层方面进行了大量研究，首先是氧化钛涂层与 316L 不锈钢基体附着力的研究[93]，如图 3.16 所示。研究结果表明，涂层厚度对涂层与基体附着力影响较大，当涂层太厚时，支架变形会使涂层崩解、脱落，相比之下，涂层

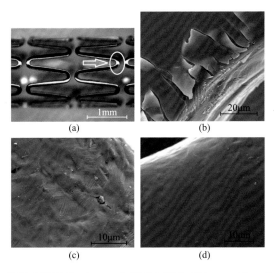

图3.16　（a）Ti-O 涂层支架形貌，（b～d）厚度分别为 **130nm**、**50nm** 和 **25nm** 的 Ti-O 涂层支架变形后的形貌[93]

厚度在 25nm 时，涂层与基体的附着力较好，涂层可以经受支架变形处理而不产生裂纹。此外，还将氧化钛涂层通过等离子体注入的方法制备于 L605 钴基合金支架表面，并通过循环变形试验分析涂层的耐疲劳性能和耐腐蚀性能[94]。研究结果表明，经氧化钛涂层处理的 L605 合金具有良好的耐疲劳性能和耐腐蚀性能，具备临床应用价值。目前这一技术成功地应用于心血管支架产品，国产的海利欧斯药物洗脱支架系统（HELIOS drug-eluting stent system）就是在 L605 钴铬合金支架平台表面制备一层氧化钛涂层，旨在提高支架的生物相容性，产品的临床效果良好。

3）气相沉积技术

源于纳米金刚石或 DLC 沉积的碳涂层可以使金属表面具有优良的生物相容性和抗纤维包裹性能。碳涂层具有高硬度和低摩擦系数的特性，溅射和离子束辅助沉积技术被广泛用于在医用金属材料表面制备这种碳涂层[95]。体外试验证实，DLC 涂层支架可抑制血小板活化和血栓形成，当其暴露在流动的富含血小板的血浆中时，几乎没有血小板的聚集和离子的释放。但在动物试验中，观察支架植入后 6 周的内膜增生情况时，却发现其与无涂层支架没有显著差别[96]。

热解碳是一种新兴的支架用化学惰性涂层材料，其生成机理基本上都是在流化床中经烃类物质进行热裂解，通过化学气相沉积而制得。根据这一原理，热解碳涂层应用于心脏瓣膜材料上，并在长期的临床记录中被证明安全有效。其后，人们设计了涂覆碳涂层的不锈钢支架，并植入猪体内进行了临床前试验，结果显示内皮化良好，血栓较少，并且没有明显的炎症反应[97]。然而，临床试验研究表明，碳涂层支架和 BMS 的再狭窄率分别为 31.8%和 35.9%，临床效果并没有显著改善[98]。还有研究表明，碳化硅涂层支架具有良好的血液相容性，可降低血小板和白细胞的黏附和活化。一项多中心非随机临床研究表明，无论是在一般、复杂还是高危（AMI、小管径、慢性完全闭塞、隐静脉桥、冠状动脉同种移植血管疾病）病变处植入碳化硅涂层支架，急性和亚急性血栓形成率均较低，植入 6 个月发生的再狭窄率同样较低。德国 Biotronik 公司将非晶碳化硅涂层技术应用于多款支架产品上，包括外周血管支架和心血管支架，支架的金属平台材料为 L605 钴基合金和镍钛合金，以期赋予外周血管支架良好的生物相容性。

4）聚甲基丙烯酸丁酯涂层技术

聚甲基丙烯酸丁酯（PBMA）是一种具有良好力学性能的惰性聚合物，最早被应用于药物洗脱支架（drug-eluting stent，DES）的载药涂层[99, 100]。这种聚合物涂层的制备方法多采用溶胶-凝胶法，通过浸涂方法将聚合物药物涂层制备于心血管支架表面[101]。随着惰性药物涂层逐渐被可降解药物涂层替代，PBMA 作为过渡涂层材料被应用于金属支架平台与药物涂层之间，以期赋予支架良好的生物相容性。美国雅培（Abbott）公司和我国赛诺医疗都采用 PBMA 涂层技术来提升心血管支架的临床应用效果。

2. 药物涂层技术

以上介绍的涂层技术都是被动涂层技术，仅定位于涂层自身生物相容性好，并作为物理屏障改善心血管支架的生物安全性。而主动涂层则是通过一定的涂层技术在支架表面制备功能性的涂层，实现心血管支架的某些功能特征。主动支架涂层制备技术有很多，具有代表性的有浸泡、包裹、共溶和接枝等方法。浸泡是指直接将支架放入含药溶液中，从而使其带药；包裹是指将支架在药物溶液中浸泡后，再用涂层材料对带药支架进行涂层修饰；共溶是指将药物与涂层材料在同一溶剂中溶解后，对支架进行涂层制备；接枝是指先以涂层材料作为支架涂层，然后药物通过其官能团与涂层材料官能团反应，从而将药物连接在支架上。临床应用的药物支架载药涂层的制备技术主要是采用共溶法，通过超声雾化喷涂技术实现支架表面涂层的均匀制备。药物支架的发展是在临床应用效果和临床需求的不断推动下进行的，经历了如下几代药物支架的发展。

1）第一代药物支架

第一代心血管支架——BMS 的临床应用，虽然在一定程度上降低了球囊成形术后的急性、周期性并发症和弹性回缩的发生率，但随之而来的是一定比例的亚急性血栓事件和后期的支架内再狭窄（in-stent restenosis，ISR）的发生。对支架植入血管后发生支架内再狭窄机制的研究表明，支架扩张过程会对血管壁造成一定的损伤，首先受损的是血管内膜，这种损伤将进一步刺激血管壁，使位于中膜的平滑肌细胞过度增殖，从而导致支架内再狭窄的发生[102, 103]。受到这一再狭窄发生机制的启发，将抑制增殖类药物应用到裸金属支架表面，以期实现这种功能化药物的缓慢释放，降低支架内再狭窄发生率，由此诞生了药物洗脱支架（drug-eluting stent，DES）。2001 年披露了首个雷帕霉素 DES 可行性临床研究结果，随后公布了大量相关临床研究数据。9 个月的临床随访结果表明，雷帕霉素 DES 可以有效降低支架内再狭窄发生率，从 BMS 的 36.3%，降低到 DES 的 8.6%（$p<0.001$）[104]。1 年的临床随访结果显示，DES 植入后发生的主要心脏不良事件（major adverse cardiac events，MACE）比率（5.8%）远低于 BMS（28.8%）（$p<0.001$）[105, 106]。2003 年公布了紫杉醇 DES 的可行性临床研究结果，其靶病变血运重建（target lesion revascularization，TLR）、靶病变血管再生（target vessel revascularization，TVR）、MACE 事件发生率都比 BMS 显著降低[107, 108]。从此，全面开启了第一代 DES 的临床应用。

2）第二代药物洗脱支架

随着研究的不断深入，人们发现支架植入后发生的炎症反应和再狭窄与支架的网丝厚度有着一定的关联性。因此，一种具有更薄网丝，但可以对病变血管提供足够支撑的新型心血管支架成为支架开发的下一个目标。L605 钴铬合金因具有较高的力学性能，而使这一目标变为现实，由此诞生了第二代药物洗脱支架。但对比临床统计数据发现，第二代药物洗脱支架并没有明显改善支架植入后的随访指标，绝大部分表现为非劣效。此外，还发展出一款以铂铬合金（一种含铂奥氏体不锈钢）作为支架金属平台的药物洗脱支架，其具有更好的柔顺性，可以输送到复杂、远端病变。但临床数据显示，这种高柔顺性支架会在植入后发生变形，从支架力学性能角度分析，可能是因为支架结构中缺少刚性结构，以及支架支撑强度较低。这种支架只适用于对强度要求不高，需要频繁过弯或需要通过侧枝的病变，而对于那些钙化病变则不适用。

在第二代药物洗脱支架发展过程中，还出现了雷帕霉素和紫杉醇的衍生物，包括依维莫司、佐他莫司（Zotarolimus）等。例如，药物佐他莫司[109]已应用于美国美敦力公司的 Endeavor 支架上。此外，对药物释放周期也进行了适当的调整，分为快速释放和缓慢释放两种模式。快速释放模式可以缩短药物释放时间，同时可缩短双抗治疗周期，从而降低服用双抗而引起的副作用。但多数受损血管需要更长的修复期，因此延长药物释放周期（缓慢释放模式）可以降低支架内再狭窄的发生率，但同样会带来另一个问题，就是内皮化延迟而引发的晚期血栓。

虽然药物洗脱支架在临床应用中还存在不尽如人意之处，但这种微创的医疗器械确实是临床用来治疗冠心病的有效途径。在支架发展过程中，几款重要的支架汇总于表 3.1 中。

表 3.1　几款重要的药物洗脱支架汇总[110]

商品名称	支架金属平台材料	药物	网丝厚度/μm	生产商	药物释放行为	产品上市年份
Cypher	不锈钢	雷帕霉素	140	科迪斯公司	1 个月释放 80%	2003
Taxus Express/Liberte	不锈钢	紫杉醇	132	波士顿科学	10 天释放 10%	2004
Endavor	钴铬合金	佐他莫司	91	美敦力公司	14 天释放大于 95%	2008
Resolute Integrity	钴铬合金	佐他莫司	91	美敦力公司	2 个月释放 85%	2012
Xcience V Prime xpedition	钴铬合金	依维莫司	81	雅培公司	1 个月释放 80%	2008
Promus element	钴铬合金	依维莫司	81	波士顿科学	1 个月释放 80%	2008
Promus Premier	铂铬合金	依维莫司	81	波士顿科学	1 个月释放 80%	2013
SYNERGY	铂铬合金	依维莫司	74	波士顿科学	2 个月释放 80%	2012
Absorb	左旋聚乳酸	依维莫司	150	雅培公司	1 个月释放 90%	2011

3) 新一代药物洗脱支架

通过进一步分析支架表面药物涂层的作用位置，发现其靶作用位置是与支架直接接触的血管壁，由此发展出一种药物涂层仅分布在支架外表面的药物洗脱支架。支架植入后涂层中的药物直接扩散进入血管壁，靶向给药提高了药物的利用率，同时降低了对非靶向部位的抑制内皮化的副作用。这款支架目前已经应用于临床，临床研究结果显示出较好的效果[111, 112]。

3. 生物功能化涂层技术

心血管支架对于人体而言是一种外来物质，在植入过程中不可避免地会对血管组织造成损伤，目前临床用来降低异物反应和损伤修复的办法主要是药物抑制作用。随着仿生学的兴起，主动赋予心血管支架以生物功能成为现今研究的热点。内皮化是血管壁修复的最重要的因素，在血管壁损伤后，尽快建立功能性内皮层将会降低支架内再狭窄和血栓发生的风险[113]。生物功能化涂层技术是利用物理或化学方法将生物功能化分子或可实现生物功能特性的物质添加到涂层中。生物功能化分子主要包括蛋白、多肽、生长因子、抗体等。此外，还有一些物质可以实现生物功能特性，如一氧化氮（NO）、铜（Cu）、肝素等。制备功能化涂层的物理方法有物理共混、物理沉积和物理吸附等，其中物理共混方法最为常用。主要是通过将功能化分子或物质与涂层载体共混于溶剂中，通过浸提、旋滴、喷涂等方法将涂层制备于心血管支架表面。植入后通过溶解/扩散的方式释放到靶位置，从而实现生物功能。化学方法相比于物理方法，在生物功能化涂层技术中更为重要。化学方法多是利用分子间的活性官能团的相互作用，来实现功能化分子的固定，这种制备方法获得的涂层中功能性物质的利用率较高，多为单层分布。而且这种结构的涂层可以与靶病变组织直接接触，生物功能性能够得到更好的体现。

1) 内皮祖细胞涂层

内皮祖细胞（endothelial progenitor cells，EPCs）是血管内皮细胞的前体细胞，也称成血管细胞（angioblast），在生理或病理因素刺激下，可从骨髓动员到外周血中，参与损伤血管的修复，是内皮化的重要影响因素[114]。2011年，内皮祖细胞捕获支架这一新的概念被提出[115]，目前已开发出一款携带内皮祖细胞捕获因子的双药支架（COMBO支架）。这款支架将一种可以捕获内皮祖细胞的生长因子（CD34＋）制备于支架管腔内测，外侧制备传统的具有抑制增生功能的雷帕霉素涂层，以期同时具有抑制内膜过度增生和快速实现内皮功能修复的特性，是一款生物功能化支架。该支架的动物试验结果显示出较好的生物安全性。临床数据对比结果显示，这款内皮捕获支架与传统药物洗脱支架相比表现为非劣效[116, 117]。然而这种设计符合理想支架特性，是未来的发展方向。

除了抗体蛋白以外，生物分子如肝素、磷酸胆碱、白蛋白、弹性聚合物、血栓调节素、适配体等也成为用来赋予血管支架生物功能化的研究热点。

2）肝素化涂层

自 1963 年首次报道肝素化表面以来[118]，肝素因其具有良好的抗凝血与抗炎特性而闻名[119]，很快被广泛用于修饰心血管植入材料表面。表面修饰肝素涂层的支架相比于未改性的聚四氟乙烯涂层支架，其血小板聚集程度明显降低[120]。肝素主要是降低活化的血小板表面上的 GP Ⅱb/Ⅲa 表达量，以减少凝血反应[121]。肝素通常与生物分子（如壳聚糖、胶原蛋白和纤维连接素）协同使用，从而获得更为显著的生物活性[122-124]。

近 10 年来，各种表面肝素化技术被争相报道，最为典型的是层层自组装技术和共价键接枝技术。层层自组装固定肝素往往不够牢固，在体内无法长期稳定存在。肝素生物分子经过共价键接枝在心血管支架表面，是一种颇具效果的表面修饰手段，可以在生物分子接枝过程中保留丰富的反应官能团，因而在抗凝血方面得到了广泛的研究[125-129]。然而，其也有亟待改进的不足，即对于生物醇等小分子而言，固定后往往官能团失活，失去原有的设计优势。等离子体聚合作为一种可以实现在心血管支架表面构建良好表面覆盖性和官能团活性均质无针孔膜的技术，正在成为多种生物材料基底表面改性的研究热点。Ye 等[130]通过脉冲等离子体制备聚丙烯胺薄膜，并将其沉积在镜面抛光的 316L 不锈钢表面，如图 3.17 所示，为了验证薄膜的生物学性能，采用全血孵育的试验，并通过细胞乳酸脱氢酶来检测血小板黏附情况与整体凝血情况。此外，通过在制备的薄膜上进行人脐内

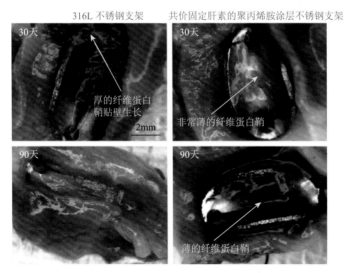

图 3.17　植入 30 天与 90 天后，普通不锈钢支架与共价固定肝素的聚丙烯胺涂层不锈钢支架的内皮生长情况[130]

皮细胞与平滑肌细胞相对应的细胞学表征，证明共价固定肝素的聚丙烯胺薄膜除了具有优异的抗凝血性能，还可以促进内皮细胞生长，抑制平滑肌细胞增殖。为了进一步验证涂层在体内的性能，进行了狗的体内支架植入试验，进一步确定了涂层优异的生物学性能。

3）磷酸胆碱涂层

磷酸胆碱是一种两性离子，在涂层构建中可以起到防止蛋白与细胞黏附的作用，因此经磷酸胆碱修饰的支架具有较好的抗血栓作用[131]。虽然目前磷酸胆碱聚合物涂层处理的药物洗脱支架已经商品化，但其仍然受到关注与研究[132]。通过磷酸胆碱的共价修饰，将其结合于 TiAl6V4 合金表面，可获得稳定的血液相容性表面[133, 134]。

具有较好亲水性的 2-甲基丙烯酰氧乙基磷胆碱，同样可以用于制备具有良好抗血栓性能的基础药物储存材料。类似的涂层都表现出减少血栓栓塞风险的潜力，但是还有待进一步的临床评估[135]。

除了以上常见高分子外，有些适配体如 FVlla、FIXa 等，其本身不仅可以作为治疗性的抗凝血剂，还可以携载到支架表面[136, 137]。除了这些用于临床药物的携载分子外，腺苷三磷酸、双磷酸酶、肽聚糖、白蛋白、弹性蛋白、一氧化氮等物质均可以抑制血小板活化。Chevalier 等[138]研究证明，在材料表面固定腺苷三磷酸双磷酸酶，可以通过分解腺苷二磷酸，抑制血小板活化，从而防止进一步的凝血级联活化。

4）一氧化氮涂层

一氧化氮可以通过与血小板和单核细胞表面糖蛋白、P-选择素、整合素 CD11b 产生效应，降低血小板和单核细胞活化水平。当分别在兔的病理模型和羊的动、静脉桥接模型中植入含有可释放一氧化氮的生物聚合物涂层的金属支架时，发现其可以有效减少血栓形成。由于这些生物分子的血液相容性较好，同时功能丰富，因此很多已经处于临床应用前研究[139, 140]。美国雅培公司研发的一款新型不锈钢支架，采用约 17μm 厚的钽金属复合磷酸胆碱涂层，也表现出很好的临床效果[141]。然而，诸多适配体、释放一氧化氮的生物聚合体涂层，以及肽基生物材料，都还处于研究探索阶段[142]。

综上所述，支架置入术后的原位快速内皮化，作为抑制局部血栓形成和再狭窄的应对机制是一种有前景的治疗方法，越来越受到重视。未来心血管支架表面改性的发展，将会围绕快速完成支架植入后内皮化的思路，以仿生、高效为理念，最终实现心血管支架植入后零再狭窄、零血栓事件的终极目标。

3.4 ▶ 小结

医用金属材料的快速发展与表面改性技术越来越成熟是密不可分的。表面改性技术不仅能保留医用金属材料良好的力学支撑作用，还能改善金属材料的生物相容性、耐腐蚀性能，甚至实现临床治疗过程中需要的生物功能性。而常用表面改性技术大多来自传统工业，这些表面改性方法都有各自的优缺点，如涂层缺乏生物活性，界面结合力和耐磨性仍需提高，以及植入周围组织愈合的适应性差等。针对传统表面改性技术的不足，人们一方面改进现有表面改性技术，另一方面开发新的表面改性技术。随着人们对人体组织认识的不断深入，仿生科学用于指导表面改性技术成为未来发展的重要方向，包括微纳米仿生形貌加工技术、细胞外基质修饰仿生技术等。此外，利用计算机仿真模拟技术设计和优化材料的表面结构，可使植入物更加适应人体内的服役环境。随着研究的深入，人们逐渐在微观水平上对材料与生物体的相互作用机理的认识更加全面，从而在原子和分子水平上实现生物材料表面结构的设计和控制，并逐步实现较高难度的生物功能性。表面改性技术将是医用金属材料领域快速发展并且热门的研究方向，未来会持续不断涌现更加先进的表面改性技术，进而为广大患者的健康带来更好的保障。

参 考 文 献

[1] Aladjem A. Review Anodic oxidation of titanium and its alloys. Journal of Materials Science，1973，8：688-704.

[2] 姜超平，孙飞娟，邢亚龙. 钛合金阳极氧化的研究进展. 热加工工艺，2018，47（16）：7-12.

[3] Aladjem A. Anodic oxidation of titanium and its alloys. Journal of Materials Science，1973，8（5）：688-704.

[4] 闫召民，郭天文. 电解电压对钛阳极氧化色彩的影响. 实用口腔医学杂志，2001，17（6）：530.

[5] Sun L M，Berndt C C，Gross K A，et al. Material fundamentals and clinical performance of plasma-sprayed hydroxyapatite coating：a review. Journal of Biomedical Materials Research，2001，58（5）：570-592.

[6] 吕宇鹏. 纯钛表面等离子喷涂羟基磷灰石涂层的研究. 哈尔滨：哈尔滨工业大学，2001.

[7] Mcpherson R. A review of microstructure and properties of plasma sprayed ceramic coatings. Surface and Coatings Technology，1989，39：173-181.

[8] 唐伟忠. 薄膜材料制备原理、技术及应用. 北京：冶金工业出版社，2003. 105.

[9] Orsini G，Assenza B，Scarano A，et al. Surface analysis of machined versussandblasted and acid-etched titanium implants. International Journal of Oraland Maxillofacial Implants，2000，15（6）：779-784.

[10] 郝莎莎. 溶胶凝胶法制备 SiO_2 基 WS_2 与 MoS_2 纳米材料吸收体的研究. 西安：西安理工大学，2019.

[11] 杨昱，李英杰，许越. 用溶胶-凝胶法制备保护涂层的研究进展. 材料保护，2005，38（9）：35-39.

[12] 尚伟. AZ91D 镁合金微弧氧化-溶胶凝胶复合膜层制备及其耐蚀性. 长沙：中南大学，2011.

[13] 李红梅. 溶胶-凝胶法制备 TiO_2 及其光催化性能的研究. 东营：中国石油大学（华东），2014.

[14] 沈军，王珏，吴翔. 气凝胶：一种结构可控的新型功能材料. 材料科学与工程，1994（3）：1-5.

[15] Shi P，Ng W F，Wong M H，et al. Improvement of corrosion resistance of pure magnesium in Hanks' solution by microarc oxidation with sol-gel TiO_2 sealing. Journal of Alloys and Compounds，2009，469（1-2）：286-292.

[16] Shang W，Chen B Z，Shi X C，et al. Electrochemical corrosion behavior of composite MAO/sol-gel coatings on magnesium alloy AZ91D using combined micro-arc oxidation and sol-gel technique. Journal of Alloys and Compounds，2009，474（1-2）：541-545.

[17] 何柏林，刘菁，万迪庆. 激光在镁合金表面处理中的应用. 热加工工艺，2010，39（22）：113-116.

[18] 李娜. 铝、镁合金微弧氧化层表面 ZrO_2 光化学溶胶凝胶封孔层的制备及耐蚀性研究. 西安：西安理工大学，2019.

[19] Sanchez-Santana U，Rubio-Gonzalez C，Gomez-Rosas G，et al. Wear and friction of 6061-T6 aluminum alloy treated by laser shock processing. Wear，2006，260（7-8）：847-854.

[20] 张秋元，李绪强，王德云，等. 铝合金激光表面处理. 热加工工艺，2010，39（8）：120-125.

[21] Kalita S J. Microstructure and corrosion properties of diode laser melted friction stir weld of aluminum alloy 2024 T351. Applied Surface Science，2011，257（9）：3985-3997.

[22] 孟庆武，耿林，郑镇洙，等. 钛合金表面激光熔覆技术的研究进展. 材料导报，2004，（9）：57-59.

[23] 刘家奇，宋明磊，陈传忠，等. 钛合金表面激光熔覆技术的研究进展. 金属热处理，2019，44（5）：87-96.

[24] 李春艳. 纯钛种植体表面飞秒激光改性及性能评价. 天津：天津医科大学，2012：9-16.

[25] 李菊，董秀华. 飞秒激光处理促进人牙周成纤维细胞在纯钛材料表面的增殖和分化. 中国组织工程研究，2015，19（34）：5428-5432.

[26] 张艳梅，朱国洋，许增才，等. 磷酸二氢钠体系中 316L 不锈钢表面微孔结构的制备. 电镀与涂饰，2016，35（16）：853-857.

[27] 黄家强. 基于阳极氧化的 430 抗菌不锈钢制备研究. 广州：广东工业大学，2015.

[28] 卢文静. 阳极氧化法制备不锈钢纳米多孔膜技术研究. 西安：西安建筑科技大学，2014.

[29] 覃康. 基于阳极氧化的不锈钢表面多孔层的制备. 广州：广东工业大学，2013.

[30] 张远. 医用纯钛及 Ti-6Al-4V 表面微纳结构的制备及生物相容性研究. 长沙：湖南大学，2018.

[31] 刘帅. 钛合金材料表面阳极氧化和微弧氧化改性涂层的构建及生物学研究. 西安：第四军医大学，2014.

[32] Yang B，Uchida M，Kim H M，et al. Preparation of bioactive titanium metal via anodic oxidation treatment. Biomaterials，2004，25：1003-1010.

[33] 戴正宏. 医用钛合金表面阳极氧化研究. 天津：天津大学，2003.

[34] Lei T，Ouyang C，Tang W，et al. Preparation of MgO coatings on magnesium alloys for corrosion protection. Surface & Coatings Technology，2010，204：3798-3803.

[35] Jaworski R，Pawlowski L，Pierlot C，et al. Recent developments in suspension plasma sprayed titanium oxide and hydroxyapatite coating. Journal of Thermal Spray Technology，2010，19（1-2）：240-247.

[36] 杨晖，陈礼洲. 液相等离子喷涂制备纳米涂层的研究进展. 材料导报，2008，22（9）：58-60.

[37] Khor K A，Gu Y W，Pan D，et al. Microstructure and mechanical properties of plasma sprayed HA/YSZ/Ti6Al4V composite coating. Biomaterials，2004，25（18）：4009-4017.

[38] Khor K A，Gu Y W，Quek C H，et al. Plasma spraying of functionally graded hydroxyapatite/Ti6Al4V coating. Surface and Coating Technology，2003，168：195-201.

[39] 郑学斌，丁传贤. 等离子喷涂 HA/Ti 复合涂层研究：I 结3构、组成和力学性能. 无机材料学报，2000，15（5）：897-902.

[40] Tercero J E，Namin S，Lahiri D，et al. Effect of carbon nanotube and aluminum oxide addition on plasma-sprayed hydroxyapatite coating's mechanical properties and biocompatibility. Materials Science & Engineering C，2009，29（7）：2195-2202.

[41] Kumar R，Cheang P，Khor K A. Spark plasma sintering and *in vitro* study of ultra-fine HA and ZrO_2-HA powders. Journal of Materials Processing Technology，2003，140（1-3）：420-425.

[42] White A A，Best S M，Kinloch I A. Hydroxyapatite-carbon nanotube composites for biomedical applications: a review. International Journal of Applied Ceramic Technology，2010，4（1）：1-13.

[43] Zhao G，Xia L，Zhong B，et al. Effect of milling conditions on the properties of HA/Ti feedstock powders and plasma-sprayed coatings. Surface & Coatings Technology，2014，251（8）：38-47.

[44] Ning C Y，Wang Y J，Chen X F，et al. Mechanical performances and microstructural characteristics of plasma-sprayed bio-functionally gradient HA-ZrO$_2$-Ti coatings. Surface & Coatings Technology，2005，200（7）：2403-2408.

[45] Tang Z，Xie Y，Yang F，et al. Porous tantalum coatings prepared by vacuum plasma spraying enhance bmscs osteogenic differentiation and bone regeneration *in vitro* and *in vivo*. PLoS One，2013，8：e66263.

[46] 邓乔元，张腾飞，武冰洁，等. 类金刚石薄膜在人工关节摩擦配副表面改性的应用. 表面技术，2016，(5)：1-7.

[47] Xu Z，Sun H，Leng Y X，et al. Effect of modulation periods on the microstructure and mechanical properties of DLC/TiC multilayer films deposited by filtered cathodic vacuum arc method. Applied Surface Science，2015，319-324.

[48] Bootkul D，Supsermpol B，Saenphinit N，et al. Nitrogen doping for adhesion improvement of DLC film deposited on Si substrate by filtered cathodic vacuum arc（FCVA）technique. Applide Surface Science，2014，284-292.

[49] Levine B R，Sporer S，Poggie R A，et al. Experimental and clinical performance of porous tantalum in orthopedic surgery. Biomaterials，2006（27）：4671-4681.

[50] Nazarpour S. Thin Films and Coatings in Biology. Amsterdam：Springer，2013.

[51] Ma Z，Xie H，Wang B，et al. A novel tantalum coating on porous SiC used for bone filling material. Materials Letters，2016，179：166-169.

[52] 于晓明，谭丽丽，杨柯. 生物医用金属钽涂层制备及性能. 稀有金属材料与工程，2014，(s1)：105-109.

[53] Yetim A F. Investigation of wear behavior of titanium oxide films，produced by anodic oxidation，on commercially pure titanium in vacuum conditions. Surface and Coatings Technology，2010，205（6）：1757-1763.

[54] Alves A C，Oliveira F，Wenger F，et al. Tribocorrosion behaviour of anodic treated titanium surfaces intended for dental implants. Journal of Physics D：Applied Physics，2013，46（40）：404001.

[55] Çelik I，Alsaren A，Purcek G，et al. Effect of different surface oxidation treatments on structural，mechanical and tribological properties of ultrafine-grained titanium. Surface and Coatings Technology，2014，258：842-848.

[56] Cui X，Kim H M，Kawashita M，et al. Preparation of bioactive titania films on titanium metal via anodic oxidation. Dental Materials，2009，25（1）：80-86.

[57] Park H H，Park I S，Kim K S，et al. Bioactive and electrochemical characterization of TiO$_2$ nanotubes on titanium via anodic oxidation. Electrochimica Acta，2010，55（20）：6109-6114.

[58] Yang B，Uchida M，Kim H M，et al. Preparation of bioactive titanium metal via anodic oxidation treatment. Biomaterials，2004，25（6）：1003-1010.

[59] 宁聪琴，周玉. 医用钛合金的发展及研究. 材料科学与工艺，2002，(101)：100-105.

[60] Wan Z，Zhang R T，Xie L，et al. A further insight into coating-substrate interface of TiUnite implant by a novel coating detachment method. Surface and Coatings Technology，2018，353：58-65.

[61] Milena R K，Joachim P S，Hans L G. Titanium dental implant surfaces obtained by anodic spark deposition-from the past to the future，Materials Science & Engineering C，2019，69：1429-1441.

[62] Glauser R，Zembic A，Ruhstaller P，et.al. Five-year results of implants with an oxidized surface placed predominantly in soft quality bone and subjected to immediate occlusal loading，Journal of Prosthetic Dentistry，2007，97：S59-S68.

[63] Park J Y，Gemmell C H，Davies J E. Platelet interactions with titanium：modulation of platelet activity by surface topography. Biomaterials，2001，22（19）：2671-2682.

[64] Porter A E, Taak P, Hobbs L W, et al. Bone bonding to hydroxyapatite and titanium surfaces on femoral stems retrieved from human subjects at autopsy. Biomaterials, 2004, 21 (25): 5199-5208.

[65] Habibovic P, Barrere F, Blitterswijk C A, et al. Biomimetic hydroxyapatite coating on metal implants. Journal of the American Ceramis Society, 2002, 85 (3): 517-522.

[66] Zhang C, Leng Y, Zhang X. *In vitro* stability of plasma-sprayed hydroxyapatite coatings on Ti-6Al-4V implants under cyclic loading. Journal of Materials Research, 2000, 50 (2): 267-275.

[67] Park J B, Kim Y S, Lee G, et al. The effect of surface treatment of titanium with sand-blasting/acid-etching or hydroxyapatite-coating and application of bone morphogenetic protein-2 on attachment, proliferation, and differentiation of stem cells derived from buccal fat pad. Tissue Engineering & Regenerative Medicine, 2013, 10 (3): 115-121.

[68] Berglundh T, Abrahamsson I, Lang N P, et al. Denovo alveolar bone formation adjacent to endosseous implants. Cliniicaal Oral Implants Research, 2003, 14: 251-262.

[69] Lauer G, Wiedmann-Al-Ahmad M, Otten J E, et al. The titanium surface texture effects adherence and growth of human gingival keratinocytes and human maxillar osteoblast-like cells *in vitro*. Biomaterials, 2001, 22 (20): 2799-2809.

[70] Davies J E. Mechanisms of endosseous integration. International Journal of Prosthodontics, 1998, 11(5): 391-401.

[71] Gittens R A, Mclachlan T, Olivares-Navarrete R, et al. The effects of combined micron-/submicron-scale surface roughness and nanoscale features on cell proliferation and differentiation. Biomaterials, 2011, 32(13): 3395-3403.

[72] Blatt S, Pabst A M, Schiegnitz E, et al. Early cell response of osteogenic cells on differently modified implant surfaces: sequences of cell proliferation, adherence and differentiation. Journal of Cranio-Maxillofacial Surgery, 2017, 46 (3): 453-460.

[73] Bornstein M M, Schmid B, Belser U C, et al. Early loading of nonsubmerged titanium implants with a sandblasted and acid-etched (SLA) surface: 3-year results of a prospective study in partially edentulous patients International journal of Oral and Maxillofacial Implants, 2003, 18 (5): 659-666.

[74] Garg S, Serruys P W. Coronary stents: current status. Journal of American College of Cardiology, 2010, 56: S1-S42.

[75] Mani G, Feldman M D, Patel D, et al. Coronary stents: a materials perspective. Biomaterials, 2007, 28: 1689-1710.

[76] Venkatraman S, Boey F, Lao L L. Implanted cardiovascular polymers: natural, synthetic and bio-inspired. Progressin Polymer Science, 2008, 33: 853-874.

[77] Kalinczuk Ł, Demkow M, Mintz G S, et al. Impact of different re-stenting strategies on expansion of a drug-eluting stent implanted to treat bare-metal stent restenosis. American Journal of Cardiology, 2009, 104: 531-537.

[78] Ralf K, Dieter V, Margret K, et al. Nickel and molybdenum contact allergies in patients with coronary in-stent restenosis. The Lancet, 2001, 10: 62.

[79] Katsuhito F, Ichiro M, Makoto S, et al. Nickel-free stainless steel avoids neointima formation following coronary stent implantation. Sciense & Technology of Advanced Materials, 2012, 13: 064218 (10pp).

[80] Wieneke H, Sawitowski T, Wnendt S, et al. Stent coating: A new approach in interventional cardiology. Herz, 2002, 27 (6): 518-526.

[81] Bauer S, Schmuki P, Mark K, et al. Engineering biocompatible implant surfaces. Part I: materials and surfaces. Progress in Materials Science, 2013, 58: 261-326.

[82] Silva-Bermudez P, Rodil S E. An overview of protein adsorption on metal oxide coatings for biomedical implants.

Surface and Coatings Technology，2013，233：147-158.

[83] Virtanen S，Miloševi I，Gomez-Barrena E，et al. Special modes of corrosion under physiological and simulated physiological conditions. Acta Biomaterialia，2008，4：468-476.

[84] Shih C C，Shih C M，Su Y Y，et al. Effect of surface oxide properties on corrosion resistance of 316L stainless steel for biomedical applications. Corrosion Science，2004，46（2）：427-441.

[85] Wallinder D，Pan J，Leygraf C，et al. EIS and XPS study of surface modification of 316LVM stainless steel after passivation. Corrosion Science，1998，41（2）：275-289.

[86] Shih C C，Shih C M，Chen Y L，et al. Growth inhibition of cultured smooth muscle cells by corrosion products of 316L stainless steel wire. Journal of Biomedical Materials Research，2001，57（2）：200-207.

[87] 刘凤，史永娟，任伊宾，等. 柠檬酸钝化对 316L 不锈钢耐蚀性能的影响. 腐蚀科学与防护技术，2013，25（1）：35-38.

[88] 史永娟. 表面钝化对 316L 医用不锈钢血液相容性的影响. 北京：中国科学院大学，2012.

[89] Huang N，Yang P，Leng Y X，et al. Surface modification of biomaterials by plasma immersion ion implantation. Surface & Coatings Technology，2004，186：218-226.

[90] Huang N，Yang P，Leng Y X，et al. Hemocompatibility of titanium oxide films. Biomaterials，2003，24：2177-2187.

[91] Chen J Y，Wan G J，Leng Y X，et al. Behavior of cultured human umbilical vein endothelial cells on titanium oxide films fabricated by plasma immersion ion implantation and deposition. Surface & Coatings Technology，2004，186：270-276.

[92] Chen J Y，Zhang X，Wan G J，et al. Effect of hydrogen on the behavior of cultured human umbilical vein endothelial cells（HUVEC）on titanium oxide films fabricated by plasma immersion ion implantation and deposition. Surface & Coatings Technology，2007，201：8140-8145.

[93] Leng Y X，Wang J，Yang P，et al. The adhesion and clinical application of titanium oxide film on a 316L vascular stent. Surface & Coatings Technology，2019，363：430-435.

[94] Xie D，Wang H，Ganesan R，et al. Fatigue durability and corrosion resistance of TiO$_2$ films on CoCrMo alloy under cyclic deformation. Surface & Coatings Technology，2015，275：252-259.

[95] Goto T，Ogawa T，Riera J，et al. Localization of single barrel column by means of a volumetric current source density analysis in the somatosensory cortex of rat. Neuroscience Research，2011，7：e304-e305.

[96] Scheerder D，Szilard I，Yanming M，et al. Evaluation of the biocompatibility of two new diamond-like stent coatings（Dylyn）in a porcine coronary stent model. Journal of Invasive Cardiology，2000，12（8）：389-394.

[97] Prunotto M，Isaia C，Gatti M A，et al. Nitinol Carbofilm coated stents for peripheral applications：study in the porcine model. Journal of Materials Science in Medicine，2005，16：1231-1238.

[98] Airoldi F，Colombo A，Tavano D，et al. Comparison of diamond-like carbon-coated stents versus uncoated stainless steel stents in coronary artery disease. American Journal of Cardiology，2004，93：474-477.

[99] Morice M C，Serruys P W，Sousa J E，et al. A randomized comparison of a sirolimus-eluting stent with a standard stent for coronary revascularization. New England Journal of Medcine，2002，346：1773-1780.

[100] Sousa J E，Costa M A，Abizaid A，et al. Lack of neointimal proliferation after implantation of sirolimus-coated stents in human coronary arteries：a quantitative coronary angiography and threedimensional intravascular ultrasound study. Circulation，2001，103：192-195.

[101] Derkaoui S M，Labbe A，Chevallier P，et al. A new dextran-graft-polybutylmethacrylate copolymer coated on 316L metallic stents enhances endothelial cell coverage. Acta Biomaterialia，2012，8：3509-3515.

[102] 贾东煜，王贵学. 血管支架内再狭窄相关因素与机制的研究进展. 中国组织工程研究与临床康复，77（5）：

7061-7064.

[103] 林丽，唐朝枢，袁文俊. 血管内皮的保护策略. 国外医学生理病理科学与临床分册，2003，129（5）：860.

[104] Moses J W，Leon M B，Popma J J，et al. Sirolimus-eluting stents versus standard stents in patients with stenosis in a native coronary artery. New England Journal of Medcine，2003，349：1315-1323.

[105] Morice M C，Serruys P W，Sousa J E，et al. A randomized comparison of a sirolimu selutings tent with a standard stent for coronary revascularization. New England Journal of Medcine，2002，346：1773-1780.

[106] Serruys P W，Degertekin M，Tanabe K，et al. Intravascular ultrasound findings in the multicenter，randomized，double-blind RAVEL（randomized study with the sirolimuseluting velocity balloonexpandable stent in the treatment of patients with de novo native coronary artery lesions）trial. Circulation，2002，106：798-803.

[107] Stone G W，Rizvi A，Sudhir K，et al. Randomized comparison of everolimus-and paclitaxeleluting stents：2-year follow-up from the SPIRIT（clinical evaluation of the XIENCE V everolimus eluting coronary stent system）IV trial. Journal of the American College of Cardiology，2011，58：19-25.

[108] Dawkins K D，Grube E，Guagliumi G，et al. Clinical efficacy of polymer-based paclitaxel-eluting stents in the treatment of complex，long coronary artery lesions from a multicenter，randomized trial：support for the use of drug-eluting stents in contemporary clinical practice. Circulation，2005，112（21）：3306-3313.

[109] Shantsila E，Watson T，Lip G Y H. Endothelial progenitor cells in cardiovascular disorders. Journal of American College of Cardiology，2007，49：741-752.

[110] Wawrzyńska M，Arkowski J，Włodarczak A，et al. Functionalized Cardiovascular Stents. Chapter 3：Development of drug-eluting stents（DES）. New York：Woodhead Publishing，2018：51.

[111] Abizaid A，Costa J R. New drug-eluting stents：an overview on biodegradable and polymer free next-generation stent systems. Circulation Cardiovascular Interventions，2010，3：384-393.

[112] Saito Y，Wijns W，Baumbach A，et al. TCT-287 impact of eligibility criteria on clinical outcomes of firehawk and XIENCE coronary drug-eluting stent in an all-comers randomized trial. Journal of the American College of Cardiology，2019，13：B268.

[113] Aoki J，Serruys P W，van Beusekom H，et al. Endothelial progenitor cell capture by stents coated with antibody against CD34：the HEALING-FIM（Healthy Endothelial Accelerated Lining inhibits Neointimal Growth-First，in Man）Registry. Journal of American College of Cardiology，2005，45：1574-1579.

[114] Luo C F，Zheng Y M，Diao Z J，et al. Review：research progress and future prospects for promoting endothelialization on endovascular stents and preventing restenosis. Journalof Medical & Biological Engineering，2011，31：307-316.

[115] den Dekker W K，Houtgraaf J H，Onuma Y，et al. Final results of the HEALING IIB trial to evaluate a bio-engineered CD34 antibody coated stent（Genous™ Stent）designed to promote vascular healing by capture of circulating endothelial progenitor cells in CAD patients. Atherosclerosis，2011，219：245-252.

[116] Haude M，Lee S W，Worthley S G，et al. The REMEDEE trial：a randomized comparison of a combination sirolimus-eluting endothelial progenitor cell capture stent with a paclitaxel-eluting stent. JACC：Cardiovascular Interventions，2013，6（4）：334-343.

[117] Jaguszewski M，Aloysius R，Wang W，et al. The REMEDEE-OCT Study：an evaluation of the bioengineered COMBO dual-therapy CD34 antibody-covered sirolimus-eluting coronary stent compared with a cobalt-chromium everolimus-eluting stent in patients with acute coronary syndromes：insights from optical coherence tomography imaging analysis. JACC：Cardiovascular Interventions，2017，10：489-499.

[118] Gott V L，Whiffen J D，Dutton R C. Heparin bonding on colloidal graphite surfaces. Science，1963，142：

1297-1298.

[119] Young E. The anti-inflammatory effects of heparin and related compounds. Thrombosis Research，2008，122：743-752.

[120] Christensen K，Larsson R，Emanuelsson H，et al.　Heparin coating of the stent graft—effects on platelets，coagulation and complement activation. Biomaterials，2001，22：349-355.

[121] Gurbel P A，Bliden K P. Platelet activation after stenting with heparin-coated versus noncoated stents. American Heart Journal，2003，146：691.

[122] Chen J L，Li Q L，Chen J Y，et al. Improving blood compatibility of titanium by coating collagen-heparin multilayers. Applied Surface Science，2009，255：6894-6900.

[123] Meng S，Liu Z J，Shen L，et al. The effect of a layer-by-layer chitosan–heparin coating on the endothelialization and coagulation properties of a coronary stent system. Biomaterials，2009，30：2276-2283.

[124] Li G C，Zhang F M，Liao Y Z，et al. Coimmobilization of heparin/fibronectin mixture on titanium surfaces and their blood. Colloids & Surfaces：Biointerfaces，2010，81：255-262.

[125] Zha Z B，Ma Y，Yue X L，et al. Self-assembled hemocompatible coating on poly（vinyl chloride）surface. Applied Surface Science，2009，256：805-814.

[126] Neuman Y，Rukshin V，Tsang V，et al. An ex-vivo canine shunt study. Thrombosis Research，2003，112：99-104.

[127] Christensen K，Larsson R，Emanuelsson H，et al. Improved blood compatibility of a stent graft by combining heparin coating and abciximab. Thrombosis Resarch，2005，115：245-253.

[128] Chuang T W，Masters K S. Regulation of polyurethane hemocompatibility and endothelialization by tethered hyaluronic acid oligosaccharides. Biomaterials，2009，30：5341-5351.

[129] Begovac P C，Thomson R C，Fisher J L，et al. Improvements in GORE-TEX vascular graft performance by Carmeda BioActive surface heparin immobilization. European Journal of Vascular & Endovascular Surgery，2003，25：432-437.

[130] Ye S H，Johnson C A Jr，Woolley J R，et al. Surface modification of a titanium alloy with a phospholipid polymer prepared by a plasma-induced grafting technique to improve surface thromboresistance. Colloids Surf B：Biointerfaces，2009，74：96-102.

[131] Rondeau P，Bourdon E. The glycation of albumin：structural and functional impacts. Biochimie，2011，93：645-658.

[132] Maalej N，Albrecht R，Loscalzo J，et al. The potent platelet inhibitory effects of S-nitrosated albumin coating of artificial surfaces. Journal of the American College of Cardiology，1999，33：1408-1414.

[133] Khan W，Kapoor M，Kumar N. Covalent attachment of proteins to functionalized polypyrrole-coated metallic surfaces for improved biocompatibility. Acta Biomaterialia，2007，3：541-549.

[134] Woodhouse K A，Klement P，Chen V，et al. Investigation of recombinant human elastin polypeptides as non-thrombogenic coatings. Biomaterials，2004，25：4543-4553.

[135] Major T C，Brant D O，Reynolds M M，et al. The attenuation of platelet and monocyte activation in a rabbit model of extracorporeal circulation by a nitric oxide releasing polymer. Biomaterials，2010，32：2736-2745.

[136] Fleser P S，Nuthakki V K，Malinzak L E，et al. Nitric oxide-releasing biopolymers inhibit thrombus formation in a sheep model of arteriovenous bridge grafts. Journal of Vascular Surgery，2004，40：803-811.

[137] Garcia-Touchard A，Burke S E，Toner J L，et al. Zotarolimus-eluting stents reduce experimental coronary neointimal hyperplasia after 4 weeks. European Heart Journal，2006，27：988-993.

[138] Chevalier B，Mario C D，Neumann F J，et al. A randomized，controlled，multicenter trial to evaluate the safety and efficacy of zotarolimus-versus paclitaxel-eluting stents in de novo occlusive lesions in coronary arteries：The

ZoMaxx I trial. JACC: Cardiovascular Interventions, 2008, 1: 524-532.

[139] Koren B, Weisz A, Fischer L, et al. Efficient transduction and seeding of human endothelial cells onto metallic stents using bicistronic pseudo-typed retroviral vectors encoding vascular endothelial growth factor. Cardiovascular Revascularization Medicine, 2006, 7: 173-178.

[140] Noll G. Pathogenesis of atherosclerosis: a possible relation to infection. Atherosclerosis, 1998, 140: S3-S9.

[141] Asahara T, Murohara T, Sullivan A, et al. Isolation of putative progenitor endothelial cells for angiogenesis. Science, 1997, 275: 964-967.

[142] Finney M R, Greco N J, Haynesworth S E, et al. Direct comparison of umbilical cord blood versus bone marrow-derived endothelial precursor cells in mediating neovascularization in response to vascular ischemia. Biology Blood and Marrow Transplantation, 2006, 12: 585-593.

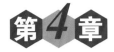

第4章

>>

医用金属材料的临床应用

在骨科中的应用

骨科医疗器械是医疗器械行业中的一个重要分支，约占医疗器械市场规模的9%。随着国民可支配收入的增加和老年人口比例的上升，对骨科医疗器械的需求一直保持较高增速。骨科植入类器械主要包括三类：创伤植入物、脊柱置换植入物和骨关节植入物，这三类产品在骨科医疗器械中的市场份额超过80%。金属材料由于具有强度高、韧性高、易加工等特点，是骨科临床中最重要的植入材料。早期用于骨科的金属材料是具有良好化学稳定性及加工性能的贵金属，有报道称16世纪就有人用纯金薄片修复损坏的颅骨，19世纪用银丝对患者破碎的膝盖骨进行缝合。除金、银、铂等贵金属外，20世纪之前还曾将铜、镁、铁、钢等应用于临床试验，但都因它们的耐蚀性和生物相容性较差，或力学性能偏低，而未能推广应用。在20世纪20年代以后，随着不锈钢的发明，18Cr8Ni类奥氏体不锈钢广泛应用于骨科领域。20世纪50年代以后，纯钛和钛合金制造的骨夹板和骨螺钉开始应用于骨科临床。下面根据骨科中的三个主要分类，分别介绍医用金属材料在骨科临床中的应用。

4.1.1 在骨创伤治疗中的应用[1]

在骨科内固定手术中，固定所用的螺钉、骨板和髓内钉等骨科植入器械制造中，医用金属材料扮演着举足轻重和不可替代的作用，主要包括不锈钢、钛合金、钴基合金等。近几年可降解镁合金产品的成功上市，开启了可降解金属在创伤骨科中的应用序幕。

根据解剖复位和稳定固定原则，骨科内固定用材料需要具备较高的力学性能用于承力，以保证坚强稳定的内固定效果。因此在不锈钢发明以后，由于其具有相对优良的生物相容性和高强度优势，特别是冷加工变形能使其强度大幅度提高，因此大部分接骨板、螺钉和髓内钉等内固定器械均采用冷变形态的不锈钢加工制作。部分重建接骨板由于需要手术过程中进行弯曲变形，所以通常采用固溶退火态的不锈钢制作。到 20 世纪 60～70 年代，纯钛和钛合金被广泛应用于骨科临床，内固定用接骨板和螺钉等内固定器械开始根据不同使用部位，使用不锈钢或钛合金。

1969 年临床上提出了动力加压孔设计思想，并成功地发展出动力加压接骨板（dynamic compression plate，DCP），DCP 成为骨折内固定历史上在接骨板方面的革命性设计。DCP 使接骨板、螺钉和创伤骨骼三者均承受不同程度的作用力，因此对内固定材料也提出了更严格的要求，即不允许应力腐蚀的发生。奥氏体不锈钢容易在含氯离子的腐蚀介质中产生应力腐蚀，因此目前使用的 316L 或 317L 医用奥氏体不锈钢相比工业用同类不锈钢要有更加严格的化学成分要求。

由于过分追求坚强固定的稳定性，而忽视了骨的生物学特性，在固定过程中忽视了应力遮挡因素，金属板内固定术后容易出现骨质疏松、骨不连和再骨折等现象。应力遮挡效应主要是内固定材料的弹性模量与骨骼弹性模量不匹配所造成的，因此弹性模量较低的钛合金相比不锈钢则具有非常大的优势。

现代骨折治疗的观念由常规力学向生物学方向发生了彻底的改变，即从解剖复位、坚强固定和骨折一期愈合的力学固定方式（AO），演变为间接复位、弹性固定和间接愈合的生物学固定复位（BO）。内固定原则的改变也推动了内固定用材料向着低模量和可降解吸收的方向发展。到 20 世纪末，生物相容性更优、弹性模量更低的 β 型钛合金成为研究的热点。同时由于临床用不锈钢中的 Ni 元素以及 Ti6Al4V 钛合金中的 V 元素对人体存在的潜在危害，新型的医用低镍不锈钢和无镍不锈钢开始得到应用，无 V 的 Ti5Al2.5Fe 和 Ti6Al7Nb 等钛合金也开始应用于临床。21 世纪初，可降解镁基金属的研究与应用成为骨内固定材料发展的里程碑。与临床应用的可降解聚乳酸高分子材料相比，可降解镁基金属具有更优异的综合力学性能、良好的生物相容性等多重优势。但是由于镁基金属的力学性能低于钛合金、不锈钢，因而目前还只是在非承力部位得到应用。2013 年，德国 Syntellix 公司推出的用于拇外翻手术的可降解镁合金骨螺钉，获得了欧盟 CE 的产品注册认证，成为全球首款临床应用的镁合金植入物产品，但仅局限于欧洲范围内销售。2015 年，韩国 U&I 公司推出的可降解镁合金骨内固定螺钉，用于手足等部位的骨折固定，也获得韩国 KFDA 的产品注册认证。

根据 AO 或 BO 的内固定原则和目标，归根结底是通过内固定保障骨折部位的正常愈合，减少患者的痛苦，最终通过功能锻炼达到完全康复。因此内固定器械必须有利于骨折愈合、简化治疗，以及组织的恢复，尽可能少地发生并发症和后遗症。所以理想的骨科内固定用材料应该符合以下条件：①有足够的强度以达到坚强的固定，强度逐渐衰减使骨折端得到足够的应力刺激，弹性模量与骨相接近会减少应力遮挡效应；②有良好的生物相容性，避免组织发生不良反应；③生物可降解吸收，以避免二次手术；④便于 X 射线成像和磁共振成像观察等。但是现有的生物医用材料还无法完全满足以上所有的条件，常规的医用金属材料具有高强度特点，但存在应力遮挡效应，而且不可降解吸收。可降解金属往往强度不足，无法承力。因此骨科内固定器械的发展将会不断推动新型生物医用材料的研究和发展。

4.1.2　在骨关节治疗中的应用

人工关节的发展起始于人工髋关节，除了目前广泛开展的人工髋关节及膝关节置换外，人工关节置换还用于治疗肩关节、肘关节、腕关节、指间关节及踝关节等疾患。人工关节置换，尤其是髋关节和膝关节置换，已成为关节病变和关节损伤而造成的关节功能丧失的主要治疗方法与手段，它能有效地重建关节功能，提高患者的生活质量。

目前应用的人工关节如果按照摩擦副的配对材料分类，可以分为金属对聚乙烯（metal-on-polyethylene，图 4.1）、金属对金属（metal-on-metal，图 4.2）以及陶瓷对陶瓷（ceramic-on-ceramic，图 4.3），它们各有自己的优点和缺点，如表 4.1 所示[2]。金属对聚乙烯内衬容易发生磨损，影响髋关节功能及稳定性，同时其产生的磨损颗粒可导致骨溶解，从而影响假体的稳定性及使用寿命。假体磨损本身也是髋关节翻修的一个重要原因。虽然目前多

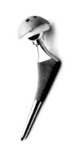

图 4.1　金属对聚乙烯人工髋关节

关节柄中上部位有表面涂层，增加与骨的结合

数使用的高交联聚乙烯比普通聚乙烯的磨损率低，但其产生的磨损颗粒问题仍无法从根本上解决。陶瓷对陶瓷具有摩擦学性能优异、磨损颗粒组织反应小等优点，

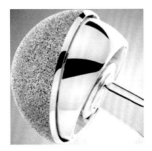

图 4.2　金属对金属人工关节

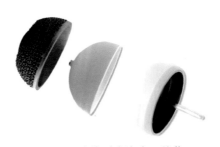

图 4.3　陶瓷对陶瓷人工关节

但是存在易碎性及关节异响等问题[3]。而金属对金属界面因存在翻修率较高[4]、金属离子过敏、局部软组织反应、假体周围骨坏死以及潜在的金属离子毒性等问题[5]，故目前较少应用于临床。

表 4.1　三类人工关节的优缺点比较[2]

类型	优点	缺点
金属对聚乙烯	大量的应用支持其可靠性，可预测寿命范围，经济实惠	聚乙烯磨损颗粒导致无菌性松动
金属对金属	磨损降低，延长使用寿命，大的关节头可降低移位率	金属磨损颗粒引起不良反应，金属离子具有潜在的致癌作用
陶瓷对陶瓷	磨损低，磨损颗粒组织反应小，基体是惰性的	价格高，需要专业操作来防止初期损坏，活动时产生异响

但除了在摩擦面有高分子或者陶瓷材料应用之外，人工关节的其他部位几乎都是金属材料。金属材料以其良好的力学性能、易加工性和可靠性在人工关节制造中得到广泛应用，常用来制作结构复杂和承力部位的人工关节。早期在人工关节应用的金属材料是不锈钢，但因其耐腐蚀性能和强度不如钛合金和钴基合金，已逐渐被后两者所替代。

1. 不锈钢

不锈钢是最早用作人工关节的金属材料。不锈钢具有一定的抗腐蚀能力和力学强度，曾被用来制造人工关节假体。但是不锈钢在人体环境中发生的腐蚀降低了其长期植入的稳定性；其密度和弹性模量与骨组织相差较大，导致与骨组织的力学相容性差；材料本身无生物活性，难于与骨组织形成牢固结合。因此，在人工关节用材料中，不锈钢已经逐渐被钴基合金和钛合金所替代，欧美等国家和地区现已限制不锈钢人工关节的临床使用。

2. 钴基合金

钴铬钼合金由于具有良好的耐磨性、高的耐蚀性，在人工关节中得到了大量应用[6]。关节腔中的关节滑液是天然的关节润滑剂，同时也会使钴铬钼合金表面形成一层 1～4nm 厚度的氧化物防护膜，从而赋予钴铬钼合金优异的耐蚀性和生物相容性[3]。目前有铸造钴铬钼合金和锻造钴铬钼合金两种人工关节钴基合金，后者的力学性能更高。用铸造钴基合金制造的人工髋关节由于金属摩擦腐蚀造成的钴、镍等离子溶出，在体内可能会引起细胞和组织的坏死，从而导致疼痛、关节松动、下沉等并发症。为了使假体材料能与骨组织紧密结合，可将关节柄部位表面进行处理而形成微孔涂层。涂层材料可以是金属，也可以是生物活性陶瓷（如羟基磷灰石），以增加假体与骨组织的相容性及结合能力。

3. 钛合金

纯钛在生理环境中具有良好的抗腐蚀性能，但其强度较低，耐磨损性能较差，限制了它在承力较大部位的应用。临床应用较多的是 Ti6Al4V 合金，其强度高，韧性好，耐腐蚀性能优良，弹性模量与人体骨骼接近，尤其适用于负荷强度很大的下肢关节。但其耐磨性相对较差，合金中的钒（V）进入人体后可能引起毒性反应[4]，且极少数患者对钛合金有过敏现象。目前已经发展出一些无 V 的钛合金及改善钛合金硬度和抗磨损性能的表面处理技术。另外，为了提高钛合金的生物活性，对钛合金进行表面处理，形成一层具有生物活性的陶瓷涂层，可提高合金与宿主骨之间的骨性结合。

4. 锆铌合金

很早以前，苏联曾研究使用哪种材料来制作核反应堆外壳，其既耐高温又具有较高的硬度和强度，还能有很强的耐腐蚀性，最终选择在金属锆中加入少量的铌制成锆铌合金。目前使用的医用锆铌合金成分为：97.5%锆＋2.5%铌，在 500℃空气中氧化后表面形成一层 5μm 厚的氧化层，呈亮黑色，故又被人称为黑晶，通常用于股骨头和膝关节部位，如图 4.4 和图 4.5 所示。

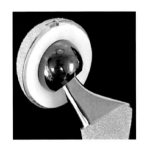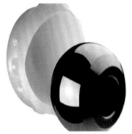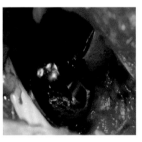

图 4.4　人工股骨头 OXINIUM 黑晶材料

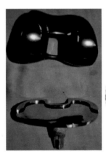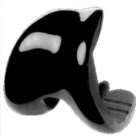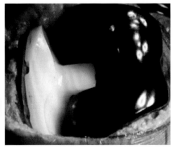

图 4.5　人工膝关节 OXINIUM 黑晶材料

理想的股骨头材料应具有摩擦系数低、磨损颗粒少、继发于磨损颗粒的组织反应小、液膜润滑充分、脆性低等优点。锆铌合金股骨头具有如下优点：合金表面不需要涂层，因为合金加热到一定温度，表面氧化后形成陶瓷层，其陶瓷表面与整个金属假体是一体成形，避免了假体表面层的剥脱或产生碎屑；合金表面陶瓷化后的摩擦系数是钴基合金的一半，并拥有更好的润滑度及耐腐蚀性，因此能明显降低关节摩擦界面的磨损率，延长假体的使用寿命；基于陶瓷表面与整个金属假体的一体设计，锆铌合金股骨头的强度是钴基合金的两倍，避免了类似陶瓷的高脆性，可有效防止假体碎裂的发生；除了良好的力学性能，合金还具有理想的生物相容性，致敏性低，更适合金属过敏体质患者使用[5]。

5. 多孔钽

钽是一种灰色、光亮、坚硬的金属，其熔点接近 3000℃，仅次于钨和铼，且抗磨损、耐多种酸腐蚀。钽与体液几乎无反应，对机体组织无刺激，成为制作骨科植入物的理想材料。钽在医学中的应用历史已超过半个世纪，包括心脏起搏器、颅骨缺损修补、血管夹、股骨柄假体，用于神经修复的金属丝、片或网等。

多孔钽近年来逐渐受到人们的关注，它具有生物相容性好、孔隙率高、弹性模量与正常骨相似等特性，在脊柱外科、关节外科等领域得到令人鼓舞的临床应用效果。如表 4.2 所示，多孔钽的弹性模量和孔隙度与正常人体松质骨接近，降低了材料的应力遮挡作用，使材料更好地与骨组织相适配，从而提高人工骨植入物的初期稳定性。多孔钽还显示了相对较高的摩擦系数，这一特性同样有利于维持植入宿主骨后的初期稳定性。其良好的生物相容性和高的孔隙率等特点使带血管的纤维组织、肌腱、韧带、软骨和骨组织向多孔钽内部生长，植入后的假体与宿主骨之间产生牢固的生物"绑定"，使多孔钽植入物获得良好的远期稳定性成为可能。FDA 于 1997 年正式批准多孔钽应用于临床。最初只应用于髋臼假体，如图 4.6 所示，如今多孔钽已被应用于骨科中的多种临床治疗。

表 4.2　不同材料的弹性模量比较

材料	弹性模量/GPa	材料	弹性模量/GPa
松质骨	0.1～1.5	钛合金	110
多孔钽	3	钴铬钼合金	220
皮质骨	12～18		

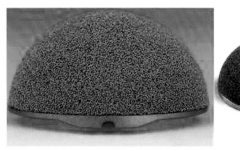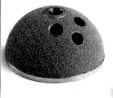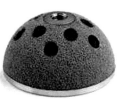

图 4.6　多孔钽髋臼杯

4.1.3　在脊柱治疗中的应用[7]

作为人体的中轴骨骼，脊柱不仅是身体的支柱，而且在负重、减震、保护和运动等方面发挥着重要的作用。随着社会经济的发展，脊柱损伤以及与脊柱相关的疾病，如脊柱结核、脊柱畸形等疾病，给人们正常的生活和工作带来越来越严重的影响。在脊柱外伤骨折脱位治疗上，内固定系统已经取得了专家学者的共识，其目的是解除对脊髓的压迫，重建脊柱的正常序列和骨性融合，恢复脊柱中轴柱的支撑功能，为神经功能的恢复提供良好的空间。内固定的优势在于矫正畸形、促进融合，从而利于早期康复[8]。现在常用的人工脊柱用材料有金属材料、陶瓷、高分子及复合材料。金属材料具有优良的强度、韧性和加工性能，是一种常见的人工脊柱用材料，以钛合金为主，已应用到颈椎前路和后路用钉、板、椎间融合器，以及动力固定系统（人工椎间盘、人工髓核等），如图 4.7～图 4.11 所示。不锈钢和钴基合金具有比人体骨更高的弹性模量，与松质骨不匹配，植入后应力遮挡效应明显，故目前较少应用于脊柱治疗。

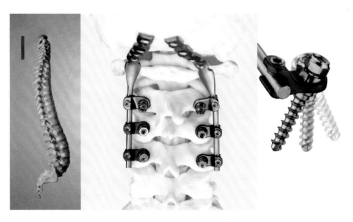

图 4.7　颈椎后路用部分器械

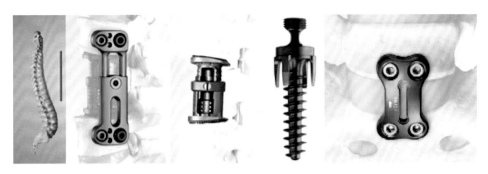

图 4.8 胸腰椎前路用部分器械

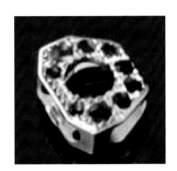 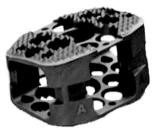 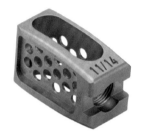

图 4.9 钛合金椎间融合器

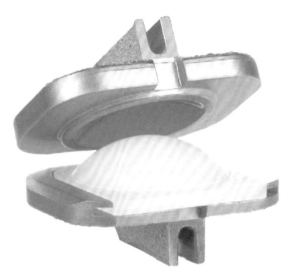

图 4.10 Prodisc-C 人工椎间盘

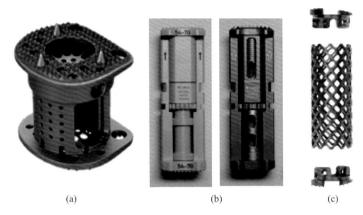

图 4.11　（a）Synex 胸腰椎人工椎体；（b）Synex-C 颈椎人工椎体；（c）SynMesh 植骨钛网

由内固定后引起的应力遮挡效应会引起椎体骨质疏松，以及融合的相邻节段发生退变，所以应力遮挡问题越来越受到人们的重视，治疗理念也由原来的坚强内固定向生物型内固定发展[9]。

与聚醚醚酮（PEEK）相比，钛合金的杨氏模量（110GPa）与人体骨相差较大，植入后会产生明显的应力遮挡效应，在局部感染的共同作用下易导致骨质疏松，甚至植入失败[10]。人们试图通过新的合金化及多孔化来解决钛合金的杨氏模量与人体骨不匹配的问题。Rao 等[11]应用粉末发泡法制备多孔 Ti-Nb-Zr 合金，当孔隙率为 6.1%～62.8%时，多孔合金的杨氏模量为 1.2～10.8GPa，屈服强度为 73～153MPa。此外，由于钛合金有较高的阻射率，通过 X 射线检查监测骨融合状态较为困难，这使钛合金作为植入材料的应用受到限制。Liu 等[12]利用 3D 打印技术构建的多孔钛合金人工椎体进行了颈椎恶性肿瘤切除椎体置换，取得了满意的临床疗效。Fernández-Fairen 等[13]在 61 例颈椎前路间盘切除融合术中，28 例使用单纯多孔钽融合器，另 33 例采用自体骨融合加前路钢板内固定，经过 5 年随访，结果表明多孔钽融合组的疗效优于自体骨融合组。Fujibayashi 等[14]研究了多孔钛在腰椎融合中的应用，5 名接受手术的患者术后 12 个月的日本骨科协会（JOA）评分改善率平均达到 85.8%，所有患者术后 3 个月影像学检查均显示坚强的骨重建，融合器均未出现严重的沉降情况。

4.2　在口腔科中的应用

医用金属材料在口腔科中的应用有着悠久的历史，目前仍然是口腔材料中最重要的一大类材料，广泛应用于牙列缺失和牙体缺损的修复、口腔正畸矫治、口腔颌面外科治疗、种植牙根，以及口腔医疗操作器械等。口腔临床应用最具代表性的金属材料是不锈钢（316L、304）、钴铬合金（CoCr）、镍铬合金（NiCr）、纯钛及钛合金（Ti、Ti6Al4V，NiTi）、金合金（AuAgPt）等，下面围绕金属材料在口腔临床中的不同应用进行介绍。

4.2.1 不锈钢的应用

304 不锈钢，中国牌号为 0Cr18Ni9，是口腔临床中普遍使用的一种奥氏体不锈钢。表 4.3 为口腔科用 304 不锈钢的化学成分[16]。

表 4.3 口腔科用 304 不锈钢的化学成分 （单位：wt%）

种类	C	Cr	Ni	Si	Mn	Mo	S	P	Fe
修复用不锈钢	0.19~0.24	19~21	9~11	0.2~1.8	0.8~2.2	1.5~1.8	<0.02	<0.02	余量
正畸用不锈钢	<0.15	17~19	8~10	<1.0	<1.5	0.2~0.5	<0.03	<0.03	余量

304 不锈钢在口腔正畸中的用量较大，用于正畸托槽、正畸弓丝、颊面管、支抗钉等器械的制作（图 4.12）。托槽（bracket）是固定矫治技术中的重要部件，用黏接剂直接黏接于牙冠表面，弓丝通过托槽而对牙施以各种类型的矫治力。托槽的主要作用在于固定弓丝，从而使弓丝更好地发挥作用，传递矫治力，以此控制牙齿在三维方向的移动，达到正畸矫治的目的。托槽一般由以下三个部分组成。

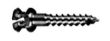 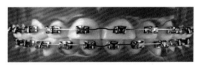

(a) (b) (c)

图 4.12 口腔正畸器械

(a) 支抗钉；(b) 托槽-弓丝；(c) 颊面管

（1）槽沟（bracket slot）：呈唇颊向水平开口，便于弓丝顺畅地从唇颊面放入并加力。

（2）托槽翼（bracket wing）：便于结扎固定弓丝，翼上可附拉钩供牵引用，按托槽翼形态可分为单翼、双翼和三翼。

（3）基底（bracket base）：其形态设计主要为加强与牙面的黏结力，托槽基底面形态与各牙齿的唇颊面形态相适，具有金属网格或刻蚀的底板，通过黏合剂使托槽牢固地黏接于牙面上。时至今日，不锈钢托槽仍是固定正畸临床中使用最广泛的托槽。

304 不锈钢的弹性模量较高，加工硬化率高，由其制作的正畸弓丝在使用时，随着应变的释放，矫治加载力下降，需要经常加力和调换。304 不锈钢在口腔修复中可用于制作金属牙冠及基桩。304 不锈钢在口腔内具有良好的生物相容性，对黏膜组织无刺激、无细胞毒性。它具有良好的耐腐蚀性能，在口腔内不易变色。因不锈钢中含有一定量的镍，所以对镍过敏者不适用。因此，不锈钢在临床中的应用逐渐被其他金属材料（如钛及其合金）所取代。

不锈钢还用来制作牙科手机的外壳，如图 4.13 所示。牙科手机是口腔临床最常规的基本操作治疗医疗器械，在口腔医学各科室中均有使用。牙科手机分为牙科高速手机和牙科低速手机。高速手机的转速达到 35 万～42 万 r/min，主要用于口腔治疗和修复，如牙体打磨、切削等。低速手机分为直机和弯机，直机一般用于打磨抛光修复体，弯机一般用于口内打磨修复和治疗。

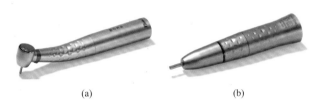

(a)　　　　　　　　　　　(b)

图 4.13　口腔临床用手机

（a）高速手机；（b）低速手机

4.2.2　钴铬合金和镍铬合金的应用

钴铬合金和镍铬合金是口腔修复临床中常用的非贵金属铸造合金，不仅用于金属烤瓷修复体（金属烤瓷牙）中金属内冠的制备，还常用于制作活动义齿的支架、基托、卡环、连接杆、桥体等。表 4.4 为两种合金的典型化学成分，图 4.14 为典型的钴铬合金烤瓷修复体。

表 4.4　钴铬合金和镍铬合金的典型化学成分[16]　　　（单位：wt%）

合金	Cr	Mo	Co	Fe	Ni	C	Al	其他
钴铬合金	28	6.2	63.4	1.0	—	0.5	—	余量
镍铬合金	16	5.0	—	—	68.5	0.1	2.9	余量

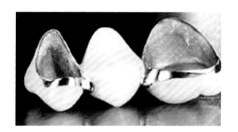

图 4.14 典型的钴铬合金烤瓷修复体

镍铬合金曾经大量应用于临床。研究证实镍对人体有一定的刺激性，容易引起部分人过敏，导致皮肤、黏膜炎症，如牙龈发炎。镍还有一定致癌性，并且在口腔唾液环境中容易产生镍的渗出，导致牙龈颜色变黑，现已较少用于前牙修复。钴铬合金主要是针对镍铬合金中镍的毒性而开发的，生物相容性相对较好，不易过敏，耐腐蚀，牙龈黑线的问题较镍铬合金烤瓷牙明显改善。钴铬合金烤瓷牙是典型的非贵金属烤瓷牙，具有生物学性能好、美观、经济、耐久等优点。与钴铬合金相比，镍铬合金易铸造，更经济。表 4.5 为局部义齿用钴铬合金和镍铬合金的力学性能。

表 4.5 局部义齿用钴铬合金和镍铬合金的力学性能[1]

合金	屈服强度/MPa	抗拉强度/MPa	延伸率/%	弹性模量/GPa
钴铬合金	680	960	3~9	220
镍铬合金	710	807	7	186

4.2.3 镍钛合金的应用

近等原子比的 NiTi 合金，由于具有理想的形状记忆效应、超弹性和生物相容性，成为正畸临床常用的弓丝材料。NiTi 合金丝是目前口腔正畸治疗中广泛使用的一类材料。正畸丝在口腔治疗时与托槽等矫正器械配合使用，用于牙齿正畸，连接正畸装置，为畸形牙齿的正畸治疗提供矫正力。正畸丝按照形状可以分为圆形和方形，主要规格有：直径为 0.010~0.22in（1in = 2.54cm）的圆形，（0.016×0.016）~（0.021×0.025）的方形。临床上使用的一种典型的含铜 NiTi 合金的化学成分表如表 4.6 所示，力学性能列于表 4.7 中。

表 4.6 含铜 NiTi 合金的典型化学成分 （单位：wt%）

主要成分								其他						
Ni	Ti	Cr	Cu	C	O	H	Be	Al	Zr	Si	Mn	Mo	Sn	V
48~52	余量	0.1~0.25	≤6.0	≤0.4	≤0.3	≤0.2	≤0.02	总和不大于 0.4						

表 4.7 含铜 NiTi 合金的典型力学性能

卸载过程的弯曲力/N				永久挠曲变形率/%
3.0mm	2.0mm	1.0mm	0.5mm	20
1.0	0.6	0.15	0.1	

NiTi 合金由于受到温度和机械压力的改变而存在两种不同的晶体结构相，即奥氏体相和马氏体相。奥氏体相是温度较高（高于 A_s 温度）或者去除载荷（外力）时的状态，坚硬，形状比较稳定。马氏体相是温度相对较低（低于 M_f 温度）或者加载（外力）时的状态，具有延展性和反复性，不太稳定，较易变形。NiTi 合金冷却时的相变顺序为奥氏体相→马氏体相。图 4.15 为临床应用的一种近等原子比 NiTi 合金丝的相变曲线[15]。口腔临床应用的 NiTi 合金的特殊性能主要体现在如下几个方面[16]。

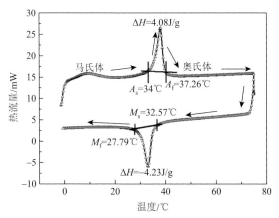

图 4.15 临床应用的一种近等原子比 NiTi 合金丝的相变曲线[15]

1. 口腔内温度变化敏感性

不锈钢正畸弓丝和 CoCr 合金正畸弓丝的矫治力基本上不受口腔内温度的影响。温度敏感的 NiTi 合金弓丝具有形状记忆特性。当一定形状的奥氏体母相由 A_f 温度以上冷却到 M_f 温度以下形成马氏体相后，合金将在 M_f 以下温度形变，再加热至 A_f 温度以上，会发生逆相变，合金会自动恢复其在母相时的形状。超弹性 NiTi 合金牙齿矫形丝的矫治力随口腔温度的变化而变化。当变形量一定时，随着温度升高，其加载力增加。温度敏感性 NiTi 弓丝在正畸治疗中应用时，可通过调整温度来调节力度和舒适度，因此患者在使用过程中可自行调整温度来保持舒适性，从而显著减轻患者的治疗痛苦。利用该特性制造的形状记忆性弓丝称为热激活弓丝，室温下其结构为不稳定的马氏体组织，具有形状记忆性。该合金丝在室温下柔韧性好，弹性模量低，变形性好，易于弓丝入槽。

2. 超弹性

超弹性（super-elasticity）是指材料在外力作用下产生远大于普通金属弹性极限应变量的应变，在卸载时应变可自动恢复的现象。对于一定组成的 NiTi 合金，可通过外力的加载或者卸载实现相变。对具有奥氏体母相的 NiTi 合金施加一定载荷时，会发生由奥氏体形成马氏体的相变，这一过程为应力诱发马氏体相变。卸载后，马氏体又通过逆相变转变为奥氏体，恢复奥氏体原来的形状。由于马氏体的弹性模量远低于奥氏体，加载时表现为应变大幅度增大，而应力不增大或者变化很小，卸载时表现为应变大幅度减小，而应力不变或者变化很小。因此弓丝形变过程中可以持续地释放相对恒定的应力，这种现象被称为超弹性。NiTi 合金的卸载曲线平台平整，说明它能提供持久柔和的矫治力。超弹性是指在一定形变范围内，应力不随应变的增大而增大。可将超弹性分为线性超弹性和非线性超弹性两类，前者的应力-应变曲线中应力与应变接近线性关系。

3. 其他性能

NiTi 合金正畸丝的耐腐蚀性能优异，与不锈钢丝相近。在模拟人体环境下，正畸弓丝的腐蚀电流密度一般为 $10^{-9} \sim 10^{-7} A/cm^2$ 数量级。良好的耐腐蚀性能使 NiTi 合金具有优异的生物相容性。NiTi 合金有特殊的化学组成，即 Ni 和 Ti 的原子百分比约为 50∶50。一般情况下，NiTi 合金表面层的钛氧化膜充当了一种屏障，表面层的钛氧化物能抑制镍离子的释放。

镍钛锉（或钛镍锉），又称为镍钛根管锉或者镍钛锉针，是牙体牙髓病治疗中广泛使用的常规器械，用于牙科根管修形和清理根管系统。其性能特点是柔韧性超强、抗循环疲劳能力和抗折断力超强，可将器械分离概率降至最低，顺应根管形态。图 4.16 为临床应用的两种典型的镍钛根管锉。采用改良的马氏体镍钛根管锉，

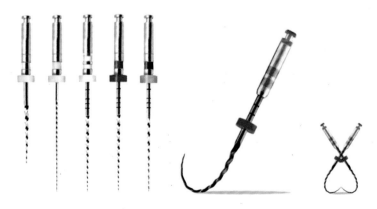

图 4.16 临床应用的不同外形结构的镍钛根管锉

可提高器械柔韧性和循环疲劳抗力。马氏体镍钛根管锉由镍钛合金经过热机械处理获得，拥有独特的马氏体纳米尺度晶体，弹性能力、强度和抗磨性能更佳。

4.2.4　纯钛及钛合金的应用

纯钛及钛合金（Ti6Al4V）具有优异的力学性能、耐腐蚀性能、低弹性模量及良好的骨结合能力，在口腔颌面外科领域中应用广泛，用于制作种植体、板、网、固位螺丝、人工假体等，来修复牙缺失、颌面骨缺损或骨损伤。

如图 4.17 所示，临床广泛使用的牙种植体系统一般包括三个部分：种植体（体部）、基台螺丝（颈部）、基台。目前临床常用的种植体材料主要是四级纯钛或 Ti6Al4V 合金，因能够获得良好的骨结合，种植体在牙槽骨内可保持长期稳定。

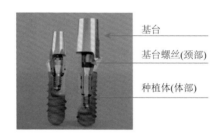

基台

基台螺丝(颈部)

种植体(体部)

图 4.17　牙种植体系统示意图

1. 纯钛种植体

商业纯钛共有四个级别，钛中不同氢、氧、氮、碳和铁的含量决定了纯钛的分级。一级至四级商业纯钛中，钛含量为 99.175～98.635wt%，氧含量为 0.18～0.40wt%，铁含量为 0.20～0.50wt%，其中杂质含量最低的为一级纯钛。从力学强度的角度考虑，种植体材料一般选用二级以上的纯钛。医用纯钛通过离子注入等方法，在其表面注入 Ca、P、Mg、Si 等元素后，能诱导骨组织形成[17-19]。

2. 钛合金种植体

在牙种植体中，纯钛的应用最为广泛，但用于单颗牙缺失修复或狭窄牙槽嵴中的窄直径种植体时，其力学强度不能满足临床需要，应力疲劳折裂的风险大大增加。因此，为了增强种植体的力学性能，人们致力于开发钛合金种植体。在纯钛中添加 Nb、Zr、Ta 等低毒性元素，生物相容性好；适量添加 Mo、Cu、Ag、Zn 等中等毒性元素，可保证一定的生物相容性。例如，在钛合金中添加 Nb，既能保证合金具有良好的生物相容性，又能降低合金的弹性模量，提高合金的强度[20, 21]。目前临床应用的钛合金种植体的材料主要是 Ti6Al4V、Ti6Al7Nb、Ti-Zr 等合金。

4.3 在介入支架中的应用

介入医学是在医学影像学设备引导下将特殊器材送入人体，对疾病进行诊断与治疗的一门新兴学科。介入医学已经成为现今医学界的"新宠"，是继内科、外科之后的第三大临床学科，具有微创、高效、副作用和并发症相对较轻的特点，以及几乎可以达到人体各个器官、管道和腔隙的技术优势。诊治范围可以涉及传统医学中的大部分学科。常用的介入器械包括：穿刺针、导引导丝、血管鞘、导管、球囊导管、栓塞物质、支架等。

介入支架是治疗血管和腔道狭窄/闭塞的主要途径。为了使狭窄/闭塞的血管或腔道扩张、再通及可持续支撑，使用的介入支架需要具有一定的支撑强度，支架材料应具有良好的生物相容性、耐生理环境腐蚀等性能。医用金属材料因具有优异的力学性能、耐腐蚀性能及良好的生物相容性，是适宜作为介入支架的优选材料。目前临床应用的绝大多数介入支架由 316L 不锈钢、钴铬合金、镍钛合金等金属材料加工而成，表现出较好的临床效果。三种主要支架用金属材料的力学性能见表 4.8。自开发金属介入支架并在临床得到应用以来，使用了不同力学特性的材料来制造介入支架，以满足临床治疗狭窄/闭塞症的应用需求。

表 4.8 介入支架用金属材料的力学性能

医用金属材料	屈服强度/MPa	抗拉强度/MPa	延伸率/%
316L 不锈钢[22]	≥172	≥480	≥55
钴铬合金[23]	≥450	≥951	≥10
镍钛合金[24]	—	≥551	≥15

下面将按照金属介入支架在人体不同部位的临床应用现状进行介绍。

4.3.1 在心血管疾病治疗中的应用

目前针对冠心病的治疗方法主要有:药物保守治疗、冠状动脉搭桥术（coronary artery bypass grafting，CABG，又称冠状动脉旁路移植术）和经皮冠脉介入治疗（percutaneous coronary intervention，PCI）三大类，治疗方法的选择需结合患者的临床症状及病情发展情况而确定。药物治疗通常用于早期的冠心病患者，这种方法治疗周期较长，见效较慢，副作用较大，是治疗冠心病的基本方法之一。冠状动脉搭桥术是以取自健康动脉或静脉的血管移植物，在一条或多条阻滞的冠状动脉周围建立旁路的手术。血管移植物绕行阻滞的一条（或多条）动脉，建立富氧血液流入心肌的新通路。搭桥手术需要开胸，对患者造成的创伤很大，手术难度大，风险系数高。介入治疗通常以导管为引导，经桡动脉或股动脉建立通路，术后只留微小创口（图 4.18），是目前治疗由心血管狭窄引起的冠心病的一种主要方法。冠状动脉支架（又称心血管支架）呈圆柱形，一般采用金属材料制造，通过支架来支撑冠状动脉血管以阻止弹性回缩，可以消除狭窄，预防再狭窄，且扩张后的内膜表面光滑。

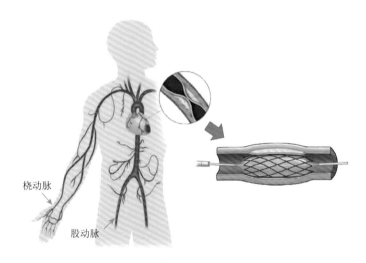

桡动脉

股动脉

图 4.18　冠状动脉介入治疗示意图

理想的冠状动脉支架（coronary artery stent）应具备以下基本性能：①足够的径向支撑力，以抵抗动脉血管壁的回弹力；②良好的扩张均匀性，确保支撑强度在支架圆周上均匀分布；③良好的柔顺性，在支架输送过程中，能够抵抗支架沿冠状动脉血管通路前向和侧向负荷力，使冠状动脉支架完整、安全地到达病变部位；④在 X 射线下的可视性，以实现支架的精准定位和识别；⑤良好的生物相容性，最低的血栓形成率、炎症反应和再狭窄率。以上性能是确保冠状动脉支架应用于临床的基本要求，随着医疗技术的不断发展和人们对医疗需求的不断提高，需要开发和应用具有更好远期临床效果的支架。

1977 年，首次采用球囊成形术治疗冠状动脉狭窄性病变，开创了介入治疗冠心病的新时代。随着临床数据的不断积累以及对这种治疗方法的不断深入研究，人们发现球囊成形术后发生再狭窄的比率例达 50%，狭窄高发期多在术后 6 个月内。采用冠状动脉支架作为病变段腔内支撑，可以降低术后再狭窄率。1986 年，实施了全球首例冠状动脉支架置入术，从此拉开了冠状动脉支架时代的序幕。冠状动脉支架的发展已有 30 多年的时间历程，经历了裸金属支架、药物洗脱支架、可降解支架三个阶段。

1. 裸金属支架

最早用于制造裸金属支架的材料是 316L 不锈钢，其名义成分为 Fe-18%Cr-14%Ni-2.5%Mo，超低碳（≤0.03%C）。作为最先应用于冠状动脉支架的金属材料，316L 不锈钢表面能够形成致密的钝化膜，因而具有良好的耐腐蚀性能，较高的抗拉强度可以满足支架具有足够的径向支撑力，因此满足作为支架材料的基本要求。多项临床试验结果显示，与单纯球囊扩张相比，植入裸金属支架的再狭窄率大幅降低至 15%～25%。

冠状动脉支架植入后，作为血管组织内的异物永久存在，会引起组织对异物的不良反应，包括血栓、炎症、内膜增生等。体量更小、网丝更细的金属支架成为人们研究的热点。L605 钴基合金成为新的支架材料，其名义成分为 Co-20%Cr-10%Ni-15%W，超低碳。与 316L 不锈钢相比，L605 合金具有抗拉强度更高，X 可视性更加优异，在保持足够径向支撑力的前提下实现了支架网丝更细、支架顺应性更好，X 可视性更优，以及异物反应降低等优点。

镍钛合金具有 40%的超弹性，大的恢复应力和可塑性。用其做成支架与可扩张球囊配套使用，这种球囊加热时收缩，因有较长的最初低水平的应力-应变平台期及其随后硬度的急剧增加，所以特别柔韧。镍钛合金支架因具有超弹性、形状记忆效应而得到应用。临床应用的部分裸金属支架产品详见表 4.9。

表 4.9　临床应用的部分裸金属支架产品

支架名称	生产厂商	支架材料	产品批准日期
BeStent™ 2	Medtronic, Inc., Minnesota	316L 不锈钢	2000 年 10 月
MULTI-LINK VISION™	Guidant Corporation, CA	L605 合金	2003 年 7 月
NIRflex™	Medinol Ltd., Israel	316L 不锈钢	2003 年 10 月
Liberté™ Monorail™	Boston Scientific Corporation, MN	316L 不锈钢	2005 年 4 月
SUN™	北京福基阳光科技有限公司	316L 不锈钢	2009 年 11 月
Mustang™	上海微创医疗器械（集团）有限公司	316L 不锈钢	2012 年 9 月

支架植入人体血管后，作为异物会对周围组织产生不同程度的影响。裸金属支架植入后早期可引起炎症反应，导致平滑肌细胞黏附和增生、支架内形成血栓、形成伪内膜等。支架长期存留于血管内，对血管组织造成牵拉，造成血管慢性损伤，血管中层萎缩，形成动脉血管瘤以及内膜过度增生，从而导致发生再狭窄。为了解决支架内再狭窄（in-stent restenosis，ISR）这一重要临床问题，一种携带

抑制细胞增殖类药物的涂层被应用在金属支架表面，药物可在植入后不断洗脱释放，从而发挥抑制再狭窄的作用，这种支架称为药物洗脱支架（EDS）。

2. 药物洗脱支架

DES 的基本原理是将一些具有抗凝血和（或）抗组织细胞增殖的药物与聚合物结合，涂覆在金属支架上，以期达到降低支架内再狭窄的目的，进而优化 PCI 在处理复杂病变时的应用和效果。

早期的 DES 以载西罗莫司（Sirolimus，又称雷帕霉素）药物的 Cypher 支架和载紫杉醇药物的 Taxus 支架为代表，都采用不可降解的载药聚合物（如聚甲基丙烯酸酯及其衍生物），药物完全释放后，涂层聚合物的长期存在可能导致炎症和超敏等反应。在裸金属支架的临床使用中，L605 合金支架具有网丝更细、在 X 射线下显影效果更好的优点。后期的 DES 以 Xience V 支架和 Endeavor 支架为代表。两种支架均以 L605 合金为基体材料，药物涂层载体仍是不可降解聚合物，携载的药物则分别是依维莫司和佐他莫司。已有临床研究证实[25, 26]，在减少远期再狭窄方面，Xience V 支架优于 Taxus 支架，前者的靶血管失败率（target vessel failure，TVF）不高于后者，且随访 1 年内主要心脏不良事件（major adverse cardiac events，MACE）的发生率更低。

随着 DES 在临床应用量的不断积累，人们逐渐意识到，晚期支架血栓的发生与载药涂层使用的不可降解聚合物有一定的关联。因此，由可降解聚合物载体替代不可降解聚合物载体成为 DES 支架发展的新方向。最早应用于 DES 的可降解聚合物为聚乳酸（PLA），早期代表性产品有 BioMatrix 支架、Nobori 支架和 Axxess 支架。随后以聚乳酸-羟基乙酸共聚物（PLGA）为涂层载体的 NEVO 支架应用于临床，临床研究结果已证实，NEVO 支架的远期再狭窄率显著低于 Taxus 支架。目前，临床应用的主流 DES 仍是以 PLGA 为药物涂层载体。DES 的临床应用将支架内再狭窄发生率和主要心脏不良事件发生率降至 5%以下，是 PCI 发展历程中的一个重要里程碑。表 4.10 列出了临床应用的主要 DES 产品。

表 4.10　临床应用的主要药物洗脱支架

支架名称	生产厂商	支架材料	载体/药物	适应证
Taxus Liberté	波士顿科学	316L 不锈钢	SIBS（聚苯乙烯-b-异丁烯-b-苯乙烯）/Paclitaxel（紫杉醇）	用于治疗患有冠状动脉疾病患者的早期和再狭窄病变或完全闭塞病变；用于治疗患有伴发糖尿病的患者及介入治疗不成功的急性闭塞和濒临闭塞患者
Xience Prime	雅培公司	L605 钴基合金	底涂层材料为聚甲基丙烯酸正丁酯（PBMA），药物涂层由依维莫司和偏氟乙烯-六氟丙烯共聚物（PVDF-HFP）组成	用于改善因散在原发冠状动脉病变而导致的症状性缺血性心脏病患者

续表

支架名称	生产厂商	支架材料	载体/药物	适应证
药物洗脱冠脉支架系统	美敦力	35NLT钴基合金	底涂层由 Parylene C 制成；药物涂层由佐他莫司和 BioLinx 聚合物（C10/C19/PVP）构成	适用于经皮腔内冠状动脉成形术
Everolimus Eluting Coronary Stent System	雅培公司	L605钴基合金	包被有抗增殖药物 Everolimus 和多聚物组成的混合物	适用于个别新生的天然冠状动脉灶（长度≤28mm）而引发症状性和无症状性的缺血性心脏病患者
BuMA	赛诺医疗科学技术有限公司	316L不锈钢	底部涂层材料为聚甲基丙烯酸丁酯（BuMA），该涂层不可降解；表面涂层由雷帕霉素药物和PLGA 组成，为可降解涂层	适用于冠状动脉血管成形术，用于改善局部缺血性心脏病患者的血管狭窄症状，适用的病变长度≤35mm
爱立（Tivoli）	易生科技（北京）有限公司	L605钴基合金	药物涂层由抗细胞增殖的药物（雷帕霉素）和可降解的丙交酯-乙交酯共聚物组成	原发性支架置入；具有无症状性缺血、稳定或者不稳定性心绞痛患者；靶病变长度≤35mm，靶血管直径为2.5～4.0mm；PTCA 术后，病变处残余狭窄明显者（大于 30%）；PTCA术后，可能发生急性闭塞严重血管并发症者；明显的血管夹层及（或）撕裂；再狭窄病变（除支架内再狭窄）；靶血管病变≤2 个；靶病变狭窄≤70%（目测法）；有冠状动脉搭桥手术适应证的患者
冠脉雷帕霉素靶向洗脱支架系统	上海微创医疗器械（集团）有限公司	L605 钴基合金	药物涂层由雷帕霉素和可降解消旋聚乳酸（PDLLA）组成，储存在凹槽内	缺血性心脏病患者冠状动脉病变长度≤36mm，血管直径为 2.25～4.0mm；被保护的左冠状动脉主干病变；PTCA 术治疗不满意或术中术后出现闭塞及再狭窄病变
钴基合金雷帕霉素洗脱支架系统	乐普（北京）医疗器械股份有限公司	L-605钴基合金	药物涂层由可降解 PLGA 和雷帕霉素组成，基底涂层材料为 PLGA	该产品用于靶病变长度≤32mm，参考血管直径 2.5mm 以上的狭窄病变以降低再狭窄为目的的原发性支架置入；单纯球囊扩张后的再狭窄病变；冠状动脉介入治疗中急性血管闭塞及濒临血管闭塞

任何支架的临床应用都会对支架段的管腔内膜造成不同程度的损伤，从而引发一系列连锁反应，发生内膜过度增殖。DES 通过释放抑制细胞增殖类药物来实现较低的支架内再狭窄发生率。但临床使用的抑制细胞增殖类药物对细胞无选择性，也就是在抑制血管组织中平滑肌细胞过度增殖的同时，也对内皮细胞增殖起到抑制作用，这可能会延缓血管损伤部位的内皮化进程，进而可能造成晚期支架内血栓或极晚期支架内血栓。

为了解决这些问题，冠状动脉全降解支架或生物可吸收血管支架（bioresorbable vascular stent，BVS）开启了支架发展史上的新纪元。BVS 支架的临床使用特点是植入初期对病变血管进行有效支撑，血管完成重建后的一定时间内完全降解，恢复冠状动脉血管的正常生理状态与功能，从根本上克服永久性金属支架的诸多中远期并发症。

3. 生物可降解支架

不同于永久性金属支架，BVS 以生物可降解材料作为支架材料，目前已经或有望应用于 BVS 的材料有可降解聚合物、可降解镁合金、可降解铁合金、可降解锌合金。

1）可降解聚合物支架

最早应用于临床的生物可降解聚合物支架是 Igaki-Tamai 支架，其组成材料为左旋聚乳酸（PLLA），无药物涂层，主要应用于外周血管，已获得欧盟的临床使用批准。但这种支架存在的致命问题就是支架膨胀时需要使用相关热源诱导，会对血管造成较大损伤，降低了其临床操作的安全性。Absorb BVS 支架和 Desolve 支架是目前较为成熟、临床数据较为丰富的可降解聚合物支架。以美国雅培公司开发生产的 Absorb BVS 支架为例，2011 年首项随机研究 501 例，其中 Absorb Ⅱ 支架为 335 例，Xience 支架为 166 例，按照 2∶1 随机分配，2 年随访结果均无统计学差异。而 3 年结果显示，两种支架发生心源性死亡、靶血管心肌梗死、血栓的比例分别为 10.4%∶4.9%、7.1%∶1.2%和 2.8%∶0%。基于以上结果，2017 年 3 月 FDA 针对 Absorb BVS 支架发出警告，特别指出对使用 Absorb BVS 支架增加靶病变失败率（TLF）风险的担忧。同年 9 月，美国雅培公司宣布，停止在所有国家销售生物可降解聚合物支架，并将继续开发新一代生物可降解支架。

2）可降解金属支架

与生物可降解聚合物相比，可降解金属材料具有更加优异的力学性能，因此可降解金属支架具有更大的径向支撑力，金属网丝更细，柔顺性更优。金属在体内的降解是金属表面发生腐蚀，因此降解速率稳定可控，力学承载能力逐渐下降。而聚合物在体内的降解是一个水解过程，会发生突然的内部崩解，因此力学承载能力会突然下降；如果崩解产生的碎片在血管中游走，会有非常高的安全性风险。目前，可降解金属支架材料以镁合金、铁合金和锌合金为主。由于镁、铁和锌都是人体中的必需元素，因此在合理控制降解速率的前提下，这几种金属支架均具有良好的生物安全性。

可吸收镁合金支架（absorbable magnesium stent，AMS）以德国 Biotronik 公司依次开发的 AMS 和 DREAMS 系列支架最具代表性。该支架经过一系列优化设计不断演变而成。对 AMS 的 PROGRESS 临床试验结果显示，该类支架具有良好的生物安全性，但支架的晚期管腔丢失现象较为严重，支架主体出现断裂，有待进一步优化。DREAMS 1G 是在 AMS 基础上优化开发的新型镁合金支架，从支架结构设计、支架厚度、带药涂层等方面进行改进。DREAMS 1G 的临床试验结果表明，与 AMS 相比，其临床安全性及血管造影性有较大改善。但 6 个月晚期管腔丢失率仍较高，远高于 DES 的管腔丢失。进而新一代 DREAMS 2G 镁合金支架被开发出来，其采用高强度及灵活多变的结构设计，具有更优的弯曲性能、更高的径向支撑力。以可降解 PLA 聚合物作为药物涂层载体，载雷帕霉素用来降低内膜增生。DREAMS 2G 的临床试验结果显示，该支架可以满足支架临床应用的性能要求，进一步改善了晚期管腔丢失情况。美国雅培公司的 Absorb 聚合物支架和德国 Biotronik 公司的 DREAMS 2G 镁合金支架的一年临床数据对比显示，DREAMS 2G 的靶血管失败率更低（3.3% *vs.* 7.8%）；晚期血栓更低（0 *vs.* 1.54%）；靶病变血运重建（TLR）更低（1.7% *vs.* 5.0%）。这说明可降解镁合金支架的临床效果优于可降解聚合物支架。该产品于 2016 年 6 月获得欧盟 CE 认证，已在欧洲上市销售。

此外，降解速率更低的铁合金支架和锌合金支架的开发也受到人们的关注。目前，中国的先健科技（深圳）有限公司在国际上首先开发出的可降解铁合金冠状动脉支架产品已经进入临床试验阶段。

4.3.2　在脑血管疾病治疗中的应用

脑血管支架（cerebrovascular stent）是应用于神经介入领域，治疗血管狭窄、畸形等病变的支架产品，主要分为颅外支架和颅内支架。脑血管支架大多采用金属材料制成，以自膨式的镍钛合金支架为主。

颅外支架主要用于治疗颈动脉或椎动脉狭窄疾病。专门用来治疗颈动脉狭窄的支架有美国雅培公司生产的 Acculink 颈动脉支架，其是全球首个锥形设计的颈动脉支架。美国强生公司生产的 Precise 支架，用于颈动脉粥样硬化疾病的治疗。Xact 型颈动脉支架常与 Emboshield 型栓子保护系统联合使用，用于可能发生颈动脉内膜剥脱术后不良事件、需要进行经皮颈动脉血管成形术和支架置入术治疗动脉闭塞性等疾病，并针对下述标准患者，用于增加颈动脉的管腔直径：①患有位于颈总动脉起点与颈内动脉颅内段之间的颈动脉狭窄的患者（对于有症状的患者，通过超声波或者血管造影术检查狭窄≥50%，或者没有症状的患者，通过超声波或者血管造影术检查狭窄≥80%）；②患者的靶病变处的参考血管直径必须在 4.8~9.1mm 范围内。与冠状动脉支架相类似，支架植入后同样存在支架内再狭窄的可能，再狭窄的起因可能同样是支架对血管壁的刺激和异物反应引起的内膜增生、纤维化、血栓形成等。

颅内支架主要用来治疗颅内血管性疾病、颅内动脉瘤和颅内动脉粥样硬化性狭窄疾病，分为缺血性疾病和出血性疾病。与颅外支架相比，颅内支架应具有更小的标称直径。不同类型的疾病应选择不同类型的支架，对于慢性缺血疾病的患者应采用 Wingspan 支架（镍钛合金/自膨式）和 Apollo 支架（316L 不锈钢/球扩式）；急性缺血疾病的患者应采用 Solitaire FR 支架（镍钛合金/自膨式）；通过血管重塑治疗出血性疾病的患者应采用 Neuroform 支架（镍钛合金/自膨式）、Enterprise 支架（镍钛合金/自膨式）、Solitaire AB 支架（镍钛合金/自膨式）和 Leo Plus 支架（镍钛合金/自膨式）。通过血流导向装置来治疗出血性疾病的患者。血流导向装置由金属丝构成，与常规颅内支架相比，其具有更高的金属覆盖率，大多在 30%～55%之间，常用于治疗大动脉瘤和巨大动脉瘤等颅内复杂病变。目前，临床治疗动脉瘤多采用颅内支架和弹簧圈相结合的方法，大大提高了治疗颅内复杂动脉瘤的能力。

4.3.3　在外周血管疾病治疗中的应用

外周血管疾病是指除冠状动脉、心瓣膜、颅内血管之外的动脉、静脉疾病。临床表现为狭窄闭塞性疾病、扩张性疾病和发育异常等。介入支架的应用是外周血管疾病治疗的福音。根据不同疾病的治疗需要，产生了各种类型的支架。

外周血管支架（peripheral vascular stent）的分类同样可以按照支架组成材料划分，其使用的材料与冠状动脉支架和脑血管支架大体相同，有 316L 不锈钢、L605 钴基合金、镍钛合金。按照支架扩张方式和应用途径可以将外周血管支架分为球囊扩张式支架、自膨式支架和覆膜支架，这种分类方式与支架在其他应用领域中的分类方式相似。而按照疾病解剖分类是外周血管支架所特有的，分为主动脉支架、肢体动脉支架、颈动脉支架、锁骨下动脉支架、肾动脉支架、静脉支架等。

主动脉内血管覆膜支架主要用于纠正向主动脉重要分支供血的真腔头部的压力，并改善远端血流。通过封闭近端的血流减少假腔内的压力，使血流直接流向真腔，并促进假腔内血栓形成，在血栓纤维化形成后导致主动脉壁重构[26]。但主动脉疾病复杂多变，与多个内脏动脉相关联，临床医生需要凭借自身的经验以及有限的医疗器材，临时就现有器材进行拆解和修改来应对临床遇见的各种难题。表 4.11 列出了临床应用的主动脉支架产品。

表 4.11　临床应用的主动脉支架产品列表

支架名称（生产厂家）	支架材料/结构特征	适应证及支架选择原则
胸主动脉覆膜支架系统（Bolton Medical Espana）	覆膜支架是由缝合在聚酯血管移植织物上的自膨胀式镍钛合金支架组成，该支架由层叠在管状结构中的一系列蛇形弹簧组成，一段弯曲的镍钛合金丝为该支架提供纵向支持	适用于成年患者动脉瘤、内壁分离、穿透性溃疡、壁内血肿等胸主动脉病变的治疗
胸主动脉覆膜支架系统（美敦力）	该产品由 Valiant 胸主动脉覆膜支架和 Captivia 输送系统组成。Valiant 胸主动脉覆膜支架由镍钛合金和聚对苯二甲酸乙二醇酯（PET）构成，并缝有铂-铱不透 X 射线标记	适用于动脉瘤、假腔或破裂位点的隔离，以及恢复流经主动脉覆膜支架腔的血流。主要用于常规手术修补候选患者和因已有风险因素不能进行常规手术修补的候选患者

支架名称（生产厂家）	支架材料/结构特征	适应证及支架选择原则
腹主动脉瘤支架系统（Cook Incorporated）	该产品由覆膜 Z 型支架和放送系统组成，覆膜支架包括分叉型主体、同侧/对侧髂动脉分支、主体延长器、髂动脉分支延长器、转换器和闭塞器。支架材料为 304 不锈钢，覆膜材料为聚酯，缝线的材料为聚丙烯，支架上有 24K 黄金标记	用于腹主动脉瘤或主-髂动脉瘤的血管内修复，适合接受血管内修复的动脉应具有以下形态学条件：①髂/股动脉足以导入相应的放送系统；②动脉瘤近端的肾动脉下无瘤主动脉（瘤颈），(a) 长度≥15mm，(b) 外径≤32mm，且≥18mm，(c) 相对于动脉瘤长轴成<60°角，(d) 相对于肾上段主动脉成<45°角
腹主动脉瘤支架系统（Cordis Cashel）	支架主体材料为镍钛合金，带有钽和铂铱（仅分叉支架）标记带，覆膜材料为 PET，缝线材料为 PET 和 PTFE，覆膜加强黏合剂材料为丙烯酸聚氨酯	适合所选择的输送系统近端瘤颈长度≥10mm；主动脉瘤颈直径≥17mm，并且≤31mm 主动脉颈部，适合肾上固定肾下和肾上瘤颈部之间的角度≤60°；髂动脉固定长度≥15mm，髂动脉直径≥7mm，并且≤22mm，形态适合进行动脉瘤修复
Zenith 腹主动脉瘤支架系统（Cook Incorporated）	支架分为分叉型主体和同侧/对侧髂动脉分支。支架由 304 不锈钢构成，覆有聚酯（聚对苯二甲酸乙二醇酯）纤维编织物，缝线材料为聚丙烯，支架上有 24K 黄金标记	用于肾动脉开口以下的腹主动脉瘤的腔内隔绝性治疗
GORE EXCLUDER 腹主动脉覆膜血管内支架系统（W. L. Gore & Associates，Inc.）	该产品由四个组成部分。其中两个主要组成部分分别是主干-同侧分支支架和对侧分支支架。另外两种可选组成部分是被用于主干-同侧分支支架和对侧分支支架展开后的主动脉延伸支架和髂动脉延伸支架。支架用膨体聚四氟乙烯（ePTFE）和氟化乙丙烯（FEP）材料制成，其外表面布满起支撑作用的镍钛合金丝	该产品旨在隔绝动脉瘤血流，适用于被诊断为肾下腹主动脉瘤（AAA），而且解剖学形态符合以下要求的患者：具有足够的髂动脉/股动脉插入空间；肾下主动脉颈直径在 19~29mm 范围内，主动脉颈长度至少为 15mm；近端主动脉颈角度≤60°；髂动脉治疗直径在 8~18.5mm 范围内；髂动脉远端血管封合区长度至少为 10mm。主动脉延伸支架和髂动脉延伸支架组件（主动脉和髂动脉延伸管）适合在主干-同侧分支支架和对侧分支支架展开之后使用。这些延伸支架适用于动脉瘤隔绝需要额外支架长度和（或）需要进行额外封闭

与主动脉支架相比，其他部位的动脉支架结构相对简单，临床上多根据疾病解剖部位的特点，如植入部位是否经受外力、植入部位有无钙化病灶、病变位置入路复杂程度、病变血管管径等情况来选择支架产品。

4.3.4 在呼吸道疾病治疗中的应用

气道支架（airway stent）是置入气道起支撑作用的管状结构器械，也是维持中心气道畅通的一种十分有效的方法，可以迅速改善患者的呼吸困难症状。气道支架的应用已有 100 多年的历史，19 世纪 90 年代，第一例气道支架用来治疗气道狭窄。1965 年由硅酮（聚硅氧烷的俗称）制成的 T 形管，用于治疗声门下狭窄，是第一个真正意义上的气道专用支架。随着硅酮支架的大量临床应用，发现这种支架的壁较厚、占据气道管径比例大，在气管狭窄时容易移位。近 20 多年来，金属支架已被应用于治疗气道狭窄。与硅酮支架相比，金属支架放置方法简单，可以用可弯曲支气管镜放置，可以在射线下放置，支架壁薄几乎不占据气道内径等，因而临床应用较多。

金属气道支架的分类如下：

（1）按照支架材料分类，可分为不锈钢支架、钴基合金支架、镍钛形状记忆合金支架等。

（2）按照支架扩张方式分类，可分为自膨式支架和球囊扩张式支架。多数金属支架为自膨式，部分为球囊扩张式。

（3）按照是否覆膜分类，可分为金属覆膜支架、金属半覆膜支架和金属非覆膜支架。

不同支架具有各自的优缺点，例如，金属非覆膜支架的优点是相对不易发生移位，保留了气道黏膜纤毛的清除能力，被支架遮挡的支气管可继续通气；缺点是肉芽组织或肿瘤经常沿支架壁金属网眼长入支架内，导致支架内再狭窄，或气道上皮经网眼长入支架内导致支架上皮化，使支架取出困难。金属覆膜支架是在普通金属支架上覆盖具有特殊膜性的高分子材料而构成的，是金属支架的支撑性能和覆膜材料特有性能的有效组合。覆膜支架的缺点是外壁光滑容易移位，明显影响气道排痰，但肉芽组织增生仅发生在支架两端，故取出相对容易。

气道金属支架自开始临床应用以来，也在不断发展，先后出现了 10 余种支架产品。表 4.12 列出了临床常用的气道支架产品。

表 4.12　临床常用的气道支架产品列表

支架名称	支架材料/成形方式/释放方式	是否覆膜/覆膜材料	优点	临床问题
Ultraflex 支架	镍钛合金/编织/自膨式	①部分覆膜/聚氨酯膜 ②非覆膜	柔韧性较好，对黏膜压迫小，扩张时对黏膜纵向剪切力小	支撑力稍弱
Wallstent 支架	钴基合金/编织/自膨式	①覆膜/硅酮膜 ②非覆膜	覆膜可防止肿瘤或肉芽组织向支架内生长，减少反复阻塞风险	非覆膜支架会发生因肿瘤或肉芽长入而引发的反复阻塞；支架受轴向压力变长，超出理想位置，摩擦气道，刺激增生
Gianturco 支架	不锈钢/编织/自膨式	非覆膜	支撑力强，释放时无长度变化，对分泌物排出影响小；支架上的小钩可防止支架移位	支架较短，释放时不易定位，对气管瘘无效，不可回收，支架硬度大，损伤气道
AERO 支架	镍钛合金/激光切割/自膨式	全覆膜/聚氨酯；内壁有亲水涂层	两端有拉线，可调整支架位置；边缘略收呈拱形，受挤压后长度不变，减小对气道的损伤；内壁有亲水涂层可减小黏痰附着	移位率不理想
iCAST 支架	不锈钢/激光切割/球扩式	覆膜/可扩展聚四氟乙烯膜	市售支架最小直径 5mm，长度 16mm，可被用于局部支气管狭窄	国内未上市，国外临床经验有限
国产镍钛合金支架	镍钛合金/编织/自膨式	非覆膜	有较好的柔韧性和可压缩性，适用于不规则的管腔	轴向受力会变长，放置超 1 周难以取出，不适宜长期放置

　　大量临床随访结果发现，气道支架放置后可能发生支架移位、黏液栓塞、气道狭窄、肉芽组织增生等问题。因此，支架置入后要对患者进行合理的随访及管理，必要时应进行胸部影像、支气管镜检查，判断支架的位置、有无再狭窄、肉芽组织增生等。

　　目前，临床应用的气道金属支架均为传统金属支架，且不带药物涂层。人们正在试图将可降解支架和药物涂层支架应用到气道支架领域中，以缓解气道狭窄和肉芽组织增生等临床问题。

4.3.5　在消化道疾病治疗中的应用

　　消化道是一条起自口腔，延续为咽、食管、胃、小肠、大肠，终于肛门的狭长肌性管道，包括口腔、咽、食道、胃、小肠（十二指肠、空肠、回肠）和大肠（盲肠、结肠、直肠）等。消化道狭窄、梗阻、漏、瘘等都是直接导致消化道畅通功能丧失的疾病，重建消化道的畅通是治疗的本质。按照消化道的部位将消化道支架（digestive tract stent）分为食管支架（esophageal stent）、胆道支架（biliary stent）和肠道支架（intestinal stent）。

　　1. 食管支架

　　食管支架是指通过医疗手术，在胃镜或 X 射线下，经输送器植入人体食管，起扩张并长期支撑食管作用的管状结构器械。食管支架适用于治疗食管恶性狭窄（食管癌、贲门癌、吻合口癌）、转移性癌肿致食管狭窄、食管气管瘘、良性狭窄（不适合扩张或手术）等疾病。最早使用的食管支架是由无毒的硬质塑料及树胶等制成的支架，用来作为食管内支撑物。这类支架虽然可以缓解食管狭窄症状，但术后会因支架管腔大、质地硬、弹性差、无形状记忆效应等而出现胸痛的症状。

　　金属材料与塑料相比，因具有更高的强度、灵活的编织方式，部分金属还具有形状记忆效应，因此金属支架具有可实现自行膨胀、弹性及柔软性、较小的异物感等优势。目前，临床应用的食管金属支架主要有钴基合金支架、不锈钢支架和镍钛形状记忆合金支架。临床应用的食管支架产品见表 4.13。

表 4.13　食管支架产品一览表

支架名称	支架材料/成形方式	是否覆膜/覆膜材料	适应证	优点
Ultraflex 支架	镍钛合金/编织	①部分覆膜/聚氨酯膜 ②非覆膜	食管上颈段病变狭窄；覆膜支架适用于恶性肿瘤引起的食管狭窄，以及并发食管瘘闭塞	柔韧性较好，放置后异物感小
Wallstent 支架	钴基合金/编织	①Ⅱ型为覆膜/硅酮膜 ②Ⅰ型为非覆膜	临床应用频率较高，适应证较广	弯曲度好，抗疲劳强度高，内径在大弯曲度时仍能保持基本不变

续表

支架名称	支架材料/成形方式	是否覆膜/覆膜材料	适应证	优点
Gianturco-Rosch Z 支架	不锈钢/编织	覆膜/硅胶	用于肿瘤所致食道狭窄的 3 级或 4 级吞咽困难的患者	径向张力较高，中央部带倒刺能防止支架滑动，支架释放前后无长度改变，无须考虑支架短缩问题
Esophacoil Instent 支架	镍钛合金/编织	全覆膜/聚氨酯；内壁有亲水涂层	适用于食管恶性肿瘤的姑息治疗	支架设计新颖，整个支架由单一扁平镍钛金属丝以紧密螺旋形环绕而成，支架紧密性很好，可有效防治肿瘤的内侵
Do 支架	镍钛合金/编织	完全覆膜/硅胶	适用于低位食管狭窄及贲门处狭窄的患者	支架柔韧性好，可防止胃液反流

此外，随着医疗器械的不断发展以及临床需求的不断提高，还出现了一些新型支架，如放射性食管支架和可降解聚乳酸食管支架等。放射性食管支架是将具有放射性粒子（如碘-125 粒子、钯-103 粒子等）安装在支架上，置入患处后可以在缓解症状的同时，放射性粒子对肿瘤起到一定的治疗、控制作用。该支架在吞咽障碍和生存时间等方面的临床效果均有改善。可降解聚乳酸食管支架，具有良好的组织相容性、可降解性及无毒性，置入初期对患处食管起支撑作用，在体内一定时间后会自行降解，避免支架取出痛苦。

2. 胆道支架

胆道系统具有分泌、储存、浓缩和输送胆汁的功能，对胆汁排出十二指肠有重要的调节作用。由胆管癌、肝癌、胰腺癌等恶性肿瘤所致的胆道狭窄和梗阻的发病率较高，主要治疗方法有外科手术、介入治疗和经内窥镜治疗。其中，将胆道支架置入狭窄或阻塞部位是目前治疗胆道梗阻的较好方法。胆道支架的主要作用是支撑胆道患处，减压引流，长期支撑胆道，利于胆道的愈合。

1974 年，Molner 和 Stockum[27]报道经皮穿肝胆管外引流术以来，该方法已成为解除胆管梗阻，特别是缓解恶性梗阻性黄疸的一项重要介入放射学治疗方法。目前胆道支架按材料可以分为塑料内涵管和自膨式金属支架两大类。塑料内涵管常用材料有特氟纶、聚乙烯、聚氨基甲酸乙酯等。塑料内涵管的优点是：可以拔出体外引流管，不必每天护理导管，避免置放外引流管引起的其他麻烦，拔出容易，当再次阻塞时可通过内镜对其进行更换，价格较金属支架便宜很多。其缺点是：胆汁很快在管腔内沉积，内涵管易移位和被胆泥、细胞碎屑、结石等堵塞；并发胆管炎概率高；术中患者有明显疼痛不适感等。金属支架的常用材料主要是不锈钢和镍钛合金，由于镍钛合金的生物相容性好，具有良好的超弹性，是目前临床应用最为广泛的胆道支架金属材料。临床应用的主要胆道支架产品见表 4.14。

表 4.14　临床应用的主要胆道支架产品列表

支架名称	支架材料/打开方式	成形特点	适应证
Luminexx 支架	镍钛合金/自膨式	支架为镍钛合金圆柱形，支架近端、远端各有 4 个不透射线的钽标记	适用于治疗恶性肿瘤导致的胆道狭窄
Wallstent 支架	钴基合金/自膨式	支架由含钽丝的钴基合金单丝编织的管形网状织物制成，带有覆膜，覆膜材料为硅酮聚合物，支架的两端各为长度约为 5mm 的裸露金属编织物	用于治疗由恶性肿瘤而引起的胆管狭窄
Memotherm 内镜下胆道支架	镍钛合金/自膨式	支架做工精良，表面光滑，为非单丝结构	用于由在胆总管、肝总管、胆囊和肝管部位的恶性肿瘤引起的各种胆管狭窄的治疗
WallFlex 支架	金属丝外层为镍钛合金，内芯为铂/自膨式	支架由采用 DFT 工艺的金属丝编织而成，支架两端各有一个扩口	适用于对恶性肿瘤引起的胆管狭窄进行姑息治疗

3. 肠道支架

肠道支架可在肠道狭窄部位撑开，使狭窄或阻塞部位重新恢复通畅，可作为结直肠癌恶性梗阻的永久或暂时性的治疗方法，并为择期手术扩大时间窗口。其适应证包括：因腹部晚期恶性肿瘤侵犯、压迫，或其他恶性病变导致的十二指肠、小肠、结肠、直肠狭窄梗阻和吻合口狭窄的患者。

目前临床应用的肠道支架的组成材料都是镍钛合金。按照支架外形特点可分为双球、双蘑菇头和喇球等类型。按照应用位置的不同可分为幽门支架、十二指肠及空肠支架、结肠支架和直肠支架。各类肠道支架的产品特点见表 4.15。

表 4.15　肠道支架产品列表

支架名称	支架类型	厂家/国别	适应证
WallFlex 支架	十二指肠支架 结肠支架	波士顿科学/美国	带推送系统的肠道（十二指肠）支架用于恶性肿瘤引起的胃与十二指肠梗阻的姑息治疗。带推送系统的肠道（结肠）支架用于恶性肿瘤引起的结肠狭窄的姑息治疗，以及在恶性狭窄患者进行结肠切除术之前用于缓解大肠梗阻
HANAROSTENT 支架	十二指肠/幽门支架	美泰克/韩国	适用于扩张不适宜手术的十二指肠、幽门部位癌症晚期患者的肠道狭窄的缓解治疗，以及术前肿瘤抑制治疗（化疗或放疗）期间，治疗吞咽困难及营养不良症状
博娜肠道支架	十二指肠/幽门支架	Sewoon/韩国	该产品用于当十二指肠或者幽门部位肿瘤等原因发生梗阻或阻塞时，插入并扩张病变部位帮助其变得贯通顺畅的治疗
肠道支架	肠道	南京微创/中国	用于因恶性病变造成的肠道狭窄或梗阻的扩张治疗

4.3.6 在泌尿系统疾病治疗中的应用

应用于泌尿系统疾病治疗中的支架称为尿道支架（ureteral stent）。尿道支架适用于因良性前列腺增生症所致的排尿困难、尿潴留；也可用于尿道下裂手术，协助患者安全度过吻合口瘢痕增生期，预防术后尿道狭窄。其主要作用是通过支架为病变部位提供足够的径向支撑力，来提供通畅的尿液流通通道。目前，临床应用的尿道支架主要为镍钛合金尿道支架。

根据尿道支架在体内存留时间划分，可将支架分为永久性尿道支架和临时性尿道支架。永久性尿道支架一般是由镍钛合金丝编织而成的网状支架，放置后 6 个月左右会被上皮组织包覆，长期存留在尿道中。临床结果显示，尿道支架置入后也存在再狭窄的风险，这种风险可能由支架作为异物长期刺激尿道，以及金属离子的不断溶出对周围组织的刺激所造成。一旦发生再狭窄，需要将被上皮组织包覆的支架硬性取出，这会对尿道造成极大的创伤。临时性尿道支架是指支架放置后，初期对尿道起物理支撑作用，一定周期后逐渐降解或取出。已临床应用的临时性尿道支架多采用螺旋式支架编织成形方式，具有易取出的特点。临床应用的金属尿道支架产品见表 4.16。

表 4.16 临床应用的金属尿道支架产品

支架名称	支架材料/结构形态	适应证	是否取出
Memokath028 尿道支架	镍钛合金/螺旋型热膨胀	用于治疗良性前列腺增生引起的梗阻	短期内取出
Grikin 尿道支架	钴基合金/编织型圆柱形&网格型圆柱形	用于前列腺内支撑	长期留置
MTN 尿道支架	镍钛合金/编织型圆柱形	用于良性前列腺增生症、前列腺肿瘤病伴有后尿道狭窄的扩张治疗	长期留置
Angiomed 输尿管支架	镍钛合金/D-J 型管状	用于治疗恶性输尿管梗阻	长期留置

大量临床应用过程中发现，放置尿道支架后，由于尿路上皮受损、支架裸露、细菌大量滋生、支架位置不当、肉芽组织增生等多种因素，可出现下尿路感染、尿潴留、支架移位等并发症，其中支架移位是手术失败的最常见原因。

针对尿道支架引起的尿路感染问题，目前已有带有抗感染药物涂层的尿道支架应用于临床，但存在一定的抗药性、抗感染功能持久性差等问题。对尿道支架性能的进一步优化研究正在进行中。针对临床存在的感染问题的主要研究方向包括：①将自身具有抗感染功能的金属材料应用于尿道支架，如含铜金属材料（含铜不锈钢、含铜钴基合金等）；②将具有持久抗感染功能的涂层制备于金属尿道支架表面，如壳聚糖衍生物、载铜高分子涂层等。

注：以上产品信息均来自国家药品监督管理局。

4.4 在各类外科手术器械中的应用

2012 年，全球医疗器械市场销售总额为 3310 亿美元，2018 年可达 4400 亿美元，复合增长率（2012～2018 年）为 4.86%。其中美国、西欧、日本仍然占据绝对领先优势，销售收入占全球医疗器械市场之比分别为 38%、27%、10%。相较于欧美和日本，我国医疗器械行业发展较晚，但发展势头迅猛，2012 年市场规模已达 1565 亿元人民币，2000～2012 年的复合增长率约为 21.86%。据 Frost & Sullivan 预测，至 2015 年，中国医疗器械市场销售额达到 537 亿美元。如果按 10%以上的比例进行估算，每年外科手术器械及相关器具的市场会在 200 亿元人民币以上。

医疗器械行业的迅速增长离不开生物医用材料的发展进步，医疗器械使用的材料直接决定了其使用性能、使用寿命、使用安全等品质的优劣。因此，性能优异的生物医用材料是优质医疗器械的保障。生物医用材料产业中产品和技术的更新换代周期短，通常仅 10 年左右，为保持技术的先进性和产品的市场竞争力，技术创新和升级是其生存和进一步发展的基础。为此，发达国家中的相关企业在研究与开发方面的投入不断增大，仅次于新药研发，高达其销售额的 11%～13%，且持续增长。

不锈钢外科手术器械是一类重要的基础性医疗器械，其定义为在手术医疗过程中为了进行手术所使用到的医疗仪器、设备、器材、耗材等。根据科别分类可分为骨科手术、一般外科、微创手术、牙科手术、眼科手术等。手术器械现有产品在数万种以上，量少样多，附加价值高，属于精密工艺产品。我国行业标准《外科器械　金属材料　第一部分：不锈钢》（YY/T 0294.1—2016）（对应 ISO 7153-1—2016）中详细描述了各类外科手术器械使用的钢种，如表 4.17 所示，对应不锈钢的化学成分如表 4.18 所示。

表 4.17　外科器械用不锈钢产品一览表

不锈钢代号	适用于		
	切割器械	非切割器械	连接件或其他附件
	示例	示例	示例
A		组织镊，敷料镊，牵开器，探针，牙科镊等	铆钉，实心手柄，定位销，螺钉，螺帽等
B	咬骨钳，剪骨钳，鼻甲钳，凿和圆凿，骨刮匙，镶硬质合金的剪刀等	钳，指圈式钳，器械钳，牵开器，探针，拔牙钳，技工室矫形针，牙探针，牙挺，填充器械，牙科钳等	弹簧，实心手柄，螺钉，螺帽，铆钉等

续表

不锈钢代号	适用于		
	切割器械	非切割器械	连接件或其他附件
	示例	示例	示例
C	咬骨钳，剪刀，刮刀，牙刮匙，齿科凿等	技工室用矫形钳，牙探针，牙科钳，拔牙钳，牙挺，填充器等	
D	剪刀，咬骨钳，剪骨钳，鼻甲刀，解剖刀，刀，凿和圆凿，骨刮匙，切割钳，刮刀，牙刮匙，齿科凿，钻刻纹器，埋头孔切割器等	牙挺，牙科探针，填充器械等	
E	解剖刀		
F	解剖刀		
G	解剖刀，凿和圆凿，剪刀等		
H	剪刀，咬骨钳，鼻甲刀，凿和圆凿，骨刮匙，切割钳，钻刻纹器，埋头孔切割器等		
I	剪刀，咬骨钳，剪骨钳，鼻甲刀，解剖刀，刀，凿和圆凿，骨刮匙，切割钳，钻刻纹器，埋头孔切割器等		
K	凿和圆凿，骨刮匙等		
L			手柄，实心导销，螺钉，螺帽等
M		牵开器，压槽盘等	空心柄，导销，铆钉，螺钉等
N	凿和圆凿，骨刮匙等	探针	手柄，实心导销，螺钉，螺帽，铆钉等
O		齿科探查器	弹簧，螺钉，铆钉等
P			螺钉，铆钉等
R	刮刀，凿，刮牙匙，钻钻刻纹器、埋头孔切割器等	填充器械，齿科探查器，实验室用矫形钳等	
S	刮刀，凿，刮牙匙等	填充器，牙探针等	

表 4.18　外科手术器械用不锈钢的化学成分

钢代号	化学成分（质量分数/%）								
	C	Si max.	Mn max.	P max.	S max.	Cr	Mo	Ni	其他元素
马氏体不锈钢									
A	0.09~0.15	1	1	0.04	0.03	11.5~13.5	—	1	—
B	0.16~0.25	1	1	0.04	0.03	12~14		1	
C	0.26~0.35	1	1	0.04	0.03	12~14		1	
D	0.42~0.50	1	1	0.04	0.03	12.5~14.5		1	

续表

钢代号	化学成分（质量分数/%）								
	C	Si max.	Mn max.	P max.	S max.	Cr	Mo	Ni	其他元素
E	0.47～0.57	0.5	1	0.03	0.025	13.7～15.2	—	0.5	—
F	0.60～0.70	0.5	1	0.03	0.025	12.0～13.5		0.5	—
G	0.65～0.75	1	1	0.04	0.03	12～14	0.50max.	1	—
H	0.35～0.40	1	1	0.045	0.03	14～15	0.4～0.6	—	V: 0.1～0.15
I	0.42～0.55	1	1	0.045	0.03	12～15	0.45～0.90	—	V: 0.1～0.15
K	0.33～0.43	1	1	0.03	0.03	15～17	1.0～1.5	1	—
R	0.85～0.95	1	1	0.045	0.03	17～19	0.9～1.3	—	V: 0.07～0.12
S	0.60～0.75	1	1	0.04	0.03	16～18	0.75		—
铁素体不锈钢									
L	0.08max.	1	1.5	0.06	0.15～0.35	16～18	0.06max.	1	—
奥氏体不锈钢									
M	0.07max.	1	2	0.045	0.03	17～19	—	8～11	—
N	0.12max.	1	2	0.06	0.15～0.35	17～19	—	8～10	—
O	0.15max.	1	2	0.045	0.03	16～18	—	6～8	—
P	0.07max.	1	2	0.045	0.03	16.5～18.5	2.0～2.5	10.5～13.5	—

4.5 其他应用

与陶瓷材料、高分子材料相比，金属材料具有优异的综合力学性能，因此在骨科、口腔科、介入支架等领域中的应用广泛，相关应用已在前述章节中详细介绍。此外，金属材料还具有其他一些独特性能，如高导电性、高导热性等，这些性能使医用金属材料在一些细分医疗领域中有无可替代的作用。本节介绍一些细分领域中较有特色的医用金属材料的应用。

4.5.1 在生物医学电极中的应用

金属材料具有良好的导电性与耐蚀性，被广泛应用于各种电极材料，如图 4.19

所示。生物体的器官、组织和细胞在生命活动过程中会发生电位变化，包括细胞膜电位、动作电位、心电、脑电、肌电等。它是生命活动过程中的一类物理、物理/化学变化，是生物体组织的一个基本特征。检测生物电如心电、脑电等变化，可反映生理过程正常与否。与此同时，当输入特定电信号到特定的组织部位时，则又可以影响其生理状态，如使用"心脏起搏器"可使一时失控的心脏恢复其正常节律活动。

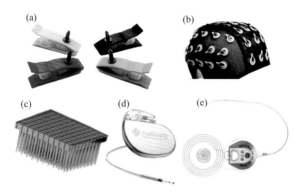

图 4.19　形形色色的生物医学电极

（a）心电图机外接电极；　（b）脑电外接电极帽；　（c）神经植入电极 Utha Array；　（d）心脏起搏器及心脏电极 Medtronic；　（e）人工耳蜗及植入电极 Norcon

　　检测或施加这些电位变化，需要通过各种电极将生物体的化学活动中产生的离子电位转换成电子测量系统能检测到的电位。电流在生物体内靠离子传导，在电极和导线中靠电子传导，电极使得生物体和仪器体系构成了电流回路。用于生物医学的电极分类方法很多，例如，从能否被极化可分为非极化电极和极化电极；按工作性质可分为检测电极和刺激电极；按尺寸可分为宏电极和微电极[28]。

　　生物医学电极一般由经过一定处理的金属板或金属丝组成。常用的非极化电极为 Ag/AgCl 电极，由表面镀有 AgCl 的银板或银丝放在含 Cl⁻的溶液中形成。其反应方程式为

$$AgCl + e^- \rightleftharpoons Ag + Cl^-$$

Ag/AgCl 电极一般用作检测电极，测定生物电信号，如心电、脑电、肌电等。

　　对于植入电极或皮下电极，往往需要电极在生物体内保留几个月甚至几十年，因此电极材料必须具有良好的生物相容性和稳定性，并且在电流作用下处于生物体内环境中不会遭受腐蚀[29]。目前使用较多的是惰性金属，如不锈钢电极、贵金属电极（铂及其合金）。铂及其合金具有独特、稳定的物理和化学性质，耐腐蚀性能优异，对生物组织无毒，生物相容性好。常用的铂合金有铂铱合金、铂金合金、

铂银合金等，采用铂及其合金制造的微型探针广泛用于神经系统检测，如神经修复装置、耳蜗神经刺激装置、横膈膜神经刺激装置、视觉神经刺激装置和心脏起搏器用铂合金电极[30]。

4.5.2 在射频电极针中的应用

金属材料具有极好的导热性，射频消融针的金属电极作为电与热的传导介质在组织消融治疗方面具有良好的效果。射频消融具有应用范围广、创伤小、疗效确切、可重复多次治疗、成本低等优势，为无法接受或者不愿意接受手术治疗的患者提供了新的选择，广泛应用于治疗肝、肺、肾、前列腺、胰腺、子宫肌瘤等各种肿瘤疾病以及房颤等心律不齐疾病[31]。肿瘤组织的血管网发育不良，使肿瘤组织内的血流速度相对正常组织较慢，血流量低，通常为与之毗邻的正常组织的 10%左右。因此，在施以相同剂量的热量时，肿瘤组织因其散热功能低，热能容易在组织内部积聚，其加热时的温度通常高于正常组织，这为射频消融奠定了生物学基础[32]。

射频是射电频率的简称，一般将频率在 3kHz～30MHz 的电磁波称为射频。而在医学治疗中，通常使用的频率为 300～500kHz。射频消融设备包括射频发生器、射频电极，在单极电极中还包括负极板。在手术过程中，射频发生器发射一定频率的交变电流，使电极针周围组织中的离子激发，振荡摩擦生热，使局部温度升高，导致肿瘤组织发生凝固性坏死，直接杀灭肿瘤细胞，从而达到治疗目的。

不锈钢由于其极好的加工性能与较优异的耐腐蚀性能，广泛用于制作介入手术器械，如穿刺针、活检针等。目前，临床上应用的射频电极针头大多为圆柱形不锈钢结构，部分为 Pt-Ir 合金（Irvine Biomedical，St. Jude Medical Company），不同射频电极针如图 4.20 所示。

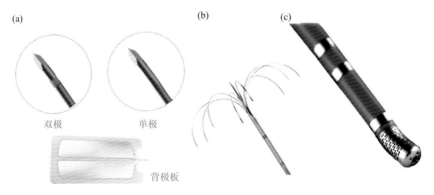

图 4.20 不同形式的射频电极针

（a）双极与单极电极针 Medspere；（b）爪型针 Medspere；（c）射频消融导管

4.5.3 钆在 MRI 造影剂中的应用

钆（Gd），原子序数为 64，是一种稀土金属元素。Gd 具有铁磁性，居里点约为 19℃[33]。Gd 的化合物具有高度的顺磁性，其螯合物被广泛用于 MRI 造影增强对比剂。

MRI 作为一种有效的非侵入性的成像技术，对人体组织具有较高的分辨率，在一定程度上可以显示生理学和解剖学细节，且没有电离辐射。但是 MRI 的分辨率在某些情况下还不能满足临床需要，所以在某些磁共振检查中，需要使用 MRI 造影剂以达到增强造影的目的[34]。

在过去的几十年里，随着 MRI 技术的不断革新，钆对比剂（gadolinium-based contrast agent，GBCA）的使用也逐年递增。大约 30% 的磁共振检查需要使用造影剂。钆的螯合物是临床上常用的一种 MRI 造影剂。自 1987 年 FDA 批准首个 GBCA——钆喷酸葡胺（gadopentetate dimeglumine，Gd-DTPA）上市，临床常用 9 种 GBCA，见表 4.19[35]。钆喷酸葡胺为全球 MRI 应用最广、使用频率最高的 GBCA。

表 4.19　临床常用的钆对比剂分类及化学特征表[35]

GBCAs 类型	化学名简写	类型	使用部位	准剂量/(mmol/kg)
非特异性细胞外 GBCA				
钆弗塞胺	Gd-DTPA-EMEA	非离子线形	中枢神经系统，肝脏	0.1
钆双胺	Gd-DTPA-BMA	非离子线形	中枢神经系统，全身	0.1～0.3
钆布醇	Gd-BT-DO3A	非离子大环形	中枢神经系统，全身	0.1～0.3
钆特醇	Gd-HP-DO3A	非离子大环形	中枢神经系统，全身	0.1～0.3
钆喷酸葡胺	Gd-DTPA	离子线形	中枢神经系统，全身	0.1～0.2
钆特酸葡胺	Gd-DOTA	离子大环形	中枢神经系统，全身	0.1～0.3
肝胆特异性 GBCA				
钆塞酸	Gd-EOB-DTPA	离子线形	肝脏	0.025 或 0.1
钆贝葡胺	Gd-BOPTA	离子线形	中枢神经系统，肝脏	0.05～0.1
血管增强 GBCA				
钆磷维塞	Gd-DTPA	离子线形	腹部及上下肢体血管	0.03

作为静脉注射剂，钆具有提高 MRI 或 MRA（磁共振血管造影）中产生的图

像质量的能力。静脉团注后，因非特异性细胞外 GBCA 属于小分子物质，故其能够很快从血管分布至细胞外间隙，这种分布不具有特异性。而 Gd^{3+} 具有 7 个未配对的电子，故 GBCA 具有很强的顺磁性，周围的水受到钆原子核磁场力矩的影响，能够缩短邻近组织中水分子中质子的 T1、T2 和 $T2^*$ 的弛豫时间，从而增强 T1 加权像上的信号强度，同时降低 T2 和 $T2^*$ 加权像的信号强度[36]。

GBCA 能经人体正常代谢途径排出体外。非特异性细胞外 GBCA 主要以原形经过肾小球滤过，无重吸收或再排泄过程。对于肾功能正常者，98%的 GBCA 能在注射后的 24h 内被清除，完全清除需要 24～48h。而肝胆特异性和血管增强 GBCA 则经过肝胆和肾脏途径共同排泄[37]。

目前认为临床使用的 GBCA 是生物安全的。但由于化学结构的差异，从稳定性来说，大环状对比剂的稳定性优于线形对比剂[38,39]。线形对比剂中的配体是"开环的"，易于解离，释放出游离 Gd^{3+}。游离 Gd^{3+} 有剧毒，可以取代人体内很多肽和生物酶上的钙离子，从而抑制它们的功能。而大环状对比剂 Gd^{3+} 被"固定"在配体周围，具有高度稳定性，不易从螯合环结构中游离出来。

4.5.4　铜在宫内节育器上的应用

铜（Cu），原子序数为 29，游离铜离子具有杀菌和杀精效果，目前使用的宫内节育器主要为铜基节育器。宫内节育器（intrauterine device，IUD）是一种放置在子宫腔内，用于节育和紧急避孕，对全身干扰较少，且取出后不影响生育的避孕装置[40]，一般为 T 形，如图 4.21 所示。

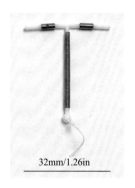

图 4.21　含铜宫内节育器（Cu-IUD）实物照片

第一个宫内节育器是由德国医生 Richard Richter 于 1909 年发明的。该器械由蚕肠（silkworm）制成，并没有被广泛使用。1929 年，Ernst Gräfenberg 发明了由银合金丝（含 30wt%Cu）制成的环状 IUD。Hall 和 Stone 在 Gräfenberg 的基础上开发出不锈钢 IUD。同时期，一位名叫 Tenrei Ota 的日本医生也开发出一种银/金 IUD。美国的 Howard Tatum 于 1968 年设计出塑料 T 形 IUD。此后不久，智利的 Jaime Zipper 提出了在器械中添加铜以提高其避孕效果的想法，在普通 IUD 上绕上铜丝能明显降低妊娠率。1977 年，Tapani Luukkaine 发明含铜孕激素释放 IUD（Ng Nova-T），能明显减少疼痛和月经过多等副作用。1984 年，Dirk Wildemeersch 设计的无框锚定结构的 Cu-IUD，解决了 IUD 易脱落的问题[41]。

在众多避孕节育措施中，放置 IUD 已然成为世界上广大育龄妇女常用的避孕方法之一。IUD 也是最有效的避孕方式之一，其失效率约为 0.7%/a，且可持续避孕长达 12 年。另外，IUD 适用年龄范围广，所有年龄的女性均可使用，移除后，生育能力也能迅速恢复。而在众多 IUD 之中，应用和研究最广的是 Cu-IUD[42]。

Cu-IUD 产生避孕效果的主要作用机制是防止精子与卵细胞结合。铜离子在子宫内充当杀精子剂。Cu-IUD 在子宫和输卵管液中释放游离铜离子和铜盐，同时也会增加前列腺素和白细胞。这些铜和铜盐对子宫内膜既有生化和形态学影响，也会产生宫颈黏液，并造成子宫内膜分泌物的改变。而宫颈黏液可能会产生额外的杀精作用。所有 IUD 的避孕作用主要在宫腔内，并不影响排卵，因此 Cu-IUD 被认为是真正的避孕药，而不是堕胎药，更符合伦理规范。

4.5.5　其他

除上述之外，金属材料在医疗器械中还有很多应用。钛合金由于具有较好的力学性能、可加工性能和生物相容性，被广泛应用于有源器械的外封壳，如心脏起搏器的植入部分外壳。钛合金还作为机械型心脏瓣膜的固定部分。受限于篇幅，在此不做展开。

4.6　小结

金属材料以其无可比拟的优异综合力学性能、耐腐蚀性能、加工成形性能，以及良好的生物相容性、成熟和稳定的生产工艺，广泛应用于骨科、齿科、管腔支架，以及各类外科手术工具的制造，在硬组织修复和替换治疗中起到不可替代的作用。金属材料特有的高弹性模量（刚性）、导电、导热、形状记忆效应等物理学性能，还进一步扩大了其应用范围，在很多医疗器械中发挥着物理功能作用。在植（介）入医疗器械中，金属材料的应用具有举足轻重的地位，成为医疗器械发展中的重要环节之一，以进一步提高综合力学性能（强度、塑形、韧性、硬度、耐磨性、疲劳寿命等）、耐腐蚀性能、磁兼容性、生物力学相容性、细胞和组织相容性，甚至赋予生物可降解、生物功能性等性能的新型医用金属材料的研究发展与应用，必将为医疗器械的创新发展带来巨大的机遇，不断产生出新的社会和经济效益。

参 考 文 献

[1] 胡盛寿，奚廷斐，孔德领，等. 医用材料概论. 北京：人民卫生出版社，2017：264.

[2] Knight S R，Aujla R，Biswas S P. Total hip arthroplasty-over100 years of operative history. Orthopedic Reviews，2011，3（e16）：3.

[3] Contu F，Elsener B，Bohni H. Corrosion behaviour of CoCrMo implant alloy during fretting in bovine serum. Corrosion Science，2005，47（8）：1863-1875.

[4] Maehara K，Doi K，Matsushita T，et al. Application of vanadium-free titanium alloys to artificial hip joints. Materails Transactions，2002，43（12）：2936-2942.

[5] 苏在权，杨德育，尤瑞金，等. 锆铌合金股骨头在中青年全髋置换术中的近期疗效. 生物骨科材料与临床研究，2017，14（6）：48-51.

[6] Ocran E K，Guenther L E，Brandt J M，et al. Corrosion and fretting corrosion studies of medical grade CoCrMo alloy in a clinically relevant simulated body fluid environment. Metallurgical & Materials Transactio A，2015，46A（6）：2696-2709.

[7] 许灏铖，张帆，吕飞舟，等. 金属镁及其合金植入材料在脊柱外科中的应用. 国际骨科杂志，2016，37（5）：269-273.

[8] Anonymous. Micro-alloyed magnesium devices are biodegradable. Advanced Materials & Processes，2007，165（10）：48-49.

[9] 刘凯东，郜玉忠，颜明，等. 脊柱植入物的临床应用. 中国组织工程研究与临床康复，2009，13（17）：3312-3315.

[10] Niu C C，Liao J C，Chen W J，et al. Outcomes of interbody fusion cages used in 1 and 2-levels anterior cervical discectomy and fusion titanium cages versus polyetheretherketone（PEEK）cages. Journal of Spinal Disorders & Techniques，2010，23（5）：310-316.

[11] Rao P J，Pelletier M H，Walsh W R，et al. Spine interbody implants：material selection and modification，functionalization and bioactivation of surfaces to improve osseointegration. Orthopaedic Surgery，2014，6（2）：81-89.

[12] Xu N F，Wei F，Liu X G，et al. Reconstruction of the upper cervical spine using a personalized 3D-printed vertebral body in an adolescent with ewing sarcoma. Spine，2016，41（1）：E50-E54.

[13] Fernández-Fairen M，Murcia A，Torres A，et al. Is anterior cervical fusion with a porous tantalum implant a cost-effective method to treat cervical disc disease with radiculopathy？Spine，2012，37（20）：1734-1741.

[14] Fujibayashi S，Takemoto M，Neo M，et al. A novel synthetic material for spinal fusion：a prospective clinical trial of porous bioactive titanium metal for lumbar interbody fusion. European Spine Journal，2011，20（9）：1486-1495.

[15] Wang Q，Komori A，Maeda H，et al. Phase transformation and corrosion properties of surface oxidized NiTi shape memory alloy. Journal of Hard Tissue Biology，2011，20（3）：169-176.

[16] 赵信义，孙皎. 口腔材料学. 5版. 北京：人民卫生出版社，2012：168.

[17] 李菁，冯希平，廖运茂. 钛表面载银HA-TCP溶胶凝胶涂层的制备及抗菌性的研究. 中国口腔颌面外科杂志，2008，6（2）：127-130.

[18] 刘慧颖，伊哲，王学金，等. 氟离子注入钛表面改性抗菌性能的研究. 口腔医学，2008，28（6）：287-290.

[19] 徐娟，胡敏，谭新颖，等. 钛表面锌元素注入沉积改性及对变形链球菌附着性能的影响. 上海口腔医学，2013，22（2）：151-155.

[20] Balazic M，Kopac J. Titanium and titanium alloy applications in medicine. International Journal of Nano and

Biomaterials，2007，1（1）：3-34.

[21] Cremasco A，Messias A D，Esposito A R，et al. Effects of alloying elements on the cytotoxic response of titanium alloys. Materials Sciencs & Engineering C，2011，31：833-839.

[22] 杨柯，任伊宾. 医用不锈钢的研究与发展. 中国材料进展，2010，（12）：1-10.

[23] Mitsuo N，Takayuki N，Masaaki N. Advances in Metallic Biomaterials：Tissues，Materials and Biological Reactions. Berlin：Springer-Verlag GmbH，2015：169.

[24] 有研亿金新材料股份有限公司. 医疗器械和外科植入物用镍-钛形状记忆合金加工材：GB 24627—2009. 北京：中国标准出版社，2009.

[25] Grube E，Chevalier B，Guagliumi G，et al. The SPIRIT V Diabetic Study：a randomized clinical evaluation of the XIENCE V everolimus-eluting stent vs the TAXUS Liberté paclitaxel-eluting stent in diabetic patients with de novo coronary artery lesions. American Heart Journal，2012，163（5）：867-875.

[26] Lanzer P. 血管内介入治疗技术. 王谨，张梅，杨涛，译. 天津：天津科技翻译出版公司，2010：289.

[27] Molner W，Stockum A E. Relief of obstructive jaundice through percnntaneous transhepatic catheter：a new therapeutic method. The American Journal of Roen tgendogy，Radium Therapy，and Nuclear Medicine. 1974，122：356-367.

[28] 陈安宁，王锐. 医用传感器. 北京：科学出版社，2008：4.

[29] Gilmour A D，Woolley A J，Poole-Warren L A，et al. A critical review of cell culture strategies for modelling intracortical brain implant material reactions. Biomaterials，2016，91：23-43.

[30] Yang J C，Mun J，Kwon S Y，et al. Electronic skin：recent progress and future prospects for skin-attachable devices for health monitoring，robotics，and prosthetics. Advanced Materials，2019，31：23-43.

[31] 彼得·R. 米勒，安德烈亚斯·亚当. 肿瘤介入学：介入放射医生临床应用指南. 张跃伟，于海鹏，译. 天津：天津科技翻译出版公司，2016：24.

[32] Debatin J F. Interventional Magnetic Resonance imaging. Berlin：Springer，1998：254.

[33] Lide D R. CRC Handbook of Chemistry and Physics：A Ready-Reference Book of Chemical and Physical Data. Boca Raton：CRC Press，1997.

[34] Iagaru A，Thomas A H. PET/MRI in Oncology：Current Clinical Applications. Cham：Springer，2018：41-51.

[35] 秦韵，陈卫霞. 钆对比剂安全性评价. 中国医学计算机成像杂志，2017，（5）：393-397.

[36] Jeong Y，Hwang H S，Na K. Theranostics and contrast agents for magnetic resonance imaging. Biomaterials Research，2018，22：20.

[37] Bellin M F. MR contrast agents，the old and the new. European Journal of Radiology，2006，60（3）：0-323.

[38] Frenzel T，Lengsfeld P，Schirmer H，et al. Stability of gadolinium-based magnetic resonance imaging contrast agents in human serum at 37 degrees C. Investigative Radiology，2008，43（12）：817-828.

[39] Kanda T，Ishii K，Kawaguchi H，et al. High signal intensity in the dentate nucleus and globus pallidus on unenhanced T1-weighted MR images：relationship with increasing cumulative dose of a gadolinium-based contrast material. Radiology，2014，270（3）：834-841.

[40] Brown M，Berian E D.The Intrauterine Device and Adolescents：History and Present. Cham：Springer，2019：1-10.

[41] Thiery M. Pioneers of the intrauterine device. The European Journal of Contraception & Reproductive Health Care，1997，2（1）：15-23.

[42] 国家人口计生委科技司. 12 万例宫内节育器避孕效果调查报告. 中国计划生育学杂志，2007，31（5）：132-136.

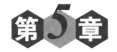

第5章

新型医用金属材料及技术的研究发展

5.1 高氮无镍不锈钢

医用不锈钢作为金属植入材料仍广泛应用于骨修复、血管修复、口腔修复等的医疗器械。然而传统的医用不锈钢植入物还存在强度不足而导致的断裂、生物相容性有待进一步提高等问题。传统的医用奥氏体不锈钢（如316L）中含有13%~16%的镍元素，由于腐蚀导致的镍离子溶出会对人体产生致敏、致畸等潜在危害。高氮无镍不锈钢以氮代替镍来稳定奥氏体组织，有效避免了镍对人体的可能毒副作用，同时不锈钢还获得了更加优异的力学性能和耐局部腐蚀性能。随着研究的深入，不锈钢的氮合金化带来的独特性能逐渐被发掘出来。由高氮无镍不锈钢制造的医疗器械可以获得更加优异的使用安全性和有效性，目前在骨修复、血管修复等领域中已经开始得到应用。高氮无镍不锈钢将成为未来医用不锈钢的一个重要发展方向。

5.1.1 高氮无镍不锈钢的成分与组织

氮（N）具有强烈的奥氏体化作用，因此高氮无镍不锈钢中通过添加N替代传统不锈钢中的镍（Ni）来稳定奥氏体组织。一般定义高氮不锈钢为钢中的实际N含量超过了在常压下冶炼所能达到的极限值。对于奥氏体不锈钢，含有0.4wt%以上N替代Ni来稳定奥氏体组织的不锈钢被称为高氮无镍不锈钢。一般情况下，高氮无镍不锈钢中会加入大量锰（Mn），以增加N在钢中的固溶度[1]，同时其本身也是一种奥氏体化元素。

N在钢中的作用研究已经有百年历史，商用高氮无镍不锈钢的成功开发已有40余年。美国ASTM材料标准中已经列有医用高氮无镍不锈钢（F2229和F2581）。国际上开发出的医用高氮无镍不锈钢有P558、BIODUR108、NONICM2等。自20世纪初，中国科学院金属研究所开发出BIOSSN医用高氮无镍不锈钢。表5.1中给出了部分医用高氮无镍不锈钢的化学成分标准。

表 5.1　不同医用高氮无镍奥氏体不锈钢的化学成分[2]　　（单位：wt%）

材料	Cr	Ni	Mn	Mo	Si	Cu	N	C
F2229	19.0~23.0	0.1	21.0~24.0	0.5~1.5	≤0.75	≤0.25	0.85~1.1	0.08
F2581	16.5~18.0	≤0.05	9.5~12.5	2.7~3.7	0.2~0.6	≤0.25	0.45~0.55	0.15~0.25
P558	17.0~18.0	≤0.08	9.5~10.0	2.5~3.0	0.5	—	0.45~0.5	≤0.20
BIODUR 108	20.0~21.0	0.1	22.0~24.0	≤0.7	0.75	≤0.25	0.90~1.0	≤0.08
BIOSSN	17.0~18.0	≤0.1	14.0~18.0	2.0~0.5	≤0.02	≤0.65	0.45~1.2	≤0.03

　　稳定的奥氏体组织是高氮奥氏体不锈钢获得优异性能的基础。半个多世纪以来，Schaeffler 相图及 Ni 当量公式被广泛应用于不锈钢的组织预测和合金成分设计[3]。经修正后的 Schaeffler 相图目前也被用于高氮不锈钢的成分设计[4]。然而，大量研究结果表明，Schaeffler 相图预测高氮无镍不锈钢组织的精确度仍需进一步提高。Wang 等[5]采用热力学计算的方法提出了新的 N 当量公式和相图。如图 5.1 中所示，式中系数 N_{eq} 和 Cr_{eq} 表示对应每个元素的 N 当量和 Cr 当量。若高氮无镍不锈钢在 1150℃获得全奥氏体组织，其化学成分须满足：$N_{eq} \geq 0.98Cr_{eq}-12.4$。图 5.1 中的试验结果表明，新相图能够准确地预测高氮无镍不锈钢化学成分所对应的显微组织。进一步研究发现，Mn 与其他合金元素间存在强烈的相互作用，不同相图间存在的差异主要与钢中 Mn 含量密切相关[6]。

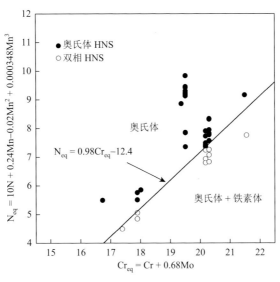

图 5.1　高氮无镍不锈钢相图及显微组织的试验结果[5]

在不锈钢中，N 容易以氮化物的形式析出，这会使不锈钢的性能大幅降低，因而热处理工艺对控制高氮无镍不锈钢的显微组织十分重要。一般认为，在 600～900℃进行保温，氮化物（主要是 Cr_2N）会在晶间析出。延长时效时间，晶间氮化物会以近似珠光体生长形式向奥氏体晶内生长，微观形貌呈片层状[7]。氮化物析出的鼻尖温度为 750～850℃，高于碳化物析出的鼻尖温度，并且 N 含量越高，氮化物析出越快。高氮无镍不锈钢的热加工应严格控制加工温度，避免进入敏化区间。

5.1.2 高氮无镍不锈钢的性能

1. 高氮无镍不锈钢的力学性能

N 对奥氏体不锈钢具有强烈的强化效果。研究表明，随 N 含量的提高，不锈钢的拉伸强度呈线性增大，但不锈钢的塑性几乎没有变化[8]。表 5.2 列出了传统医用不锈钢与高氮无镍不锈钢的力学性能数据[9]。可以看出，高氮无镍不锈钢与传统不锈钢均具有优异的塑性，而其强度是传统不锈钢的两倍左右。由于 N 的存在，高氮无镍不锈钢具有更加优异的冷加工强化效果，因而冷变形态高氮无镍不锈钢能获得更高的强度。研究认为，高氮无镍不锈钢优异的力学性能与 N 原子的固溶强化和对位错的钉扎作用以及 N 降低层错能并增加孪晶形成相关。另外，研究还发现 BIOSSN 高氮无镍不锈钢具有优异的耐磨性[10]。

表 5.2 传统医用不锈钢与高氮无镍不锈钢的力学性能测试结果[9]

不锈钢	状态	屈服强度/MPa	抗拉强度/MPa	延伸率/%	断面收缩率/%
317L	固溶	225	555	64	72
BIODUR108	固溶	586	931	52	75
	30%冷变形	1227	1496	19	63
BIOSSN	固溶	546	941	52	64
	30%冷变形	1205	1245	24	58

研究表明，N 的添加可以提高不锈钢的疲劳和腐蚀疲劳寿命。由于添加 N 可以大幅度提高不锈钢的屈服强度，而疲劳破坏的经典解释为位错的不可逆滑移。位错滑移受到应力幅和屈服强度的共同作用，高的屈服强度一般意味着高氮无镍不锈钢具有更高的疲劳寿命。另外，N 提高不锈钢疲劳寿命可能与 N 促进平面滑移有关。高氮无镍不锈钢的疲劳寿命还与其加工状态和服役条件有关。图 5.2 所示为冷变形 BIOSSN 高氮无镍不锈钢在空气中和 37℃的 Hank 溶液中的断裂强度-

疲劳周次（S-N）曲线。该曲线表明冷变形提高了 BIOSSN 的疲劳强度，Hank 溶液的腐蚀环境降低了疲劳强度，但冷变形大于 20%时，腐蚀疲劳强度并未增加。这可能是 N 对不锈钢力学性能和耐腐蚀性能综合作用的结果。

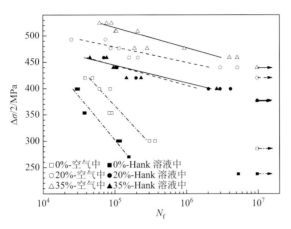

图 5.2 在空气中和 37℃的 Hank 溶液中冷变形态 BIOSSN 高氮无镍不锈钢的 S-N 曲线[11]

2. 高氮无镍不锈钢的耐腐蚀性能

研究发现，医用不锈钢植入物的使用安全性与其耐点蚀能力密切相关，例如人工髋关节中的不锈钢股骨柄因疲劳而导致的断裂与材料表面产生点蚀坑并引发的应力集中相关[12]。另外，临床发现不锈钢髋关节长期植入后出现的无菌性松动也与点蚀坑的出现相关。因此，提高医用不锈钢的耐点蚀能力具有迫切的临床需求。

N 可以大幅提高不锈钢的耐点蚀能力。研究表明，不锈钢的耐点蚀能力随 N 含量呈线性增加，如图 5.3 所示[13]。Olsson[14]提出了不锈钢耐点蚀能力当量（PRE）公式：PRE = %Cr + 3.3×%Mo + 16×%N。当 N 含量足够高时，高氮无镍不锈钢

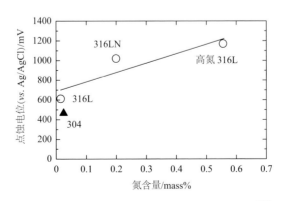

图 5.3 氮含量对奥氏体不锈钢点蚀电位的影响[13]

可获得优异的耐点蚀能力,其点蚀电位可以达到传统不锈钢的 2 倍以上。目前针对 N 对耐点蚀的有益作用提出了多种机制,包括氨离子机制、硝酸盐机制、氮富集机制等。

为了提高材料的强度,不锈钢往往经历冷变形过程。研究表明,传统不锈钢经过大于 20%的冷变形后,耐点蚀能力会大幅降低[15]。而不锈钢往往在 30%左右的冷变形状态下服役,这会明显削弱不锈钢的耐点蚀能力,降低不锈钢植入物的服役安全性。不锈钢髋关节假体、心血管支架等植入物因点蚀而导致的失效与冷变形导致的耐点蚀性能降低相关。

与传统不锈钢相同,较低 N 含量的高氮无镍不锈钢经过严重冷变形后,耐点蚀能力也会明显降低[16]。为了解决这一问题,Wang 等[17]研究了更高 N 含量的高氮无镍不锈钢的耐点蚀能力,发现当 N 含量达到 0.92wt%时,严重冷变形导致的不锈钢耐点蚀能力的降低影响被完全消除,如图 5.4 所示。进一步研究发现,高氮无镍不锈钢表面钝化膜中存在明显的 N 富集层,由此提出了与 N 富集相关的自修复机制[18]。N 富集自修复机制很好地解释了高氮无镍不锈钢具有的独特耐点蚀行为,同时为开发具有更优耐点蚀性能的不锈钢植入器械提供了新的思路。

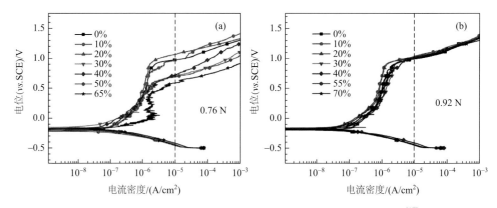

图 5.4　冷变形对两种 N 含量的高氮无镍不锈钢极化曲线的影响[17]

3. 高氮无镍不锈钢的生物相容性

高氮无镍不锈钢以 N 代替 Ni,避免了镍离子释放对人体产生的潜在危害,从而具有更加优异的生物相容性。材料标准显示高氮无镍不锈钢 BioDur108 通过了所有的生物相容性检测项目(ASTM F2229-12)。体外细胞试验研究表明,高氮无镍不锈钢比传统不锈钢(如含 14%Ni 的 317L)和 NiTi 形状记忆合金具有更高的细胞增值率[19]。在血液相容性方面,通过对比高氮无镍不锈钢与传统 316L 不锈钢的血液相容性,发现高氮无镍不锈钢具有更少的血小板黏附数量和更长的动态凝血时间[20]。这可能是由于高氮无镍不锈钢避免了镍离子与人血清蛋白结合并导致了血液变性反应[21]。因此，体外研究结果显示出高氮无镍不锈钢具有优异的生物相容性。

在动物试验研究方面，人们对比研究了高氮无镍不锈钢作为骨修复材料和血管修复材料与传统不锈钢之间的性能差异。Fini 等[22]对比研究了高氮无镍不锈钢 P558 与含有一定镍的高氮不锈钢及 Ti6Al4V 合金作为骨植入材料的性能。植入羊胫骨 26 周的结果显示，高氮无镍不锈钢具有更加优异的骨结合能力，其认为这与高氮无镍不锈钢促进成骨细胞分化有关。此外，Yu 等[23]对比了高氮无镍不锈钢与传统不锈钢植入兔胫骨后的性能，如图 5.5 所示，发现高氮无镍不锈钢与骨组织的结合比例、新生骨面积、骨结合力等均明显优于传统不锈钢。研究认为，高氮无镍不锈钢中 N 和 Mn 的共同作用促进了骨诱导和长期骨整合能力。

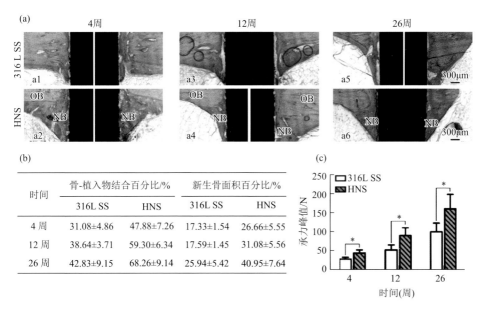

时间	骨-植入物结合百分比/%		新生骨面积百分比/%	
	316L SS	HNS	316L SS	HNS
4 周	31.08±4.86	47.88±7.26	17.33±1.54	26.66±5.55
12 周	38.64±3.71	59.30±6.34	17.59±1.45	31.08±5.56
26 周	42.83±9.15	68.26±9.14	25.94±5.42	40.95±7.64

图 5.5　骨与不锈钢植入物界面的组织和生物力学分析[23]

HNS：高氮钢；316L SS：316L 不锈钢；OB：旧骨；NB 新骨

为研究高氮无镍不锈钢作为血管修复材料的性能，Fujiu 等[24]将高氮无镍不锈钢支架和传统 316L 不锈钢支架植入猪的冠状动脉，结果如图 5.6 所示。高氮无镍不锈钢支架植入后，冠状动脉具有更低的再狭窄率。研究认为，这与高氮无镍不锈钢避免了镍离子溶出引发的平滑肌细胞中缺氧诱导因子的增多相关。中国科学院金属研究所开发出了高氮无镍不锈钢冠状动脉支架，完成了大规模猪冠状动脉植入动物试验。结果表明，高氮无镍不锈钢支架比传统 316L 不锈钢支架的内皮化速率更快[25]，同时内膜增生程度更低，即具有更低的再狭窄率[26]。体外细胞试验也发现，高氮无镍不锈钢由于避免了镍离子溶出，表现出更快的内皮化和更低的平滑肌细胞增殖速率[27, 28]。

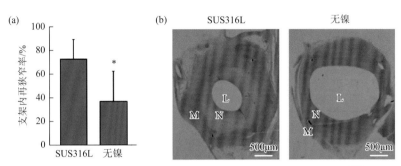

图 5.6　猪的冠状动脉植入无镍不锈钢支架后使内膜增生降低[24]

L 表示空腔；N 表示新生内膜；M 表示中间层

5.1.3　高氮无镍不锈钢在医疗器械中的应用前景

由于同时具有优异的力学性能、耐腐蚀性能以及生物相容性，高氮无镍不锈钢在多个领域吸引了广泛的关注。其中，在医疗器械方面，目前已经开发出用于骨修复和心血管修复的新型产品，并开始用于临床。

在骨科器械方面，美国 Zimmer 公司利用 BIODUR108 合金开发出无镍不锈钢空心骨螺钉系统。在不降低螺钉强度的前提下，新型空心骨螺钉具有更深螺纹和更大孔径等特点。因此，高氮无镍不锈钢空心螺钉对受伤骨组织会产生更大的把持力和植入精度。Renovis 和 OrthoPediatrcs 等公司也采用 BIODUR108 合金开发出空心骨螺钉。在心血管器械方面，加拿大 Trendy MED 公司利用 BIODUR108 合金开发出具有更低网丝厚度和表面覆盖率的冠状动脉支架，明显提高了临床效果，这种新型支架在加拿大已通过特别计划的形式销售。

我国的中科益安医疗科技（北京）股份有限公司与中国科学院金属研究所合作，利用 BIOSSN 开发出无镍不锈钢冠状动脉支架产品。该新型冠状动脉支架避免了目前临床使用金属支架中 Ni 溶出对人体的有害作用，同时材料的高强度使支架获得更薄的网丝、更大的支撑力以及更加优异的变形均匀性和柔顺性。

目前，我国开发的高氮无镍不锈钢冠状动脉支架产品已经进入大规模临床试验阶段，而在相关骨植入器械开发方面仍然空白。近些年的研究结果使人们逐渐认识到了镍离子对人体的危害，包括中国在内的许多国家均推出低镍或无镍医用不锈钢标准，如美国 ASTM 发布的 F2229—2021 和 F2581—2012（2017）医用高氮无镍不锈钢标准。随着材料制造成本的降低，具有优异综合性能的医用高氮无镍不锈钢的临床应用会更加广泛。高氮无镍不锈钢植入医疗器械可获得更加优异的服役安全性和有效性，普遍认为其具有广阔的临床应用前景。

5.2 ▶ 生物可降解金属

5.2.1　生物可降解金属的概念

医用金属材料以其高强韧性、耐疲劳、易加工成形和高可靠性等一系列优良特性成为医学临床上用量最大和最广泛的一类生物医用材料，占到植入性医疗器械用材的 40%以上。然而目前临床使用的医用金属材料都普遍存在一个重要问题，即在人体环境中不可降解，植入人体内后作为异物长期留存，会不同程度地刺激周边肌体组织，从而产生不同程度的组织反应。例如，金属植入物与骨之间形成纤维组织包囊，难以达到牢固的骨性结合；金属材料的弹性模量明显高于人体骨组织，不能与人骨组织相匹配，不锈钢的弹性模量约为 200GPa，钛合金约为 110GPa，而人骨的弹性模量只有 10～30GPa，长期植入易导致应力遮挡效应，从而引起骨吸收、骨萎缩等现象，易导致植入治疗失败[29, 30]。另外，金属材料在体内由腐蚀、磨损等造成的有害金属离子溶出和颗粒物的形成[31-33]，还易引发人体组织过敏及体内的炎性反应，严重时甚至导致畸变、癌变等重大疾病的发生。因此病愈后，骨折内固定的患者往往需经二次手术将金属植入物取出，这又会给患者带来新的临床风险及额外的经济负担。植入心血管支架的患者一般需长期服用抗凝血药物来减少金属支架植入后的再狭窄发生率。

随着医学和材料科学的发展，人们往往会希望一些植入体内的材料在完成医疗功能后，能随着组织或器官的再生而逐渐降解吸收，以最大限度地减少外来材料对机体的长期影响。由于生物可降解材料可在生物体内逐渐分解，其分解产物可以在体内代谢，并最终排出体外，因此成为目前生物材料研究发展中的一个重要方向。"生物降解"是指在特定的生物活动中所引起的材料逐渐被破坏的过程。实际上材料在体内的降解过程往往是多种因素共同或交叉作用的结果。通常把可降解与可吸收材料广义地定义为可在生物体内逐渐被破坏，最后完全消失的材料。植入体内的材料在长期处于物理、化学、生物、电、力学等因素的复杂影响下，材料不仅受到各种器官组织不停运动的动态作用，还处于代谢、吸收、酶催化反应中，同时植入物与体内不同部位之间常处在相对运动之中。在这样多的影响因素及其长期、综合的作用下，一些材料很难保持原有的化学、物理及力学特性，从而发生降解。

生物可降解材料在医学领域中发挥了重要的作用，目前已经应用到临床的可降解生物材料主要包括可降解高分子、可降解陶瓷，它们已应用于医用缝合、癌症治疗、计划生育、药物释放体系、器官修补、组织工程、外科用正骨材料等领域中，其应用前景十分广阔[34]。

2014年，Zheng等[35]给出的可降解金属的定义为：可降解金属（biodegradable metal）是指能够在体内逐渐被体液腐蚀降解的一类医用金属，它们所释放的腐蚀产物给机体带来恰当的宿主反应，当协助机体完成组织修复使命之后将全部溶解，不残留任何植入物。目前正在研究开发的可降解金属分为三类：可降解镁基金属、可降解铁基金属和可降解锌基金属。

5.2.2 生物可降解镁基金属

镁基金属在可降解金属中的研究最为广泛和深入，目前已有多个产品获批进入临床应用。可降解镁基金属具有多方面的优势，主要包括：①在人体环境中的可降解特性，可避免植入物的二次手术取出；②镁是人体中排位第四的常量金属元素，因此镁基金属的降解产物具有较好的生物相容性；③与可降解高分子、可降解陶瓷相比，具备金属材料特有的优异综合力学性能和加工成形性能；④以逐渐腐蚀为降解方式，可使其力学承载能力逐渐下降；⑤具有更低的弹性模量（约40GPa），可降低甚至避免植入骨组织后引起的应力遮挡效应；⑥具有接近人体骨组织的密度（约1.8g/mm^3），植入物更加轻便。对于可降解镁基金属而言，其降解性能、生物学性能和力学性能最为重要，下面分别介绍可降解镁基金属在这三个方面的性能特点，以及针对上述三个性能的相关研究和应用现状。

1. 生物降解特性

镁（Mg）由于腐蚀电位低，在很多介质中容易发生腐蚀。镁的化学性质非常活泼，在空气中会与氧气反应生成氧化镁，在含水环境中腐蚀更快，生成$Mg(OH)_2$，产生H_2，反应方程式如下：

$$Mg+2H_2O \longrightarrow Mg(OH)_2+H_2 \tag{5-1}$$

镁的主要腐蚀破坏形式为局部腐蚀，初期发生不规则的局部腐蚀，随后逐渐遍布镁表面，腐蚀速率逐渐增大，但并不容易发生深度点蚀。这是由于阴极析氢反应产生的高碱性腐蚀产物$Mg(OH)_2$减缓了腐蚀倾向，从而延缓了腐蚀的进一步发生[36]。镁基金属（纯镁及其合金）在人体中的降解行为受到很多因素影响，下面总结了几个主要因素。

1）材料纯度

镁的纯度对其耐腐蚀性能影响很大。一般商用纯镁被认为是"低纯度"镁，商用纯镁的腐蚀速率是高纯镁的50倍以上。高纯镁具有更好的耐蚀性是因为其杂质元素含量可以控制在极低的程度，从而很大程度上抑制了由电偶腐蚀而引起的腐蚀加速。对纯镁而言，残存的 Fe、Ni、Co、Cu 等元素对其耐腐蚀性能的影响很大。当这些元素含量低于特定极限值时，纯镁的腐蚀速率会很小，而超过此极限值时，会加速纯镁的腐蚀。对于高纯镁，各杂质元素之间会相互影响，其关联作用不可忽视，因此要使高纯镁获得较高的耐蚀性，应该尽量降低以上杂质元素的含量。

2）加工状态

不同的加工状态对镁基金属的降解也会产生不同影响。例如，挤压、轧制过程中产生的织构对镁合金的降解速率会产生显著影响[37, 38]。锻造和热轧的纯镁经过固溶处理后，会使其中的杂质元素及夹杂物充分扩散至晶粒内部，因此有效降低了发生电偶腐蚀的概率，提高了纯镁的耐蚀能力。利用塑性变形可以实现较大真应变的累积，在镁合金的显微组织内部诱发产生大量的位错，从而达到明显细化晶粒的目的，使镁合金的性能得以提高或改善。大塑性变形技术借助于细晶强化手段在提高镁合金的强度和韧性的同时，也有可能影响其耐腐蚀性能。

3）环境

镁基金属的腐蚀过程依赖于腐蚀环境。有研究表明，由于人体环境复杂，无法在体外精确模拟体内环境，因而镁基金属的体内降解速率比体外模拟环境下的降解速率约低 4 个数量级[39]。人体内水分占体重超过 60%，血浆和细胞液中也存在许多中性的无机离子，包括 Mg^{2+}、Ca^{2+}、Cl^-、HCO_3^-、SO_4^{2-} 和 HPO_4^{2-}，以及氨基酸和蛋白质等有机化合物。Cl^- 可引起镁基金属发生点蚀。虽然降解产物氢氧化镁可以作为保护层沉积在镁基体上，起到延缓腐蚀过程的作用，但当腐蚀环境中的氯化物浓度超过 30mmol/L 时，氢氧化镁会与 Cl^- 继续发生下列反应，形成高溶性氯化镁，使降解速率增大[40]。

$$Mg^{2+}+2Cl^- \longrightarrow MgCl_2 \qquad (5\text{-}2)$$

$$Mg(OH)_2+2Cl^- \longrightarrow MgCl_2 + 2OH^- \qquad (5\text{-}3)$$

HPO_4^{2-} 可以显著降低镁基金属的腐蚀速率和点蚀发生率，主要原因是磷酸镁的保护作用。HCO_3^- 可引起镁基金属的初期腐蚀加速，但是在表面迅速形成碳酸镁钝化层，也会抑制点蚀的发生，随后可以完全抑制点状腐蚀。另外，SO_4^{2-} 也有加速镁基金属溶解的作用[41]。在体外试验中，白蛋白等蛋白质会在镁基金属表面形成一层阻蚀层，其富集的磷酸钙被认为会对基体起到保护作用[42]。然而，一些有机化合物（如氨基酸）则会促进镁基金属的溶解[43]。

由于体内不同部位的体液量、血供等情况不同，因而镁基金属在不同部位植入会表现出不同的降解行为，在损伤机体修复过程中的微环境变化也会对镁基金属的降解行为产生影响。例如，AZ31 镁合金植入动物不同部位时的降解速率不同，在骨髓腔中的降解速率最大，在皮质骨内的降解速率最小，这种现象可以归结为体液交换速度的不同，甚至可能是在不同组织间的氢扩散系数存在差异所致[44]。

4）应力

金属腐蚀在应力作用下很可能会发生突变而导致过早开裂。据研究报道，镁合金在含氯环境中更容易发生应力腐蚀开裂[45, 46]，应引起人们的重视。一些商用镁合金，如 AZ91、AZ31、AM30 等，在蒸馏水等较温和的环境中也容易发生应力腐蚀开裂而引起失效，其在人体复杂环境中则更容易发生应力腐蚀开裂。镁基金属植入物在使用中的另一个大问题是其腐蚀疲劳性能，腐蚀疲劳破坏是电化学腐蚀和循环机械载荷共同作用的结果，对于骨科植入物来说，最终的植入物失效往往与腐蚀疲劳有关。在循环载荷作用下，压铸 AZ91D 和挤压 WE43 镁合金的腐蚀速率较静态浸泡试验都有所升高。

2. 生物学性能

镁是人体中的常量金属元素，细胞外液中的镁水平范围为 0.7～1.05mmol/L，在体内通过肾脏和肠来维持平衡。当血清镁含量超过 1.05mmol/L 时，可引起肌肉瘫痪、低血压和呼吸窘迫。达到 6～7mmol/L 时可致心脏骤停，但高镁血症发病率较罕见，原因是镁在体内电解质环境中，会腐蚀形成一种可溶性和无毒的氧化物，由尿液排出[47, 48]。

人体中约一半的镁存在于骨组织中，因此镁基金属在骨科中应用具有众多先天的生物学基础。人们对镁的生物学性能，特别是对成骨细胞的作用进行了大量研究。Witte 等[49]将镁合金及对照组（可降解高分子）骨棒植入天竺鼠的股骨中，术后 18 周的荧光染色结果如图 5.7 所示：在骨膜及骨内膜处均有新生骨生成，对矿化区域测量的结果显示镁合金组骨膜中的新生骨显著增加（$p<0.001$），而骨内膜中的新生骨量与可降解高分子相当。镁离子能够刺激骨折端处的硬骨痂生成，诱导成骨[40, 50]，促进骨折愈合[51]，并刺激软骨生成[52]。很多研究发现可降解镁基

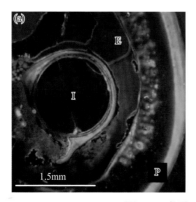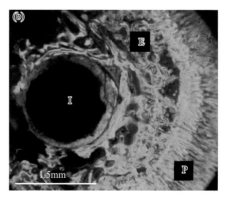

图 5.7　术后 18 周的荧光染色图[49]

（a）可降解高分子；（b）镁合金。I：植入物；P：骨膜骨生成；E：骨内膜骨生成

金属对骨折的修复具有积极的作用，然而其机制仍尚未明确。有研究表明，镁是许多酶的辅助因子，可稳定 DNA 和 RNA 结构[53]。Zreiqat 等[54]在镁离子复合生物陶瓷对人骨细胞黏附、整合蛋白作用的试验中发现，含镁离子试验组相对于对照组的Ⅰ型胶原蛋白表达明显增加，同时检测到整合素 $\alpha5\beta1$ 和 $\beta1$ 配体表达明显增加，提示镁离子能促进成骨细胞的增殖与黏附。Zhang 等[55]将高纯镁钉植入小鼠股骨远端的髓腔内，发现有大量的骨生成，同时在股骨皮质骨外围和同侧背根神经节（DRG）处伴随有大量的神经元降钙素基因相关多肽-α（neuronal calcitonin gene-related polypeptide-α，CGRP）的生成。在这一模型中，手术中若去除骨膜，采用辣椒素阻断感觉神经或者敲除 CGPR 的基因编码感受器（Calcrl 或 Ramp1）时，则不能表现出与镁相关的骨生成作用。镁髓内钉加速了骨重建，同时镁髓内钉也提高了骨折部位的力学强度。在镁髓内钉的植入试验中发现，新骨主要在骨膜处生成，即使骨量增加很少，仍然对提高生物力学性能起到积极作用。由此认为[55]，镁的促成骨机制与 CGRP 的生成相关，并分析了其相关机制。如图 5.8

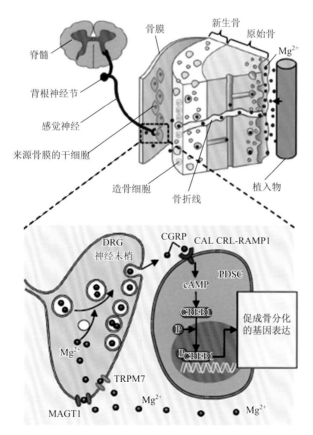

图 5.8　植入物中的镁离子通过骨向骨膜扩散的示意图[55]

所示,Mg^{2+}通过镁离子转运蛋白或 MAGT1 和 TRPM7 通路进入 DRG 神经元,并且促进了 CGRP 膜泡的聚集和胞外分泌。DRG 释放的 CGRP,依次激活 PDSC 中的 CGRP 接收器,从而引发了 CREB1 的磷酸化作用,继而促进基因表达,促进了成骨分化。CGR2P 不足以及骨中镁含量低会延缓年老动物的骨折愈合速度[56]。

镁除了具有促成骨的作用外,同时还具有抑制破骨的作用。Yang 等[57]进行了镁植入物对糖尿病性骨质疏松作用的动物试验。镁植入链脲霉素导致的糖尿病鼠股骨头 6 周后,骨矿化密度明显高于无镁对照组,29.41%的镁发生降解,没有组织毒性,特别是镁表现出抗骨质疏松作用。1 型糖尿病(T1DM)与骨矿化密度低有关,这将增加骨折的风险,糖尿病患者的镁血清浓度下降,因此推断镁缺乏与骨质疏松有关。Zhai 等[58]研究了镁降解产物对破骨细胞导致骨溶解的作用,体外试验发现镁浸提液抑制了破骨细胞的生成和骨吸收,体内试验发现镁浸提液削弱了磨损颗粒引起的骨溶解。对相关机制的分析如图 5.9 所示,镁浸提液通过延缓 κB 抑制剂降解,明显抑制了 κB 形核因子(NF-κB)的活性,继而抑制 NF-κB 核转位;与此同时,镁浸提液在蛋白和 MRNA 水平上削弱了 NFATc1 的表达。这些结果显示镁浸提液具有抑制破骨细胞活性的作用,从而阻止了磨损颗粒导致的骨溶解。

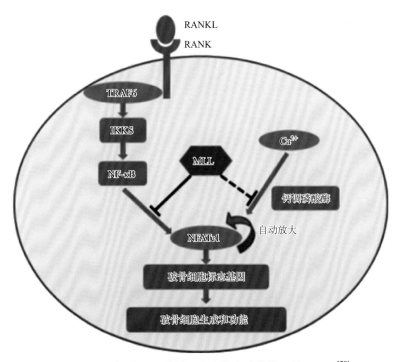

图 5.9 镁浸提液阻止破骨细胞分化和功能的机制原理图[58]

RANKL:核因子 κB 配体受体致活剂;RANK:核因子 κB 受体致活剂;TRAF6:肿瘤坏死因子受体相关因子 6;
IKKS:激酶;NF-κB:κB 形核因子;MLL:镁浸提液;NFATc1:活化 T 细胞核因子 1 蛋白

3. 力学性能

在力学性能方面，与目前临床应用的植入材料相比（表 5.3），可降解镁基金属具有与皮质骨相近的弹性模量，可避免由 316L 不锈钢、钛合金和钴基合金等高弹性模量材料引起的"应力遮挡"效应。但与非降解的 316L 不锈钢、钛合金和钴基合金等相比，可降解镁基金属的强度明显较低，塑性相对较差。由于受到力学性能的限制，镁基金属目前在临床上只考虑应用到非承力部位。虽然与非降解金属材料相比，镁基金属的强度低，但是与可降解高分子相比，镁基金属则具有更高的强度和塑性组合，因而比可降解高分子具有更高的力学安全性。对于可降解镁基金属，除了需要高于植入部位应力环境对力学性能的要求外，还需要在植入手术操作中，保证植入体能安全和完整地植入病患部位承担治疗作用。因此虽然可降解镁基金属只应用于非承力部位，但是对其力学性能依然有所要求，以保证手术操作过程中植入物的力学可靠性。

表 5.3　骨及部分生物材料的性能对比[40]

性能	骨	镁	钛合金	钴铬合金	不锈钢	羟基磷灰石
密度 /(g/cm³)	1.8~2.1	1.74~2.0	4.4~4.5	8.3~9.2	7.9~8.1	3.1
杨氏模量 /GPa	3~20	41~45	110~117	230	189~205	73~117
压缩强度 /MPa	130~180	65~100	758~1117	450~1000	170~310	600
断裂韧性 /(MPa·m$^{1/2}$)	3~6	15~40	55~115	/	50~200	0.7

镁基金属的力学承载能力随着降解过程而逐渐衰退，由于所处环境的差异，其承载能力的变化规律也不尽相同。由于镁基金属降解的特点是前期降解快，后期降解逐渐变慢，其力学承载能力也大体呈现该趋势。Zhang 等[59]发现，镁基金属在降解初期，弯曲强度下降较快，而后期则降低缓慢。经过 Ca-P 涂层的保护，镁合金的弯曲断裂载荷衰减速率和衰减程度均小于无涂层保护的镁合金[60]。Yan 等[61]发现，经过氟转化处理的镁合金在 SBF 模拟体液中浸泡 45 天内的弯曲断裂载荷保持在一个稳定不变的较高水平，这与氟处理的保护效果相一致，45 天内样品表面及整体形貌保持完好。第 60 天由于表面出现明显的点蚀坑，合金的弯曲断裂载荷开始大幅下降。

4. 研究发展现状

镁基金属的生物可降解特性是其作为生物材料最重要的优势。然而，由于镁基金属的自腐蚀电位较低，通常认为其降解速率过快，继而引发一系列如力学性能过快衰减及氢气释放形成气泡积累等问题，因而影响了镁基金属的临床应用。如何调控镁基金属的降解速率使之与人体不同部位的修复速度相适配，仍然是亟待解决的问题和人们研究的重点。此外，一些植入部位对镁基金属的力学性能提出了更高的要求。因此，人们从多个方面来研究镁基金属的设计、制备和加工工艺，以期提高镁基金属的降解、力学和生物学等性能。

1）成分设计

目前商业开发的镁合金多用于工程应用目的，具有较好的力学性能和耐腐蚀性能。然而，商用镁合金并不是为医用而设计的，因此可能会存在一些潜在的问题。例如，目前研究较多的商业镁合金 AZ31、AZ91、WE43、LAE442 等，为了提高其耐腐蚀性能和力学性能，加入了 Al 和高含量稀土等元素，对人体可能会产生潜在毒性作用。因此，近年来人们开发出一些新型医用镁合金，合金中添加了一些对人体有益的金属元素，主要有 Mg-Ca、Mg-Zn、Mg-Sr、Mg-RE 等合金体系。

（1）Mg-Ca 系合金。

钙（Ca）是人体中的常量金属元素，是人体骨骼中的主要成分。Ca 的密度较低（$1.55g/cm^3$），使 Mg-Ca 合金体系具有与骨相似的密度优势[62]。Mg 是 Ca 与骨结合的必要物质，Mg^{2+} 和 Ca^{2+} 的共同释放有助于骨愈合。为此，Mg-Ca 合金作为一种新型生物可降解镁合金，国际上已有多个研究团队在对其进行研究。Li 等[62]研究了 Mg-1Ca、Mg-2Ca 和 Mg-3Ca 二元合金体系，发现铸态合金的屈服强度、抗拉强度和伸长率均随 Ca 含量的增加而降低，显微组织中 Mg_2Ca 相的增加导致合金的降解速率提高。Wan 等[63]研究了 Mg-0.6Ca、Mg-1.2Ca、Mg-1.6Ca 和 Mg-2.0Ca 四个合金成分，发现其都较纯镁具有更高的弯曲强度和压缩强度，Mg-0.6Ca 和 Mg-1.2Ca 具有较纯镁更低的降解速率，同时 Mg-0.6Ca 表现出最高的强度和耐蚀性。将 Mg-0.8Ca 合金螺钉植入兔的胫骨，与 316L 不锈钢螺钉对比发现[64]，两种植入材料植入后均检测到中度炎症。植入第 1 周后炎症消退至最低，说明 Mg-0.8Ca 合金与 316L 不锈钢具有相当的生物相容性。植入第 2 周时，二者在拔出力方面没有明显区别，但是 Mg-0.8Ca 合金在随后的第 4 周、第 6 周和第 8 周的拔出力下降。Mg-Ca 合金经热加工后性能会得到进一步提高，随着锻造温度的升高，合金晶粒尺寸减小，合金的硬度升高，塑性变形能力也得到提高，而改变锻造速度并没有明显的效果。此外，高温锻造会导致晶界处的 Mg_2Ca 相含量增加，合金的降解速率增大。虽然锻造提高了合金的力学性能，但仍不能满足骨愈合所需的降解速率要求[65]。

（2）Mg-Zn 系合金。

锌（Zn）是人体必不可少的微量金属元素，其在镁合金中具有更强的强化作用[66]。Zn 可以提高镁的腐蚀电位和法拉第电荷转移电阻，从而提高镁合金的耐腐蚀性能，目前已经发展出性能优良的 Mg-Zn 系合金。采用高纯原料和清洁熔炼工艺制备的 Mg-Zn 合金中的杂质元素含量非常低。经固溶处理和热加工后，Mg-Zn 合金的晶粒细化，获得了均匀的单相显微组织。Mg-6Zn 合金在体内可逐渐被吸收，降解速率约为 2.32mm/a，对 L-929 细胞和动物体内的重要器官均无害。对 Mg2Zn0.2Mn 合金在模拟体液中的生物腐蚀行为研究表明，该合金的耐腐蚀性能较 AZ91 合金有所提高，因而降解速率下降，这是由于 $Mg(OH)_2$ 层对合金表面的保护能力增强[67]。

（3）Mg-Sr 合金。

锶（Sr）是对人体有益的微量金属元素，可调节骨髓间充质干细胞（BMSC）向成骨细胞分化，并促进骨基质蛋白的合成和沉淀，因此 Sr 对成骨细胞分化和骨生成有促进作用[68]。Sr 可改善骨代谢，预防骨丢失，提高骨质疏松动物的骨质量[69]。Sr 具有高效的晶粒细化作用，可提高镁合金的力学性能。铸态 Mg-Sr 合金的力学性能较差，且 Sr 含量对其力学性能影响不明显。经过冷热加工处理后的 Mg-Sr 合金的力学性能可得到较大改善。在轧制态 Mg-Sr 合金中，Sr 含量对合金的力学性能有较大影响。当合金中的 Sr 含量低于 2%时，晶粒得到细化，屈服强度和抗拉强度都随 Sr 含量的增加而升高。继续增加 Sr 含量到 3%～4%时，屈服强度和抗拉强度均开始下降[70]。但是相比于纯镁，Sr 的加入降低了合金的延展性能[71]。这是因为当 Sr 含量为 3%～4%时，合金中析出较多的 $Mg_{17}Sr_2$ 相，晶粒细化作用相差不大。而这些金属间相成为裂纹源，从而降低了合金的延伸率。虽然 Sr 的晶粒细化作用可以提高 Mg-Sr 合金的耐腐蚀性能，但是随着合金中 $Mg_{17}Sr_2$ 相的增多，电偶腐蚀加剧，反而降低了合金的耐腐蚀性能。

（4）Mg-RE 合金。

稀土（RE）元素的加入可显著提高镁基金属的力学性能和耐腐蚀性能，因此人们对一些 Mg-RE 合金进行了医学应用研究。采用区域凝固法制备的 Mg-Y 合金具有较好的耐腐蚀性能和力学性能。Mg-Nd 合金的降解速率大大低于其他镁合金。Mg-Y-Zn 合金具有良好的微观结构、力学性能、电化学性能和生物学性能，是一种很有前途的生物可降解镁合金。

稀土对镁合金具有独特的净化和强化作用。钇（Y）在镁合金中能同时起到固溶强化、时效析出强化、细化晶粒的作用，使镁合金的力学性能得到提高。Y还可以与镁合金中的 H、O、S 等元素相互作用，并将熔液中的 Fe、Co、Ni、Cu等有害金属杂质转化为金属间化合物除去，从而提高镁合金的耐腐蚀性能。钕（Nd）能降低镁的基面稳态层错能，对基面滑移起到钉扎作用，从而起到强化效果。Gd、Dy、La、Ce 均可通过固溶和时效两种强化机制提高镁合金的力学性能，并增强镁合金表面膜层的稳定性，从而提高镁合金的耐蚀能力。

除了上述为提高力学性能、降解性能和生物学性能而设计开发的新型镁合金，2009 年在 *Nature Materials* 上的一篇有关可降解 MgZnCa 非晶合金的文章[72]因其较低的降解速率而受到关注，并由此发展出以 Mg-Zn 为基的多种新型非晶镁合金[73-75]。非晶合金的化学成分均匀，组织为单相，且没有多晶合金中的晶界，析出相和位错等容易引起局部腐蚀的组织缺陷，因此具有比多晶合金更加优异的耐腐蚀性能。而且由于没有位错导致的塑性变形机制，非晶合金表现出更高的强度和弹性模量。但非晶合金的最大弱点是质脆，因此塑性变形和机械加工性能很差。Mg-Zn-Ca 是研究最多的可降解镁基非晶合金，它含有 Zn 和 Ca 人体必需的元素，强度是纯镁的 3 倍[76]。由于 Zn 在非晶结构中的固溶度增加，Mg-Zn-Ca 非晶合金表现出极少量的氢气析出，体外细胞毒性结果表明镁基非晶合金具有良好的生物相容性[75]。动物试验结果证明 $Mg_{60}Zn_{35}Ca_5$ 非晶合金周围未见气泡累积，无炎症反应，与 WZ21 合金一样具有较好的生物相容性[72]。

单纯的镁基金属由于材料特性的限制，其性能无法大幅度提高，因此人们通过与不同性质的材料复合制备生物可降解镁基复合材料，使其兼具各组分材料的性质。与单一材料相比，复合材料的性能具有可调性，因此通过复合方法制备的结构和性质更接近人体组织的生物材料，具有更好的应用前景。通过选择合适的材料及其相对含量，可实现对可降解镁基复合材料的力学性能和降解性能的调控，从而改善材料的力学性能、耐腐蚀性能和生物相容性[77]。常用于与镁复合的材料主要为磷酸钙类陶瓷颗粒和生物玻璃颗粒等[78]。常用的可降解镁基复合材料制备方法有搅拌铸造法、粉末冶金法、真空压力浸渍法、搅拌摩擦加工法、非晶内生复合法等。这些方法各具优势，通过引入位错强化和晶粒细化等作用，使复合材料具有更佳的强度、韧性和耐磨性能。同时，可降解镁基复合材料的降解性能控制优于单一材料，并随着其他组元材料含量的增加，降解速率进一步降低。有研究发现，在挤压变形过程中，HA 颗粒的引入可抑制动态再结晶的晶粒长大过程，细化晶粒，改善镁合金基体的显微组织，从而提高了镁基复合材料的耐腐蚀性能[79]。加入有些材料后会促进 HA 和 $CaCO_3$ 以及磷酸盐的形成，这些产物与镁降解产物形成的复合膜层对基体起到保护作用，因而提高了复合材料的耐腐蚀性能。镁基体与加入组元形成的界面物理和化学特性会影响复合材料的降解行为。另外，与镁基金属相比，镁与腐蚀环境的接触面积减少也是其复合材料耐腐蚀性能得到提高的重要原因。

2）塑性加工技术

工程用镁合金通常要求具有较高的强度和延展性。但是可降解镁合金要满足的是生物相容性、初始的力学强度和植入后适合的强度衰减等要求。因此，对于医用镁合金，需要综合考量其力学性能和降解性能的有机统一。塑性加工技术是提高金属材料力学性能的常用方法，如挤压和轧制加工。为了进一步提高镁合金性能，人们还开展了大塑性变形等研究。塑性加工可明显提高镁合金的位错密度和晶粒细化效果[80-82]，镁合金塑性加工方法通常包括挤压、轧制等。

挤压是镁合金最常用的塑性加工方式。Zhang 等[83]研究了挤压对 Mg-Nd-Zn-Zr 合金力学性能的影响，发现挤压比低时，晶粒细，强度高（抗拉强度 312MPa），但是延伸率低（2.2%）；提高挤压比时，晶粒粗大，强度低（抗拉强度 233MPa），延伸率高（25.9%）。ZK 系列镁合金经过挤压加工后其力学性能也有所提高[84, 85]。

轧制也会通过晶粒细化提高镁合金的力学性能。经过轧制的 Mg-1Ca 合金的抗拉强度和延伸率分别从 71MPa 和 1.9%提高到 167MPa 和 3%[62]，但是热轧对力学性能的提高作用不如热挤压。Wang 等[86]发现轧制也可提高 AZ31 镁合金的疲劳性能，热轧提高了挤压铸造 AZ31 镁合金的疲劳性能（从 40MPa 提高到 95MPa）。

传统的塑性变形技术对镁合金力学性能的提升能力有限，因此人们发明了使用晶粒更加细小的大塑性变形技术来进一步提高镁合金的力学性能[87]，包括高压扭转、等径角挤压、循环往复挤压等。

等径角挤压是研究最为广泛的大塑性变形技术。该技术可使镁合金的晶粒尺寸从铸态的 46μm 减小到 1~5μm，镁合金的耐腐蚀性能和力学性能均明显提高[88]。由于晶粒细化和织构的形成，ZK60 镁合金的延展性比初始状态提高了 2 倍以上[89]。晶粒细化、位错增多和织构演变等使 AE21、AE42 和 LAE442 镁合金的力学性能得到提高[90,91]。

高压扭转也会提高镁合金的耐腐蚀性能和力学性能[92-94]。经过高压扭转加工后，Mg-Zn-Ca 合金的晶粒尺寸可细化到 1μm，大量纳米级的第二相弥散分布于晶粒内，使其硬度比铸态合金提高了 3 倍[95]。AZ31 合金经过高压扭转后表现出高的延展性，最大延伸率可达 400%[96]。经过时效后的高压扭转镁合金的强度还会进一步提高[97]。

等径角挤压和高压扭转只能处理小尺寸样品，因此更加实用的技术仍有待发掘。循环往复挤压技术可获得超细晶粒和在晶粒中均匀分布的纳米颗粒。采用该技术制备出的 AZ31 和 ZK60 合金超细晶粒材料[81, 98-100]，其延伸率是铸态的 3 倍和挤压态的 2 倍。在往复挤压过程中，Mg1.5Zn0.25Gd 合金发生动态再结晶，晶粒得到很大程度的细化，大量的 I 相颗粒析出长大，织构被明显弱化，这些微观结构的改变使合金的力学性能得到明显提高[101]。

拉拔也可通过改变镁合金的微观结构来提高其力学性能。Guo 等[102]研究发现，拉拔镁合金丝材的抗拉强度和屈服强度分别是挤压丝材的 1.4 倍和 1.9 倍。但是拉拔丝材的延伸率不如挤压丝材。Bai 等[103]经过铸造、热挤压和多道次拉拔过程制备出直径为 0.4mm 的镁合金超细丝。与挤压材料相比，超细丝的晶粒尺寸约为 3~4μm，室温下表现出更高的屈服强度和更低的延伸率。

3）表面改性技术

通过材料设计来开发新型合金，通过调控组织结构，可提高合金的耐腐蚀性能。然而，与腐蚀环境首先接触的是材料表面，一些金属如不锈钢、钛合金的高耐腐蚀性能的原因是其表面形成了致密氧化层。因此，可从材料表面特性角度改善合金的耐腐蚀性能。表面改性成本较低，易于控制，还可同时提高材料的表面生物学性能，因此受到广泛研究。表面改性包括激光熔融、机械改性、表面合金化、表面涂层等方法。对于可降解镁基金属，表面改性不仅要求调控降解速率，而且表面改性后也应具有优异的生物相容性，甚至是生物活性。同时改性后的镁基金属表面也应具有可降解性。此外，改性后的镁基金属表面还要具有基本的耐磨性和结合力。下面简要介绍用于可降解镁基金属的常用表面改性方法。

（1）化学转化处理。

化学转化处理是通过镁合金与溶液发生化学反应，形成一层难溶的反应产物，对基体形成保护。目前报道的化学转化处理主要有氢氟酸处理[61, 104]和植酸处理[105, 106]。氢氟酸处理后，镁合金表面形成一个氟化镁反应产物层。植酸处理是将镁合金浸入植酸溶液中一定时间后，表面形成一层植酸镁的反应产物。上述酸处理制备的涂层致密，能够很好地保护镁合金基体，涂层的厚度可通过调整制备工艺而改变，但涂层的耐磨性往往不足。

（2）碱（水）热处理。

碱（水）热处理是将镁合金在热的中性或碱性溶液中进行反应，使表面形成氢氧化镁或氧化镁的反应产物层。多数需要后续的热处理来提高涂层的保护效果或力学性能，最终形成一层致密的氢氧化镁或氧化镁涂层。

（3）阴极电化学沉积。

阴极电化学沉积是将镁合金放入一种电解液中，在电场作用下，通过界面的化学反应和电化学反应进行涂层制备的方法。具体来说，在阴极电沉积中，镁合金作为阴极，与一个对电极形成电回路。氢离子在镁合金表面上得到电子变成氢气，导致周围的 pH 升高。同时，一些阴离子在电场作用下迁移到镁合金周围，一些电解质饱和析出沉积在镁合金上，形成沉积层。再加以后续碱热处理来改善涂层的成分和力学性能。电化学沉积方法通常在含钙、磷的电解液中进行，以制备出钙磷涂层，如羟基磷灰石涂层[107, 108]、磷酸氢钙涂层[109]。

（4）仿生涂层。

仿生涂层是将镁合金浸入含钙磷酸盐的溶液中，或直接浸入高浓度的模拟体液中，在一定温度和 pH 下，在镁合金表面形成一种含钙、磷的涂层（钙磷涂层）。这种方法可以制备出含羟基磷灰石、磷酸三钙、磷酸氢钙等拥有良好生物相容性物质的涂层[110]。但是这种方法制备的涂层形貌难以控制，常有缺陷，耐磨性和结合力不足。

（5）微弧氧化。

微弧氧化是将镁合金放入一定成分的电解液中，在镁合金上加载双向脉冲电压，通过反应原位形成陶瓷涂层。阳极电压对成膜起主导作用，阴极电压起调整涂层的作用。微弧氧化反应包括化学反应和电化学反应。在微弧氧化过程中，镁合金表面形成一个高温高压区域，这种环境下也易发生等离子体化学反应，因此微弧氧化是一个复杂的反应过程。微弧氧化涂层是一种陶瓷涂层，因此具有良好的耐磨性。另外，涂层是基体参与反应所形成的，且涂层与基体的界面粗糙，涂层具有优异的界面结合力。微弧氧化涂层具有多孔结构，这虽然能潜在地提高细胞在涂层表面上的黏附，但多孔结构对涂层的保护效果有不利影响。所以还会采用封孔处理，或开发具有自封孔作用的微弧氧化涂层工艺[111, 112]。为了提高微弧氧化涂层的生物活性，在其表面可沉积含钙、磷涂层以及壳聚糖等活性成分[113, 114]。

（6）离子注入。

离子注入表面改性技术是在真空状态下采用高能离子束轰击待改性物体，注入的离子被中和并以取代或间隙固溶的方式置留于待改性物体中而形成固溶体，宏观上形成一层非平衡表面改性层。近年来，离子注入也应用于可降解镁合金的表面改性上[115-118]，注入的元素包括氧、氮、锌、锆、硅、碳、钛等。离子注入后会在可降解镁合金表面形成一层改性层，改性层中会形成一些无机非金属物质，而且改性层会阻挡镁合金基体的降解，达到提高可降解镁合金耐腐蚀性能的效果。目前，离子注入改性层中可以形成的物质有氧化镁、氧化铝、氧化锆、二氧化钛、氧化态硅等。其中某些物质的可降解性和降解机制还有待深入研究。

5. 应用展望

可降解镁基金属的应用研究以骨内固定器件和心血管支架为主，另外在组织血管夹方面的应用研发进展也较迅速。目前，已完成或正在进行产品注册的产品包括：德国Biotronik公司开发的可降解镁合金心血管支架已获得CE认证，德国Syntellix公司和韩国U&I公司各自开发的可降解镁合金骨内固定螺钉分别获得CE和KFDA认证。我国相关公司开发的用于股骨头坏死的带血运骨瓣固定用可降解镁合金螺钉、可降解镁合金血管夹等产品也正在进行产品注册。

1）骨内固定器件

可降解镁合金骨钉和骨板，一般用于小骨骨折及非承力部位的骨组织固定。镁合金骨钉和骨板具有可降解性，而且综合力学性能高于可降解高分子，降解产生的镁离子可有效促进骨组织愈合。镁基金属越来越多的优势正在被人们发现，因此可以说镁基金属作为骨固定材料的应用潜力非常大。

德国Syntellix公司开发出MAGNEZIX®三种系列共10种规格的可降解镁合金

骨钉产品，如图5.10所示。该产品几乎可用于儿童及成年人身体任何部位的骨替代或骨碎片的固定，目前已经应用于临床，如锁骨骨折、肘部近端及远端骨折、小臂骨折、掌骨骨折、髋臼股骨头骨折、股骨远端骨折、膝盖骨骨折、内踝和外踝关节骨折等。该产品源于一种Mg-Y-Re-Zr合金，镁含量超过90%，采用粉末冶金方法制备加工而得，晶粒尺寸小于10μm。不同于传统金属材料，如钛合金和不锈钢，该产品在MRT检测过程中没有明显升温现象，临床固定效果良好。韩国U&I公司开发出Resomet®可降解镁合金骨钉产品，如图5.11所示。该产品采用Mg-Ca-Zn合金制作，体内6～18个月完全降解，同样提高了修复速度且无应力遮挡效应，MRT兼容性好。

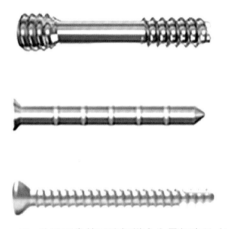

图 5.10　德国 Syntellix 公司开发的可降解镁合金骨钉产品（官方网站图片，
https://www.syntellix.de/en/products/product-overview/all.html）

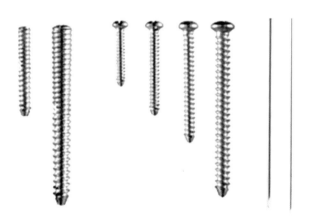

图 5.11　韩国 U&I 公司开发的可降解镁合金骨钉产品（官方网站图片，
http://www.youic.com/m/sub02/list.php？ ca_id = 10）

　　2014年，我国东莞宜安科技股份有限公司开发的可降解纯镁骨内固定螺钉产品获得我国创新医疗器械特别审批申请审查，于2015年开始了产品的临床试验研究，镁螺钉产品如图5.12所示[119]，百余例的临床试验效果良好。可降解纯镁螺钉应用于临床治疗股骨头缺血性坏死的结果显示[120]：与传统的带血管蒂骨瓣移植手术方法相比，骨瓣位置更加稳定；螺钉降解过程中有更佳的骨生成；螺钉降解速率适中，不会形成气腔对骨瓣产生影响；镁螺钉具有良好的生物相容性，螺钉植入后无坏死组织，且不会对人体的血清离子产生影响。纯镁螺钉固定股骨头骨瓣术后6个月的CT结果显示（图5.13），对照组骨瓣（蓝色区域）移动到股骨头外部，而纯镁螺钉组的骨瓣仍然在股骨头内部，说明纯镁螺钉的固定效果良好[119]。采用可降解纯镁螺钉固定带血管蒂骨瓣的疗效分析结果表明，手术的优良率和股骨头坏死及骨折不愈合发生率均优于其他手术方式[119]。纯镁螺钉实现的自体骨移植固定治疗股骨头坏死、股骨颈骨折、髋关节发育不良等多项关键技术均属国际首创，目前首款产品已经进入正式临床试验阶段，有望成为我国首款可降解纯镁骨内固定产品。

　　我国苏州奥芮济医疗科技有限公司也一直致力于新型可降解镁基金属及其相关医疗器械产品的开发，其研发的肋骨固定板、医用外固定夹板等镁基金属医疗器械系列产品已经进入临床应用。

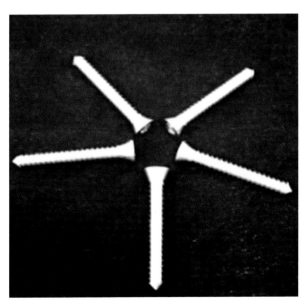

图 5.12 东莞宜安科技股份有限公司开发的可降解镁合金螺钉产品[119]

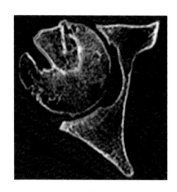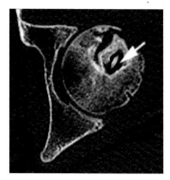

图 5.13 螺钉固定股骨头骨瓣术后 6 个月的 CT 照片[119]

2）血管支架

阻塞性血管疾病（包括心脑血管及外周血管疾病）严重威胁着人类健康，而且发病率呈逐年上升趋势。血管内支架置入术已成为冠状动脉和外周血管阻塞性疾病的主要治疗手段。但是现有金属材料制作的支架长期存留在体内易导致内膜增生，从而严重影响支架置入术的中、远期疗效。采用镁基金属制作的可降解血管支架在人体内完成治疗使命后，会逐步降解消失，因而不需要患者长期服用抗凝药物，会消除患者发生血管再狭窄等问题，并减少患者的经济负担。

德国Biotronik公司开发的Magmaris®可降解镁合金冠状动脉支架目前已获得CE认证，如图5.14所示，其力学性能优于可降解高分子（PLLA）支架。该支架可提供稳健的支撑，植入1h后的回弹率小于38%，受外力压迫至80kPa没有明显改变。由于采用电化学抛光，网丝无尖角，表面光滑，血管中运动阻力小。400余例临床植入后表现出优异的生物安全性，植入6个月仅发现一例血栓形成（0.3%），且靶病变失败率低（2.5%）[121]。经皮冠状动脉介入术将镁合金支架植入镍过敏的患者体内，光学相干层析成像结果显示良好，并逐渐为患者所接受[122]。

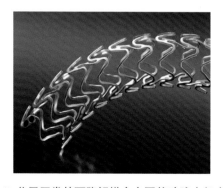

图 5.14 德国 Biotronik 公司开发的可降解镁合金冠状动脉支架产品（官方网站图片，
https://www.biotronik.com/zh-cn/products/vi/coronary）

　　我国在可降解镁合金心血管支架方面也开展了广泛的研究。李海伟等[123]采用中国科学院金属研究所开发的AZ31镁合金支架进行了兔腹主动脉植入和降解性能研究[124]，植入4个月后支架完全降解，如图5.15所示，载药支架抑制了早期的内膜增生，120天后支架完全降解。Wu等[125]对可降解镁合金心血管支架进行了有限元分析和设计，针对AZ31镁合金设计了三种支架，并进行了3D模型分析，对镁合金支架的设计和力学性能分析具有指导意义，并在后续的试验中验证了有限元分析的结果[126]。Li等[127]采用有限元分析方法研究了不同因素对镁合金支架非均匀扩张的影响，并对镁合金支架进行了优化设计[128]。由于在血管内环境中应用的特殊要求，镁合金支架的网丝通常比较细，这给镁合金降解快的特性带来了挑战。为此，Wan等[129]针对血管支架的设计需要，对AZ31镁合金表面采用化学刻蚀和硬脂酸涂层方法获得了超疏水的表面，提高了镁合金在PBS溶液中的耐蚀性，在其表面没有血小板的黏附。对比未涂层镁合金，超疏水涂层镁合金的溶血率明显下降，表明超疏水涂层更适用于镁合金血管支架。

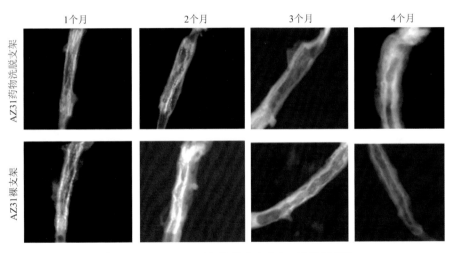

图 5.15　植入不同时间的镁合金支架射线照片[124]

3）组织血管夹

　　除了在血管支架、骨修复中的应用，有人还尝试可降解镁合金在血管夹等方面的应用。我国苏州奥芮济医疗科技有限公司开发的可降解镁金属组织血管夹已获批国家创新医疗器械产品。可定向降解的镁金属血管夹的上臂、下臂的不同侧面具有不同的微观组织结构及电位差，从而可实现血管夹闭合后由外侧向内侧方向的定向降解。血管夹使用先挤压后轧制成形的镁金属板材，采用数控铣床、线切割加工，将制作好的血管夹放入定向退火装置内进行瞬时加热处理，使血管夹的内外侧形成不同的电位差，从而实现定向降解功能，如图5.16所示[130]。

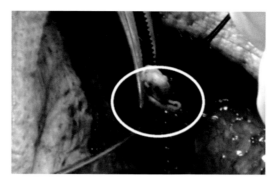

图 5.16 苏州奥芮济医疗科技有限公司开发的可降解镁金属组织血管夹[130]

除了上述应用开发，人们也正在以各种形式探索镁基金属在其他医用领域中的潜在应用，如多孔镁组织工程支架、外科缝线、吻合钉等。

多孔镁作为一种可降解金属生物材料可为细胞提供三维生长空间，有利于营养物和代谢物的交换运输，其本身还具有生物活性，可诱导细胞分化生长和血管长入，在材料降解吸收过程中，细胞会继续增殖生长，有望形成新的具有原来特定功能和形态的相应组织和器官，以达到修复组织和重建功能的目的。上海交通大学医学院附属第九人民医院开发了一种针线一体的可降解金属缝合装置，在大鼠背部皮肤切口处进行皮内缝合，该设计无须弯折缝合线，术后皮肤对合良好，15天切口愈合佳，大体观察无明显炎症反应。镁基金属还被用来修复周围神经，Vennemeyer等[131]通过修复14个成年雄性Lewis鼠的坐骨神经损伤（6mm），研究了镁基金属作为神经修复材料的可能性。结果显示神经纤维束生长良好，即使在镁金属完全降解时，也只观察到轻微的组织反应。2010年，镁金属肠吻合钉的研究取得了新进展，多个研究证实了镁金属肠胃吻合钉的应用潜力和优势[132-134]。除此以外，还有报道镁基金属在肝胆外科作为胆管支架的应用研究[135-137]。

5.2.3 生物可降解铁基金属

铁（Fe）是人体内极其重要的微量元素，其在成年女性和男性体内的含量平均分别约为 35mg/kg 和 45mg/kg。铁元素广泛参与人体的新陈代谢过程，包括氧的运输、DNA 的合成、电子的传递[138]。

铁本身就是一种易腐蚀的金属材料。暴露在大气、海水介质中的钢铁构件因易受到腐蚀，往往都需要进行表面防腐保护处理。最早记载是铁用于人体的牙齿修复，用于骨内植入修复可追溯到公元前 200 年的欧洲[139]，17 世纪有人用铁丝作为缝合线[140]。1775 年,铁丝用来作为骨折固定材料,但发现有感染现象出现[141]。

1906 年，Lambotte 用铁板和铁钉为一个 17 岁少年进行骨折内固定，但是手术后 4 个月由于与骨折部位结合松动而失败[141]。1924 年，Ratner 报道了多种金属的组织反应研究，发现铁的腐蚀速率快会导致植入物周围骨吸收[142]。

随着心血管支架的广泛应用，临床上提出了可降解支架的需求，以解决现有不可降解支架带来的诸多问题。对于可降解支架，临床上希望植入的支架能够在最初的 1~12 个月内保证力学性能的完整性[143,144]，并在之后的 12~24 个月内完全降解[145]。相对于镁基金属较快的降解速率，铁基金属较慢的降解速率能够满足这一要求，从而带动了生物可降解铁基金属的研究发展。

铁基金属具有优异的力学性能。从表 5.4 中可以看出，相对于其他具有潜在应用前景的可降解心血管支架用材料，纯铁的力学性能最接近 316L 不锈钢。尤其是其良好的塑性，可以保证支架在扩张过程中不会断裂，这一优势在大尺寸可降解支架的设计上会更加明显。与其他可降解支架材料相比，铁基金属具有较高的密度，对 X 射线不透明。因此在支架植入和后期观察时，可以方便地通过荧光透视观察到支架在体内的状况。虽然纯铁具有铁磁性，但是 Hermawan 等[146]通过在铁中加入足量 Mn 形成奥氏体结构，制备出无磁性的 Fe-Mn 合金，使其具有良好的核磁共振兼容性。

表 5.4 几种可降解材料与 316L 不锈钢的力学性能对比

材料	屈服强度/MPa	抗拉强度/MPa	断后延伸率/%
316L 不锈钢	235	560	55
AZ31B 镁合金	150	255	21
WE43 镁合金	162	250	2
Polymer（PLA）	60~65	—	8.5~9.3
纯铁	98~166	176~274	30~50

1. 生物降解特性[147]

Fe 在体液环境中首先被氧化为金属离子，反应式如下[148]：

$$Fe \longrightarrow Fe^{2+} + 2e^- \qquad (5-4)$$

$$2H_2O + O_2 + 4e^- \longrightarrow 4OH^- \qquad (5-5)$$

游离的 Fe^{2+} 与 OH^- 反应生成难溶的氢氧化物：

$$2Fe^{2+} + 4OH^- \longrightarrow 2Fe(OH)_2 \ 或 \ 2FeO \cdot 2H_2O \qquad (5-6)$$

$$4Fe(OH)_2 + O_2 + 2H_2O \longrightarrow 4Fe(OH)_3 \ 或 \ 2Fe_2O_3 \cdot 6H_2O \qquad (5-7)$$

动物体内试验结果分析认为，铁支架在体内的降解产物主要由内层的 Fe_3O_4 和中层的 $Fe(OH)_3$ 或其脱水产物 $FeOOH$ 和 Fe_2O_3，以及外层的 $Ca_3(PO_4)_2$ 组成[149]。

2. 研究发展现状

铁合金作为可降解心血管支架的研究始于 20 世纪初，甚至要早于镁合金支架的研究。近 10 余年对可降解铁合金支架材料的研究，可以分为两部分：生物安全性研究和新合金开发。

1）动物体内植入及生物安全性研究

2001 年，Peuster[150]最早对纯铁制作的支架进行了尝试。Peuster 将 16 个纯铁支架分别植入 16 只新西兰大白兔的下行主动脉内，并依次在 6 个月、12 个月、18 个月时取出。支架植入后的血管造影表明，植入处未出现闭塞及血栓，血管畅通率 100%。宏观上观察到支架表面出现持续和完整的内皮化过程。支架植入处的血管出现了很少的血栓以及轻微的炎症反应，未见明显的内膜增生现象。对脾、肾、肺和心脏的影响分析表明，未出现铁过量及局部或系统毒性现象。上述研究表明，纯铁作为可降解心血管支架材料是生物安全的，但其降解速率过低，12 个月后支架整体仍然完整，仅有少量降解（图 5.17 和图 5.18）。

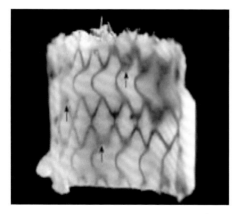

图 5.17 兔主动脉植入可降解铁支架 12 个月后的照片[150]

箭头所指处为降解产物

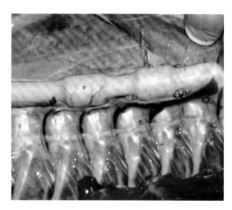

图 5.18 植入铁支架后的主动脉宏观形貌[150]

*处为支架

2006 年，Peuster 等[151]再次将纯铁支架植入 28 头小型猪的下行主动脉内 360 天，并采用 316L 不锈钢支架作为对照组。组织形态和血管定量造影表明，纯铁支架与 316L 不锈钢支架的内膜增生情况无明显区别。心、肺、脾、肾、腹主动脉旁淋巴结的组织病理学分析证明，无铁过量现象。在铁支架附近，未发现因腐蚀产物堆积而导致的局部或系统毒性。试验结果证明，铁是一种非常适宜心血管冠状动脉支架的材料，但其降解速率仍待提高。

2008 年，Waksman 等[152]将纯铁支架植入 8 头幼年家猪的冠状动脉内 28 天，并采用钴铬合金支架作为对照。动物处死后，对心脏的肉眼检查表明，沿冠状动脉无任何异常，无心外膜出血，无动脉瘤形成。组织形态分析结果显示，所有支架均完整存在，支架边缘无过度内膜增生，无腔内血栓形成。而且铁支架无论是在内膜厚度、内膜面积，还是在闭塞程度上都小于钴铬合金支架。总体结果表明，纯铁支架安全有效，而且形成的内膜较钴铬合金支架少。

此外，Mueller 等[153]研究了二价铁离子对血管平滑肌细胞（vascular smooth muscle cells，SMCs）增殖的影响。研究结果表明，二价铁离子抑制了血管平滑肌细胞的 DNA 向 RNA 的转录，从而抑制了平滑肌细胞的增殖。因此，从铁基金属心血管支架释放的二价铁离子将有可能对抑制支架内再狭窄起到有益作用。

我国先健科技深圳有限公司采用离子注入技术将氮元素注入纯铁支架材料中，显著缩短了支架的降解周期，并通过在外层制备 Zn 涂层，降低了支架的初期降解速率。支架采用聚-DL-乳酸（PDLLA）携带西罗莫司药物的表面涂层，在兔腹主动脉和猪冠状动脉、髂动脉进行了动物试验，最长植入时间达到 53 个月，系统研究了支架在动物体内的生物安全性和降解行为[149, 154]。研究发现，注氮后的支架在体内 36 个月后的降解失重为（76.0±8.5）wt%，较未注氮的纯铁支架[（44.2±11.4）wt%] 在降解速率方面有显著提升，支架具有长期的生物相容性。如图 5.19 所示，铁合金支架形成的不溶性降解产物可以被巨噬细胞原位清除到动脉外膜，通过 Micro-CT 已无法观测到，猜测最终可能是通过淋巴进入淋巴结[149]。然而，该支架也面临一些问题[147]，例如：①支架铁磁性对核磁共振成像的干扰，还有支架邻近组织受到射频引发的局部加热影响，以及磁场对支架产生的力的影响；②局部处的铁支架丝可以在 12 个月就完全转化为降解产物，同时也可以在 53 个月依然保持完整，降解的不均匀性使完全吸收周期可能达到 5～6 年[149]；③腐蚀产物需要漫长的时间才能被代谢吸收，即使观察到巨噬细胞对其产物的吞噬作用，53 个月后依然有大量产物留存在血管壁中；④研究结果主要还停留在动物试验阶段，暂未见临床安全性和有效性的试验数据，还需要通过一系列的临床试验来进一步验证可降解铁合金支架应用的可行性。

2）新型可降解铁基合金的开发

为加快纯铁的降解速率，人们尝试开发新型可降解铁基合金。2007 年，Hermawan 等报道了作为可降解铁基心血管支架材料的 Fe-35Mn 合金[155]。Fe-35Mn 合金表现出与 316L 不锈钢相当的力学性能、反铁磁性以及可控的降解行为。随后的研究表明[156]，在 Hank 溶液中浸泡 7 天后，Fe-35Mn 合金的降解速

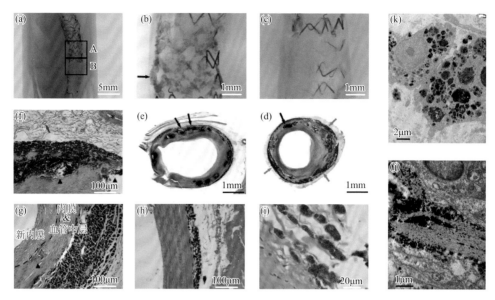

图 5.19 （a）注氮铁支架植入猪冠状动脉 53 个月后的 **Micro-CT** 二维图像；（b）、（c）分别为与 **A**、**B** 具有类似特征区域的放大图；（d）、（e）分别为区域 **B** 和 **A** 的树脂包埋样品的组织病理学切片（黑色箭头表示膨胀的腐蚀产物，蓝色箭头表示位于中膜或外膜的腐蚀产物）；（f）、（g）注氮铁支架植入猪冠状动脉 33 个月后血管组织的 **TEM** 照片，红色箭头表示位于平滑肌细胞和体细胞间隙液体中的不可溶性降解产物；（h）、（i）石蜡包埋注氮铁支架在猪冠状动脉植入 53 个月后的血管组织病理学切片，可见腐蚀产物位于原位和支架杆周围，（i）中可见腐蚀产物前移至动脉外膜；（j）、（k）注氮铁支架植入猪冠状动脉 53 个月后血管组织的 **TEM** 照片[149]

率介于纯铁和 AM60B 镁合金之间。通过测量 Fe-35Mn 合金和纯铁在 Hank 溶液中浸泡后的腐蚀深度，得到 Fe-35Mn 合金和纯铁的降解速率分别为 0.44mm/a 和 0.22～0.24mm/a[148]。

　　2010 年，Moravej 等[157, 158]采用电化学沉积方法制备出超细晶纯铁薄膜。浸泡试验表明，纯铁薄膜的降解速率为 0.40mm/a，纯铁块体材料的降解速率为 0.14mm/a。2010 年，Schinhammer 等提出了两条加速铁基金属降解速率的设计策略[159]。在铁的固溶极限内加入贱金属元素，使铁基体变得更易腐蚀。或者，向铁中加入贵金属元素，使其形成细小弥散的金属间化合物作为阴极，与铁基体间形成电偶腐蚀。Schinhammer 根据后一条策略，制备出 Fe-Mn-Pd 合金。研究结果表明，合金中弥散分布有富 Pd 的 FePd 和 MnPd 金属间化合物。浸泡试验表明，Fe-Mn-Pd 合金表现出比碳钢快的降解速率。阻抗谱测量结果也表明，Fe-Mn-Pd 合金具有较低的极化电阻。

　　无论是通过加入贱金属元素使基体变得更易腐蚀，还是通过加入贵金属元素，或者通过细化晶粒增加晶界数量形成电偶腐蚀，铁合金的降解速率与纯铁相比仍然没有很大的变化。为了研究各种合金元素对铁基合金在模拟体液中的降解速率的影响，Liu 和 Zheng[160]制备了 Fe-X（X = Mn，Co，Al，W，Sn，B，C，S）系列合金，并研究了它们在 Hank 溶液中的电化学和降解行为。结果表明，Co、W、C、S 使铁合金的降解速率略微增加；Mn、Al、B 使降解速率略微下降。总体看来，上述 Fe-X 合金的降解速率与纯铁相比，无明显差异。

为了提高降解速率并降低磁性，徐文利等制备了 Fe-30Mn-1C 合金[161]。经固溶处理后，Fe-30Mn-1C 合金为单一的奥氏体组织，且在应力作用下不产生相变，具有较 316L 不锈钢更优的力学性能，屈服强度为 373MPa，抗拉强度为1010MPa，断后延伸率为 88%，兼具高强、高塑性。该合金表现为顺磁性，具有较低的磁化率，在生理盐水中的降解速率较纯铁和 Fe-30Mn 合金均有所提高，为 0.16～0.22mm/a。

3. 应用展望

铁基金属具有优异的力学性能，与目前研究的镁基金属和锌基金属相比，在力学性能方面具有无可比拟的优势，这也是人们对可降解铁基金属持续关注的主要原因。目前可降解铁基金属存在的最大问题是降解速率以及降解产物吸收均过慢的问题（需要从材料、器械结构设计等方面进行改进），同时还与临床应用适应证的可接受降解周期有关。因而随着材料技术的进步，对可降解铁基金属植入器械设计不断改进，其有望在未来真正进入临床应用，为患者带来福音。

5.2.4　生物可降解锌基金属

锌（Zn）是一种银白色略带淡蓝色的金属，密度为 $7.14g/cm^3$，为密排六方结构，熔点为 419.5℃。Zn 的化学活性介于 Mg 和 Fe 之间，Mg、Fe 和 Zn 的标准电极电位（vs. SCE）分别为–2.37V、–0.440V 和–0.763V。因此可以推测 Zn 的降解速率慢于 Mg 而快于 Fe。Zn 是人体中的必需微量元素之一，对人体的骨骼生长发育、心血管健康均发挥着不可替代的作用，因而研究锌基金属作为可降解金属的可行性引起了人们的兴趣。

在人体环境中，Zn 的降解机制[147]为：Zn 在体液环境中首先发生腐蚀并释放出 Zn^{2+}，反应式如下：

$$Zn \longrightarrow Zn^{2+} + 2e^- \tag{5-8}$$

$$O_2 + 2H_2O + 4e^- \longrightarrow 4OH^- \tag{5-9}$$

随着局部 pH 的升高，当 pH 超过 8.3 时，生成 ZnO，反应式如下：

$$Zn^{2+} + 2OH^- \longrightarrow Zn(OH)_2 \longrightarrow ZnO + H_2O \tag{5-10}$$

随着 ZnO 的形成，体液中的 HCO_3^- 与 Zn^{2+} 形成 $ZnCO_3$：

$$2Zn^{2+}+2HCO_3^- \longrightarrow 2ZnCO_3+2H^+ \qquad (5\text{-}11)$$

根据热力学稳定性，$Zn_3(PO_4)_2$ 也可能是腐蚀产物的主要组成之一，目前暂未见相关报道。Zn 在血液环境中的腐蚀产物主要由 ZnO、$ZnCO_3$ 和少量的非晶钙磷复合物组成[162]。在 20 个月的长期观察中，Zn 丝保持持续的线性降解行为，20 个月后的剩余截面积约为原 Zn 丝的 40%，平均降解速率约为 25mm/a[163]。

2007 年，王香等[164]首先研究了 Zn-xMg（x = 35, 40, 45）作为一种新型可降解金属材料，冷却速率和合金成分对合金组织和性能的影响。2011 年，Vojtěch 等研究了将 Zn-1Mg 合金作为骨内固定材料的性能[165]，发现铸态 Zn-1Mg 合金具有细晶组织和高于可降解高分子的优异力学性能，而且该合金与镁合金相比的一个主要优势是具有低的降解速率（图 5.20），可以降低周围环境 pH 的增加程度和氢气释放速率，进而减小对组织愈合产生的不利影响。Bowen 等[166]在 2013 年将

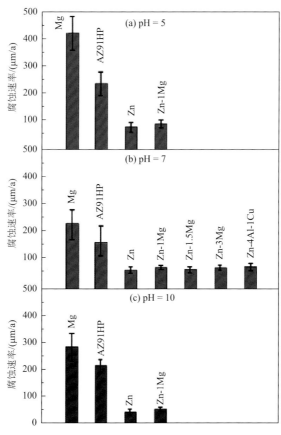

图 5.20　在三种不同 pH 下，Zn、Zn-Mg 合金、Mg 和 AZ91HP 镁合金的降解速率[165]

纯度为 99.99% 的 Zn 丝植入雄性成年 SD 大鼠腹主动脉中，研究 Zn 丝的生物相容性和降解性能。结果表明，随着植入时间的延长，Zn 丝逐渐降解，如图 5.21 所示。对降解后的 Zn 丝进行腐蚀产物表征发现（图 5.22），在 Zn 丝的外围覆盖了一层钙磷盐，而且伴随着 ZnO 颗粒的剥落。

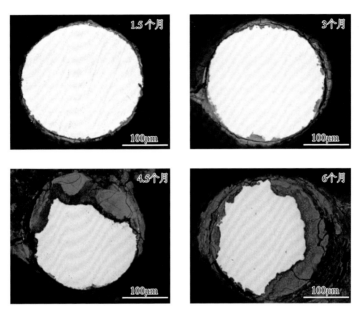

图 5.21　Zn 丝植入动物体内 1.5 个月、3 个月、4.5 个月和 6 个月后的截面背散射电子图片[166]

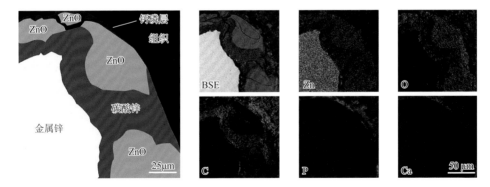

图 5.22　Zn 丝植入动物体内 4.5 个月后截面降解产物分布示意图（左）、背散射电子照片（中上），以及各个元素的能谱面扫描照片[166]

　　纯 Zn（99.97%）的力学性能较差，抗压强度小于 20MPa，延伸率只能达到 0.2%，远远达不到临床应用的要求。为了提高 Zn 的力学性能，合金化和适当的冷热加工处理是常见且有效的手段。与 Mg 的合金化一样，出于生物相容性方面的考虑，Zn 的合金化元素选择要在提高 Zn 的力学性能的同时，也要保证锌基合金的生物安全性。目前锌合金中的合金化元素主要有 Mg[167-171]、Ca[172, 173]、Sr[173]、Li、Cu[174]等，已有多种二元及三元可降解锌合金的研究报道。代晓军等[175]综述了多种可降解锌合金的力学性能，如表 5.5 所示。

表 5.5　可降解锌基合金的力学性能[175]

合金成分	工艺方法	力学性能			参考文献
		抗拉强度/MPa	屈服强度/MPa	延伸率/%	
Zn-1Mg	轧制	240	190	12	[172]
	挤压	340	180	6	[176]
	冷挤压	435	316	35	[177]
Zn-1.2Mg	轧制	363	220	21.3	[178]
Zn-(2/4/6)Li	轧制	370～560	245～470	2～14.5	[179]
Zn-1Ca	轧制	253	205	12.8	[172]
	挤压	240	200	7.8	[172]
Zn-1Sr	轧制	230	180	18.7	[172]
	挤压	262	218	11.4	[172]
Zn-4Cu	挤压	270	250	51	[180]
Zn-(2.5/5/7)Ag	挤压	203～287	157～242	32～36	[181]
Zn-1Mg-0.1Sr	轧制	300	197	22.5	[182]
Zn-1Mg-1Sr	轧制	202	140	9.9	[183]
	挤压	256	203	7.5	[183]
Zn-1Mg-0.1Mn	轧制	299	195	26	[171]
Zn-1Mg-1Ca	轧制	198	138	8.8	[183]
	挤压	258	205	5.4	[183]
Zn-1Ca-1Sr	轧制	205	145	9	[183]
	挤压	250	212	6.8	[183]
Zn-3Cu-0.1Mg	挤压	360	340	35	[184]

由表 5.5 可见，合金化和塑性变形后的纯锌力学性能大幅提升，但同时也会影响其腐蚀速率。Li 等[172]研究了二元轧制态 Zn-1Mg、Zn-1Ca 和 Zn-1Sr 合金在小鼠体内的降解行为，发现三种合金元素的加入使材料的耐腐蚀性能降低，降解速率加快。然而，合金植入小鼠体内 8 周后依然保持形貌完整，说明这些二元锌

合金在植入动物体内一定时间后仍能够提供足够的力学支撑，不会因腐蚀速率过快而导致植入体解体。目前，未发现报道有比纯锌耐腐蚀性能更好的锌合金[175]，耐腐蚀性能最好的是 Zn-4Li 合金（0.05～0.06mm/a），其腐蚀速率是纯锌的 2 倍[175, 179]。综上可见，合金化会降低锌合金的耐腐蚀性能，但能否满足临床需求，要根据植入器件和临床适应证的要求来判断。

　　Zn 是人体必需的微量元素，但是对 Zn 及其合金的生物相容性评价尚待深入和细致的研究。关于 Zn 的生物相容性报道是在 2013 年 Bowen 等[166]对 Zn 丝植入小鼠腹主动脉的研究。植入 6 个月内，小鼠体内未发现明显的炎症反应、局部坏死等症状，植入体部分降解后，原来的位置有组织再生现象。同时发现 Zn 具有抑制平滑肌细胞增殖、抑制血管再狭窄等功能。良好的再生组织以及周围的细胞活力证明 Zn 具有良好的生物相容性。Ma 等[185]证明，当 Zn^{2+} 浓度为 20μmol/L 时，能够提高细胞活性，促进细胞增殖及黏附；而当 Zn^{2+} 浓度为 100μmol/L 时，则会抑制细胞增殖。因此，可通过控制锌植入体的降解速率来控制 Zn^{2+} 浓度，保证细胞的增殖活性。为了改善锌基金属的生物相容性和降解性能，发展了多种锌合金。Li 等[172]研究证明，Zn-1Mg、Zn-1Ca、Zn-1Sr 合金均具有良好的血液相容性：溶血率均低于 0.2%，材料表面黏附的血小板都呈现球形，无伪足伸出；三种合金浸提液中培养的血管内皮细胞（ECV304）的存活率都要高于纯锌浸提液。Murni 等[186]也证明，Zn-3Mg 合金具有良好的生物相容性，当其浸提液与成骨细胞联合培养时，虽然第 1 天的细胞活力降低约 50%，但细胞能够在第 3 天和第 7 天恢复活性，并观察到细胞骨架改变，但没有任何明显的 DNA 损伤，碱性磷酸酶水平有所下降，但不影响细胞的矿化过程。上述试验结果初步证明，纯锌及 Zn-1Mg、Zn-1Ca、Zn-1Sr 等合金均有良好的生物相容性，植入体所覆盖组织的细胞活性良好。此外，它们还具有诱导骨细胞增长的功能，对患者的康复有着积极的促进作用。但是锌基金属的研究仍处于起始阶段，需要更为深入和完善的生物学性能研究来验证其临床应用的可行性。

5.3　抗菌医用金属

　　植入材料或医疗器械相关的细菌感染是临床中一种常见的灾难性的术后并发症，已成为 21 世纪医学领域中亟待解决的重要临床问题之一。据报道，美国骨科植入物相关感染的年发病率约为 4.3%[187]。全世界每天遭受院内感染的患者中，有 60% 的病例与医疗器械的使用有关[188]。在医疗过程中或植入物使用过程中，材料很难避免完全不与细菌接触。细菌一旦在材料表面生长并繁殖形成细菌生物膜，就很有可能引起细菌感染类疾病，人类细菌感染有 80% 都是由细菌生物膜引起的[189]。

研究表明，在骨科中与植入器械相关的感染主要由金黄色葡萄球菌（s. aureus）和表皮葡萄球菌引起。在实际临床治疗过程中，虽然所有的手术器械和植入器件在使用前都会经过非常严格的消毒灭菌过程，但并不能根本地消除细菌感染的可能。一旦发生感染，则会给患者的精神和身体带来极大的痛苦，通常需要通过长期服用抗生素甚至多次手术才有可能完全治愈，也给患者带来沉重的经济负担。因此，研究开发能长期发挥抗感染功能的生物医用材料，从而降低感染发生率，减少抗生素的滥用，对减轻患者痛苦和治疗风险具有重要的现实意义。

人类使用抗菌材料的历史可追溯到几千年前的古埃及，那时人们利用植物浸汁液浸泡尸体包裹布，对尸体进行防腐处理，这可能是人类最早有意识地使用抗菌材料。1600 年前人们用金属盐作为木材防腐剂[190]；古人用纯铜或铜合金制作的水壶防止水污染；古代皇帝使用银制餐具等。发展至现代，抗菌材料已经应用在人们生活中的方方面面，包括衣食住行。人们穿在身上的具有抗菌和除臭功能的衣裤；吃饭用的陶瓷餐具、洗菜用的水槽；家中门上的扶手等。抗菌材料的种类根据其自身性质，可大致分为抗菌涂层、抗菌织物纤维、抗菌塑料、抗菌陶瓷和抗菌金属等。相比于其他抗菌材料，抗菌金属具有优异的力学性能、耐腐蚀性能、加工性能，受到人们的广泛关注。抗菌金属是指将具有抗菌功能的金属元素（如银、铜等）作为合金化元素加入现有金属材料中，并通过适当的热处理而获得抗菌性能的新型金属材料。

目前研究最广泛的是含铜（Cu）、含银（Ag）等抗菌金属材料。研究较多且具有广泛应用前景的抗菌金属是抗菌不锈钢。在 1994 年，加拿大韦斯泰姆技术有限公司就申请了抗菌不锈钢的中国专利。1996 年，日新制钢株式会社开发出含铜铁素体抗菌不锈钢（17Cr-1.5Cu）、含铜马氏体抗菌不锈钢（13Cr-3Cu）和加工性能良好的含铜奥氏体抗菌不锈钢（NSSAM4）。1999 年，日新制钢株式会社、川崎制铁株式会社、株式会社神户制钢所、住友大阪水泥株式会社等日本企业先后申请了一系列有关抗菌不锈钢的中国专利。

20 世纪初起，我国的中国科学院金属研究所、武汉科技大学、四川大学、天津大学、上海材料研究所等科研单位和大学对抗菌不锈钢开展了广泛而持续的研究。太钢集团、宝钢集团、鞍钢集团等一批企业，也先后加入到抗菌不锈钢的材料制备和下游产品的开发、生产和应用行列。

中国科学院金属研究所从 2000 年开始研发抗菌不锈钢，是国内较早从事也是最有影响力的抗菌不锈钢研究单位，相继开发出铁素体、奥氏体、马氏体、双相等多种结构类型的含 Cu 抗菌不锈钢，并推动这些新材料在医疗器械、日常生活等领域中的应用。除此之外，针对金属医疗器械应用中的感染问题，中国科学院金属研究所还开发出综合性能优良的抗菌钛合金和抗菌钴合金，拓宽了抗菌金属体系和应用范围。

5.3.1　抗菌金属的抗菌机理

细菌的传播与细菌生物膜的形成密切相关，细菌生物膜的形成过程如图 5.23 所示[191]。浮游细菌在材料基体着陆后生长和繁殖，形成细菌生物膜。生物膜表面是一层致密的细胞外基质，这层细胞外基质结构坚固，强度高，内部包裹的细菌接触紧密，增强了细菌之间的相互作用和物质交换，同时避免外部破坏物质进入。所以生物膜形成后不易受到抗生素、防腐剂及其他外界化学品的干扰，因此很难被常用的抗生素清除掉。

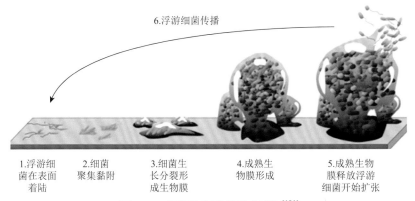

图 5.23　细菌生物膜的形成过程[191]

但是抗菌金属的抗菌机理与药物不同，其抗菌机理可以分为两部分，首先是抑制细菌黏附，其次是释放的抗菌金属离子杀灭浮游细菌。抑制细菌黏附可以从根源上避免生物膜的形成，从而大大降低细菌感染的风险。但是抗菌金属抑制细菌黏附的机理尚未十分明确，普遍认为是抗菌金属表面的抗菌金属离子浓度最高，当细菌与抗菌金属表面接触时被杀死。研究发现，抗菌金属的抗菌机理可以分为以下 4 步：①抗菌金属表面释放具有抗菌功能的金属离子；②带负电荷的细菌细胞与带正电的金属离子之间相互吸引，金属离子被吸收进细菌的细胞壁；③金属离子破坏细菌的细胞壁和细胞膜，或破坏其蛋白质结构，使细胞质泄漏；④金属离子进一步穿透细菌的细胞壁，与细菌的 DNA 结合，导致细菌变性和复制能力的丧失。不论是破坏细胞壁，还是破坏遗传物质，都会导致细菌死亡。

5.3.2　抗菌不锈钢

抗菌不锈钢主要分为银（Ag）系和铜（Cu）系两类，由于不锈钢的广泛应用，这两类抗菌不锈钢的开发与应用均受到人们的关注。

1. 含银抗菌不锈钢

Ag 在钢中的固溶度很低。Swartzendruber[192]通过试验测得 1150℃下 Ag 在钢中的固溶度约为 0.011%，在 1100℃时约为 0.007%。但是在不锈钢中加入很少量的 Ag 就可以获得很强的抗菌性能。20 世纪末，日本川崎钢铁公司开发出两种含 Ag 抗菌不锈钢，Ag 含量在 0.04%左右，Ag 以细微的颗粒形式存在于不锈钢基体中。对于 0.7mm 厚的含 Ag 抗菌不锈钢冷轧板材，经日本食品卫生协会的抗菌性能试验评定表明，这种抗菌不锈钢对部分致病性微生物具有很高的抗菌性能，而且杀菌速度很快。

Liao 等[193]在 304 奥氏体不锈钢中加入 Ag，获得一种抗菌不锈钢。当 Ag 含量为 0.1%时，对金黄色葡萄球菌的抗菌率达到 99.7%，对大肠杆菌的抗菌率为 70.8%。Ag 含量达到 0.3%时，对两种细菌的抗菌率均达到 99.9%。随着 Ag 含量的增加，不锈钢中的富银 α-铁素体逐渐增多，改变了不锈钢的微观组织，显微组织由单一奥氏体组织转变为（α＋γ＋Ag 析出物）的混合组织，如图 5.24 所示。Yang 等[194]在 2205 双相不锈钢中加入 0.2%的 Ag，获得一种抗菌不锈钢，其对金黄色葡萄球菌的抗菌率达 99.6%，对大肠杆菌达 100%。

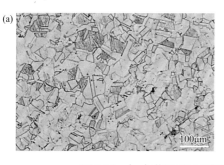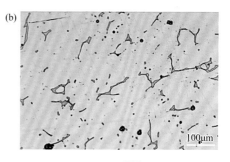

图 5.24 （a）普通 304 不锈钢；（b）含银 304 不锈钢[193]

2. 含铜抗菌不锈钢

对 Cu 系抗菌不锈钢研究较为全面的是中国科学院金属研究所。在传统不锈钢中加入一定量的 Cu，经过固溶和时效处理后，富 Cu 相弥散均匀地分布在不锈钢基体中，起到强烈的抗菌作用。目前研究上较为成熟的有 304-Cu、316L-Cu 等奥氏体抗菌不锈钢，420-Cu 等马氏体抗菌不锈钢，430-Cu 等铁素体抗菌不锈钢。

试验结果证实[195]，304-Cu 不锈钢在含大肠杆菌的培养液中分别浸泡 2 天和 21 天后表现出良好的抗菌性能，如图 5.25 所示。浸泡 21 天后，304-Cu 不锈钢表面上的细菌仍然极少，而普通 304 不锈钢表面上黏附大量细菌产物。电化学试验结果表明，304-Cu 不锈钢在细菌培养液中的点蚀电位为（310±9）mV，304 不锈钢的点蚀电位为（350±10）mV，前者的耐点蚀性能有所下降，但耐均匀腐蚀性能还保持在良好的水平。

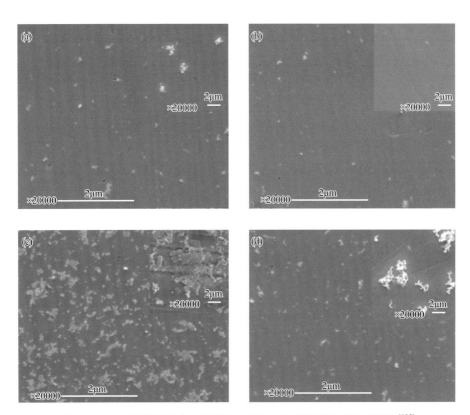

图 5.25　在细菌培养液中，不锈钢表面上大肠杆菌的扫描电镜照片[195]

（a）304 不锈钢，培养 2 天；（b）304-Cu 不锈钢，培养 2 天；（c）304 不锈钢，培养 21 天；（d）304-Cu 不锈钢，培养 21 天

从 316L-Cu 不锈钢与普通 316L 不锈钢的性能对比可以看出[196]（表 5.6），316L-Cu 不锈钢的力学性能和弹性模量都略有升高，但点蚀电位大幅降低，这是由于钢中大量析出了富铜相，其与不锈钢基体之间形成了很多微电池而加速点蚀的发生。316L-Cu 不锈钢的抗菌性能优良，对大肠杆菌的抗菌率达 98.9%，而且具有抗细菌黏附和抑制生物膜形成的能力。由图 5.26 可以看到，普通 316L 不锈钢表面上有明显的细菌团簇，而 316L-Cu 不锈钢表面上只有少量不成团的细菌。图 5.27 所示为金黄色葡萄球菌分别在 316L 和 316L-Cu 不锈钢表面培养 24h 后的活/死染色试验结果，可见 316L 不锈钢表面上有许多绿色区域，说明细菌的活力

很强。相比之下，316L-Cu 抗菌不锈钢表面上有许多红色区域，特别是时效处理状态，表明大多数细菌已经死亡。

表 5.6　316L-Cu 抗菌不锈钢与普通 316L 不锈钢的性能比较[196]

不锈钢	抗拉强度/MPa	延伸率/%	弹性模量/GPa	点蚀电位/mV	抗菌率/%
316L	529	52	234	126.8	0.0
316L-Cu	543	60	257	15.6	98.9

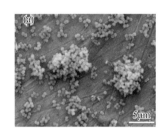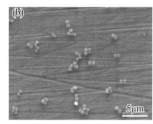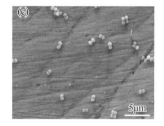

图 5.26　不锈钢与金黄色葡萄球菌培养后表面细菌生物膜状态[196]

（a）316L；（b）1050℃固溶处理 316L-Cu；（c）1050℃固溶 + 700℃时效处理 316L-Cu

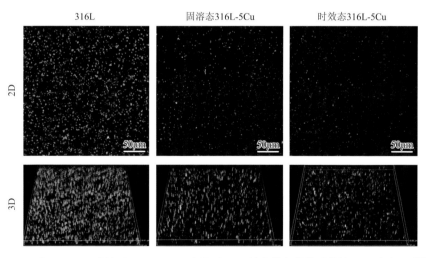

图 5.27　普通 316L 不锈钢和 316L-Cu 不锈钢表面上的金黄色葡萄球菌的活/死染色照片[196]

5.3.3　抗菌钴基合金

钴（Co）基合金具有良好的耐腐蚀性能和生物相容性，特别适用于人工关节、人工骨、铸造牙冠等植入材料。为了降低钴基合金在使用过程中细菌感染带来的风险，人们还开发出含铜抗菌钴基合金[197, 198]。

　　中国科学院金属研究所开发出一种含铜抗菌钴基合金 L605-Cu[197]，成分如表 5.7 所示。抗菌性能检测结果表明，这种含铜抗菌钴基合金对大肠杆菌和金黄色葡萄球菌的抗菌率均超过 90%。将这种含铜钴基合金与金黄色葡萄球菌共培养，然后使用扫描电镜观察样品表面上的细菌形貌，如图 5.28 所示，可以看到普通 L605 合金表面上的细菌聚集成团，生长状态良好，开始形成细菌生物膜；而 L605-Cu 合金表面上仅存在少量细菌，说明 L605-Cu 合金可抑制细菌生物膜的形成。图 5.29 所示为金黄色葡萄球菌在钴基合金表面培养 24h 后的活/死染色试验结果。可以明显观察到，L605 合金表面上有许多绿色区域，说明细菌的活力很强。相比之下，L605-Cu 合金表面上则有许多红色区域，表明大多数细菌已经死亡。

表 5.7　含铜抗菌钴基合金的化学成分[197]　　　　（单位：wt%）

钴基合金	Cr	Ni	W	Cu	Co
L605-Cu	19.9	9.11	15.3	2.09	基体
L605	20.0	9.11	15.3	—	基体

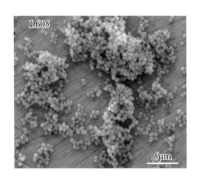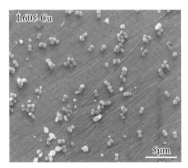

图 5.28　L605 及 L605-Cu 合金表面上的金黄色葡萄球菌生物膜观察[197]

　　近年来，选择性激光熔化（SLM）等金属 3D 打印技术受到人们广泛关注。与传统的制造手段相比，SLM 技术具有工艺灵活性高、安全、无须模具即可获得形状复杂的零件等诸多优点。Lu 等[199]使用气体雾化方法制备出尺寸为 15～45μm 的 CoCrW-Cu 粉末，采用 SLM 技术制备出直径为 10cm 的 CoCrW-Cu 合金棒材。中国科学院福建物质结构研究所使用中国科学院金属研究所开发的含铜抗菌钴基合金粉末，采用 SLM 技术，在激光功率为 95W、激光扫描速率为 650mm/s、粉

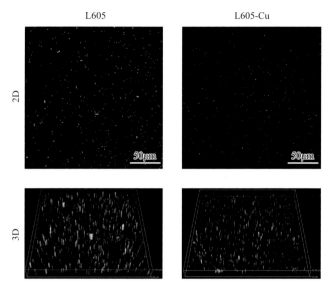

图 5.29 L605 及 L605-Cu 合金表面上的金黄色葡萄球菌活/死染色图片[197]

末层厚为 0.025μm 的工艺条件下，制备出抗菌性能达 99.9% 的含铜抗菌钴基合金，其力学性能如表 5.8 所示，符合《牙科 固定和可拆卸的修复物与器具用金属材料》（ISO 22674—2006）口腔修复材料标准（500MPa）。目前采用 3D 打印技术制备的含铜抗菌钴基合金牙冠产品已经获得中国的生产注册证，进入临床应用。

表 5.8 SLM 技术制备的含铜抗菌钴基合金（CoCrW-Cu）力学性能[199]

名称	抗拉强度/MPa	屈服强度/MPa	延伸率/%
SLM/CoCrW-Cu	905.9±12	592.3±6	7.65±0.31
SLM/CoCrW	1158	850	9.80
ISO22674	—	≥500	≥2

5.3.4 抗菌钛合金

钛（Ti）及其合金具有低密度、高强度、优异耐腐蚀性等特点，最初应用于航空工业。20 世纪 40 年代初，钛及其合金首次被引入医学领域。经过半个多世纪的发展，纯钛和 Ti6Al4V 合金作为最具代表性的钛基医用金属材料，在许多医学临床中得到应用，特别是在骨科和口腔科领域中大量替代不锈钢和钴基合金。然而钛合金是一类生物惰性材料，自身没有抗菌性能，对植入物引发的感染问题无能为力。目前通常采用磁控溅射、电化学沉积、离子注入、微弧氧化等方法在医用钛合金表面加载无机或有机抗菌剂，从而赋予其抗菌性能。通过表面改性制备的抗菌涂层的优点显而易见，但仍存在不足，如涂层工艺相对复杂、生产成本增加、涂层与基体之间的结合性差、涂层易磨损、长期的抗菌性能较差等。针对植入钛合金引发的感染问题和抗菌涂层的不足，人们开始尝试通过调整合金成分来开发自身具有抗菌功能的新型抗菌钛合金。

中国科学院金属研究所以临床上需求的抗感染为目的，在纯钛和 Ti6Al4V 合金中分别加入适量抗菌铜元素，首次发展出具有抗菌功能的含铜医用钛合金，并对其开展了较为全面的研究。Cu 在 Ti 中的固溶度很低[200, 201]，在冷却至 790℃时，过饱和的 Cu 以 Ti_2Cu 相析出，其与基体之间存在的电位差会在生理环境中持续释放出微量铜离子，起到杀死细菌的作用。

1. Ti-Ag 合金

银（Ag）作为合金化元素，可改善钛基金属的耐腐蚀性能和力学性能。Takahashi 等[202-204]研究发现，添加 20wt% Ag 可以提高铸造钛合金的强度和耐磨性，同时保持较高的延伸率。Shim 等[205]证明 Ti-Ag 合金具有比纯钛更优的耐腐蚀性能。Ag 还具有良好的生物相容性，Ag-Hg 合金已被用作牙科材料[206]。含 Ag 涂层具有优异的抗菌性能已被很多研究所证实[207-209]，因此，在钛及其合金中添加合适的 Ag，有可能获得具有一定抗菌性能的含 Ag 钛合金。然而，即使有些 Ti-Ag 合金中的 Ag 含量非常高，甚至达到 20wt%[209, 210]，但其并没有显示出显著的抗菌作用，说明含 Ag 钛合金的抗菌作用并不只由 Ag 含量这一因素所决定。

Zheng 等[212]在 TiNi 形状记忆合金中加入 2.9wt% Ag，获得的铸态 TiNi 合金表现出一定的抗菌性能，对金黄色葡萄球菌的抑菌率达到 86.3%。Chen 等[210]采用不同含量和不同粒径的 Ag 粉和纯钛粉一起烧结，获得了系列 Ti-xAg 合金（$x = 1, 3, 5$），对其力学性能、腐蚀性能、抗菌性能及体外细胞相容性进行了表征和评价。如图 5.30 所示，Ag 粉粒径 10μm 的 Ti-Ag 合金的抗菌性高于 Ag 粉粒径 75μm 的 Ti-Ag 合金，与 Ag^+ 释放量的规律相反，Ag 粉粒径 10μm 的 Ti-Ag 合金的离子释放量低于 Ag 粉粒径 75μm 的 Ti-Ag 合金，说明 Ti-Ag 合金的抗菌性能应与基体上存在的纳米/微米级复合银粒子密切相关。随后的研究证实了这一点[213, 214]。

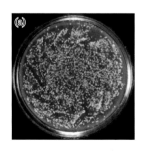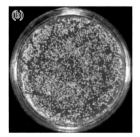

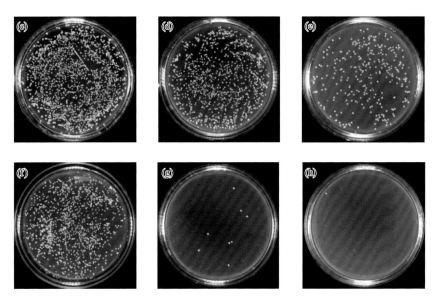

图 5.30　纯 Ti 和 Ti-Ag 合金表面的细菌菌落[210]

（a）阴性对照；（b）纯 Ti；（c）Ti-1Ag（S75）；（d）Ti-3Ag（S75）；（e）Ti-5Ag（S75）；（f）Ti-1Ag（S10）；
（g）Ti-3Ag（S10）；（h）Ti-5Ag（S10）。S75 指 Ag 粉粒径为 75μm，S10 指 Ag 粉粒径为 10μm

2. Ti-Cu 抗菌钛合金

2009 年，Shirai 等[215]首次研究了 Ti-xCu（x = 1, 5）合金的抗菌作用，结果表明 Ti-1Cu 对大肠杆菌（*E. coli*）具有显著的抗菌性能，并具有良好的生物安全性，拉开了含铜钛合金作为医用金属材料研究的帷幕。随后，Zhang 等[216]采用粉末冶金方法制备出 Ti-10wt%Cu 合金，并对合金的抗菌性能、力学性能和腐蚀性能进行了研究，如图 5.31 所示，Ti-10Cu 合金对金黄色葡萄球菌和大肠杆菌均具有显著的杀灭作用。对 Ti-10Cu 合金的骨内植入试验结果表明，Ti-10Cu 合金具有良好的骨细胞相容性[217]。进一步研究结果[217, 218]表明，在钛中至少加入 5%的 Cu 才会有明显的抗菌作用。以抗菌抗感染为目的，中国科学院金属研究所开发出系列具有抗菌功能的含铜钛合金，并开展了大量的体外及动物体内试验研究[219-224]。Cu

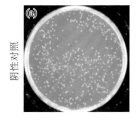
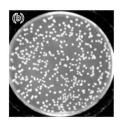

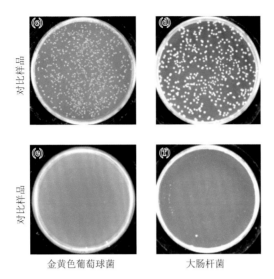

图 5.31　Ti-10Cu 对金黄色葡萄球菌和大肠杆菌的杀灭效果[216]

在 Ti 中的固溶度很低[225]，从高温冷却至 790℃时，过饱和的 Cu 以 Ti$_2$Cu 金属间化合物析出，其与基体之间存在的电位差会促进合金在生理环境中释放微量铜离子，从而起到强烈的杀菌作用。

Liu 等[223]研究了 Ti-5Cu 抗菌钛合金的抗菌性能，如图 5.32 所示。可以看出，随着与细菌液共培养时间的延长，Ti-5Cu 合金表面上的细菌量逐渐减少，而纯 Ti 表面上的细菌量逐渐增多。图 5.32（b）和（c）显示，与 Ti-5Cu 合金共培养的细菌浓度随培养时间的延长逐渐降低，而与纯 Ti 共培养的细菌浓度变化不明显。如图 5.32（d）所示，Ti-5Cu 合金在 6h 时已表现出一定的抗菌效果，对金黄色葡萄球菌和大肠杆菌的抗菌率分别为 72%和 69%。12h 时对两种细菌的抗菌率分别达到 80%和 96%，24h 时均达到 99%。由此可见，Ti-5Cu 合金对金黄色葡萄球菌和大肠杆菌均具有良好的抗菌性。

图 5.33 所示是在不同培养时间点，纯 Ti 和 Ti-5Cu 合金表面附着细菌生物膜的扫描电镜照片。可见细菌在纯 Ti 表面上的黏附从 2h 到 24h 逐渐增多，最终形成生物膜。但在 Ti-5Cu 合金表面上只观察到零散细菌，没有形成生物膜。因此，Ti-5Cu 合金可以明显抑制金黄色葡萄球菌和大肠杆菌在其表面形成生物膜。图 5.34 为放大观察的细菌形态。可见纯 Ti 表面上的金黄色葡萄球菌和大肠杆菌细胞的形态正常、完整 [图 5.34（a）和（c），白色箭头的细菌正常，黑色箭头的细菌间质分离]。而 Ti-5Cu 合金表面上的部分细菌萎缩，如图 5.34（c）中箭头所出；一些细菌瓦解，如图 5.34（d）中箭头所示。

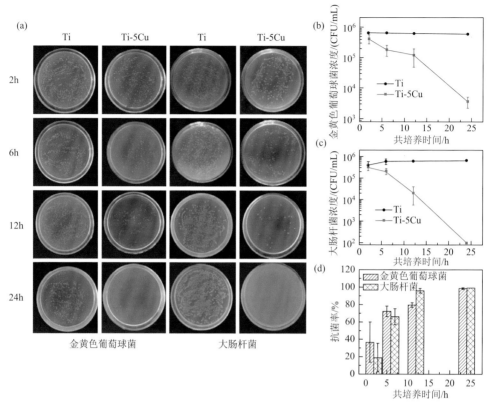

图 5.32 不同材料分别与金黄色葡萄球菌、大肠杆菌共培养 2h、6h、12h、24h 后的抗菌效果[223]

(a) 两种细菌分别与纯 Ti、Ti-5Cu 合金共培养不同时间后的细菌菌落照片; (b) 分别与纯 Ti 和 Ti-5Cu 合金共培养的金黄色葡萄球菌浓度与时间的关系; (c) 分别与纯 Ti 和 Ti-5Cu 共培养的大肠杆菌浓度与时间的关系; (d) Ti-5Cu 合金对金黄色葡萄球菌和大肠杆菌的抗菌率

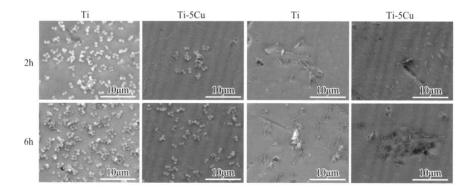

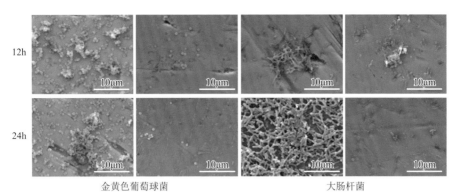

图 5.33　金黄色葡萄球菌和大肠杆菌分别在纯 Ti 和 Ti-5Cu 合金表面共培养 2h、6h、12h、24h
后的扫描电镜形貌照片[223]

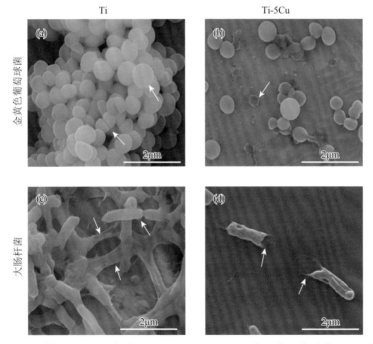

图 5.34　金黄色葡萄球菌和大肠杆菌分别在纯 Ti 和 Ti-5Cu 合金表面共培养 24h 后的扫描电镜
的高倍数形貌照片[223]

　　除了对耗氧菌的抑制作用外，还研究了 Ti-Cu 合金对厌氧菌的抑制作用[222, 226]。
如图 5.35 和图 5.36 所示。共培养 24h 后，Ti-Cu 合金表面的两种厌氧菌（变形链
球菌和牙龈卟啉单胞菌）的活菌数量显著低于纯 Ti 表面，而且 Ti-Cu 表面上的细
菌形态发生了明显变化，出现细胞变形皱缩、细胞壁/细胞膜损伤、质壁分离、细
胞质流失等。

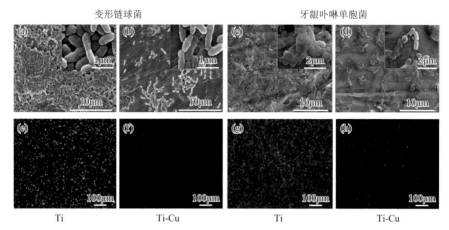

图 5.35　共培养 24h 后，纯 Ti 和 Ti-Cu 表面上的变形链球菌（*S. mutans*）和牙龈卟啉单胞菌（*P. gingivalis*）的扫描电镜观察（a～d）、DAPI 活细菌染色（蓝色荧光标记活细菌）（e～h）[222]

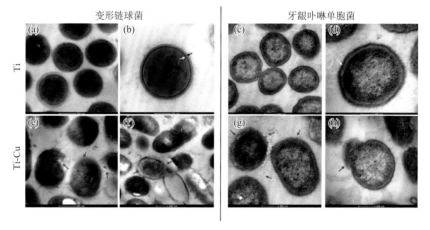

图 5.36　共培养 24h 后，纯 Ti 和 Ti-Cu 表面上的变形链球菌（*S. mutans*）和牙龈卟啉单胞菌（*P. gingivalis*）的透射电镜观察[222]

（a～d）纯 Ti 表面；（e～h）Ti-Cu 表面

3. Ti6Al4V-Cu 抗菌钛合金

Ma 等[227]对 Ti6Al4V-5Cu 合金的抗菌性能进行了研究，发现其对金黄色葡萄球菌的抗菌率达 98.6%。图 5.37 为 Ti6Al4V-5Cu 合金表面上金黄色葡萄球菌的活/死染色照片，可以看到 Ti6Al4V 合金表面上的活细菌数量（绿色）明显多于 Ti6Al4V-5Cu 合金，且 Ti6Al4V-5Cu 合金表面上出现大量死细菌（红色）。这种现象随着培养时间的延长而加剧，说明 Ti6Al4V-5Cu 合金的抗菌作用随时间延长逐渐增强，在 24h 时达到峰值。

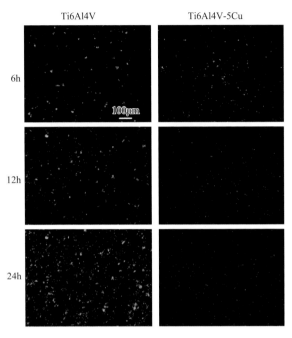

图 5.37　金黄色葡萄球菌在 Ti6Al4V-5Cu 表面共培养 6h、12h、24h 后的活/死染色照片[227]

　　Peng 等[228, 229]对热加工后的 Ti6Al4V-xCu（x = 4.5，6，7.5）合金进行了综合性能优化。研究结果表明，为使合金获得最佳的力学性能、耐腐蚀性能和耐磨性能，三组合金热加工后的最佳热处理工艺分别为在 720℃、740℃和 760℃保温 1h 后空冷，在图 5.38 中分别用 4.5Cu-720、6Cu-740 和 7.5Cu-760 表示。三组合金的抗菌试验和细胞毒性试验结果如图 5.38 所示，由图 5.38（a）～（d）可知，与 Ti6Al4V 合金共培养后的细菌菌落较多，而与 Ti6Al4V-Cu 合金共培养后的细菌菌落数较少，表明含铜钛合金具有较强的抗菌性能。图 5.38（e）为 Ti6Al4V-xCu 合金的抗菌率，可见 4.5Cu-720 样品的抗菌率约为 80%，随 Cu 含量增加，合金的抗菌率略有上升，表明抗菌性能有所提高。由图 5.38（f）可知，与细胞共培养 1 天和 3 天时，Ti6Al4V-Cu 合金与 Ti6Al4V 合金的吸光度值差别不大；但在 7 天时，7.5Cu-760 的数值显著低于 Ti6Al4V 合金，表明其在 7 天时具有一定的细胞毒性。由此可见，对于 Ti6Al4V-xCu 合金，Cu 含量应不高于 6%，否则在较长时间后，合金会呈现出一定的细胞毒性。

5.3.5　抗菌金属在动物体内的抗感染作用研究

1. 316L-Cu 抗菌不锈钢

Zhuang 等[230]利用 SD 大鼠开展了抗菌不锈钢在动物体内抗感染作用试验研究。

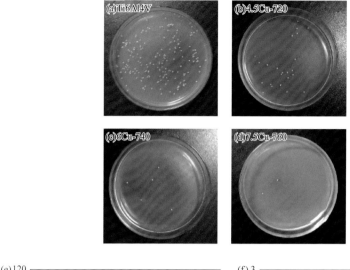

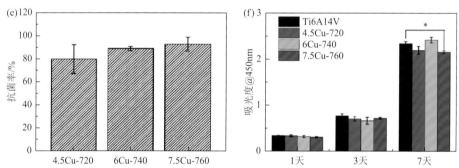

图 5.38 *S. aureus* 分别与 Ti6Al4V（a）、4.5Cu-720（b）、6Cu-740（c）、7.5Cu-760（d）合金
共培养后的细菌生长形貌；（e）Ti6Al4V-*x*Cu 合金的抗菌率对比图；（f）细胞与不同合金共培
养 1 天、3 天和 7 天后的吸光度值[229]

*表示 $P < 0.05$

将 316L-Cu 抗菌不锈钢和普通 316L 不锈钢制作成骨螺钉，在不同浓度的金黄色
葡萄球菌菌液中浸泡 6min，植入大鼠的股骨外上髁，通过影像学、组织学和微生
物学方法研究了抗菌不锈钢在动物体内的抗感染作用。试验分组如下。

（a）Cu-SS-LB 组：用低浓度细菌悬液（low bacterial suspension，LB）浸泡
316L-Cu 不锈钢（Cu-SS）螺钉；

（b）SS-LB 组：用 LB 浸泡 316L 不锈钢（SS）螺钉；

（c）Cu-SS-HB 组：用高浓度细菌悬液（high bacterial suspension，HB）浸泡
Cu-SS 螺钉；

（d）SS-HB 组：用 HB 浸泡 SS 螺钉。

研究结果表明：用 LB（1×10^5CFU/mL）处理不锈钢螺钉后，SS-LB 组表现出

典型的内植物感染现象，影像学（图 5.39）上有典型的骨膜"双线征"和感染灶处的斑驳影，组织切片（图 5.40）上可以看到骨膜增厚及大量炎症细胞浸润。在扫描电镜（SEM）下可观察到螺钉表面上形成的细菌生物膜（图 5.41），而 Cu-SS-LB 组则没有明显的感染征象。当用 HB（1×10^7CFU/mL）处理不锈钢螺钉后，SS-HB 组的感染进一步加剧，除了上述感染征象，还可在 X 射线片上见到明显的死骨形成，SEM 下能观察到更多的细菌生物膜形成，而 Cu-SS-HB 组仅表现为轻度的感染，仅有骨膜刺激症状和少量炎症细胞浸润。由此说明含铜 316L 不锈钢在体内能有效预防由细菌污染引起的内植物感染，当细菌量增大时，也能在很大程度上降低感染发生的可能性或感染程度。此外，还检测了动物体内多个重要脏器内的 Cu 含量（图 5.42），发现二组间无明显差异，肝脏病理切片都呈正常肝小叶形态，说明含铜 316L 不锈钢表面微量释放出的铜离子能通过胆汁有效排出体外，不会在体内蓄积产生负面影响。

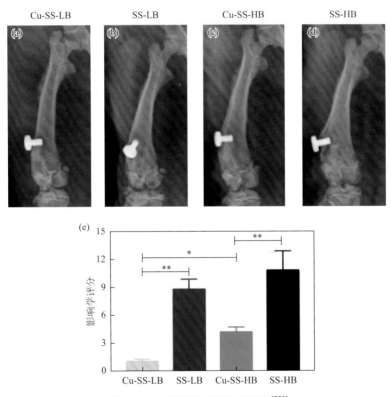

图 5.39 X 射线片及影像学评分[230]

（a）Cu-SS-LB 组未见明显感染征象；（b）SS-LB 组呈明显感染表现：骨膜增厚及掀起、局部斑驳影、少量死骨形成和关节腔蔓延；（c）Cu-SS-HB 组表现为轻度感染，仅见骨膜增厚及掀起；（d）SS-HB 组除了骨膜增厚及掀起、局部斑驳影、少量死骨形成和关节腔蔓延之外，还能看到关节间隙的狭窄，意味着中晚期的感染性关节炎；

（e）四组的影响学评分依次为 1.2 ± 0.2、8.9 ± 1.1、4.3 ± 0.6 和 10.9 ± 2.1。*$p < 0.05$；**$p < 0.01$

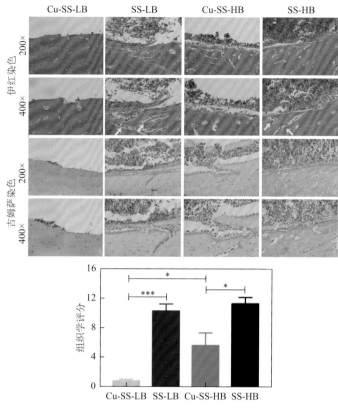

图 5.40 组织切片染色（伊红和吉姆萨染色）及组织学评分[230]

Cu-SS-LB 组表现为正常骨组织切片；SS-LB 组呈明显感染征象：骨膜增厚、大量炎症细胞浸润、少量骨溶解；Cu-SS-HB 组表现为轻度感染，仅见少量炎症细胞浸润。SS-HB 组表现与 SS-LB 组类似，程度上有所加重。四组的影响学评分依次为 0.9±0.2、10.4±1.0、5.7±1.8 和 11.4±0.9。*$p<0.05$；***$p<0.001$

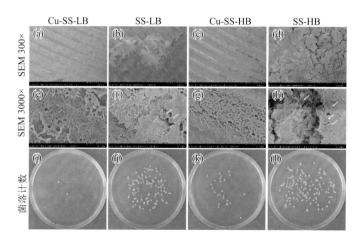

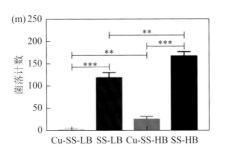

图 5.41　材料的微生物学检测[229]

（a，e）Cu-SS-LB 组，未见细菌黏附，可见一层薄薄的纤维组织；（b，f）SS-LB 组，可见脓性组织，高倍镜下可见大量细菌及其生物膜；（c，g）Cu-SS-HB 组，亦未见明显的细菌黏附，可见一层较厚的纤维组织；（d，h）SS-HB 组，可见大量脓性组织，高倍镜下能观察到大量细菌包裹在生物膜内。（i，m）四组材料上的细菌计数（CFU）依次为 3.0 ± 1.2、119.3 ± 12.0、26.0 ± 6.6 和 168.3 ± 10.1。$**p < 0.01$；$***p < 0.001$

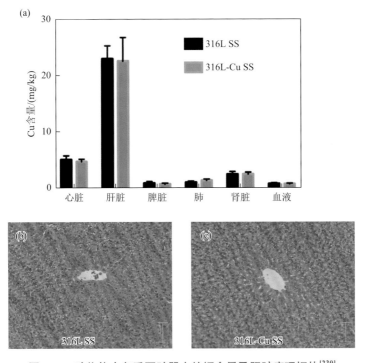

图 5.42　动物体内各重要脏器中的铜含量及肝脏病理切片[230]

（a）两组间重要脏器中的铜含量无明显差异；（b，c）肝脏病理切片染色：两组都呈现正常肝小叶形态，未见病理改变

2. Ti-Cu 抗菌钛合金

Liu 等[223]利用比格犬缺牙模型开展了抗菌钛合金的体内抗感染研究。将 Ti-5Cu

抗菌钛合金和普通医用纯 Ti 按照相同的尺寸设计制作成牙种植体（图 5.43），种植体表面光滑，不经过表面粗糙化处理。将种植体植入比格犬下颌骨缺牙区，穿龈缝合，通过丝线结扎配合高糖饮食的方法诱导种植体周围炎的发生，植入 3 个月后，通过影像学、组织学等方法评估了抗菌钛合金在动物体内的抗感染作用。

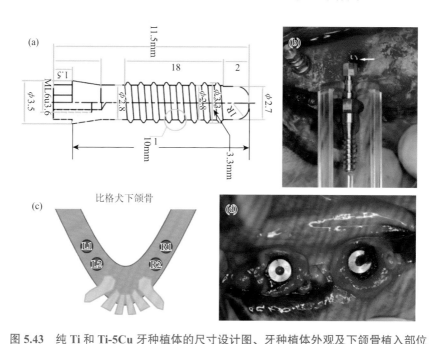

图 5.43　纯 Ti 和 Ti-5Cu 牙种植体的尺寸设计图、牙种植体外观及下颌骨植入部位

（a）牙种植体结构设计图纸；（b）加工的种植体及连接器；（c）比格犬下颌骨两侧植入位点；（d）种植体植入和丝线结扎后效果图[223]

　　研究结果如图 5.44 所示，植入 3 个月后，可以看到纯 Ti 和 Ti-5Cu 种植体颈部缠线周围有大量软垢，龈沟内有炎性组织渗出液，种植体周围牙龈红肿，未见明显愈合，种植体周围袋持续存在，种植体周围发生骨吸收，是种植体周围炎的典型症状，说明两种种植体周围均发生了一定程度的种植体周围炎，动物模型建立成功。如图 5.45（b）中的 X 射线片所示，植入 3 个月后，纯 Ti 和 Ti-5Cu 种植体周围的骨吸收具有显著差异，纯 Ti 种植体周围发生了深度骨吸收，垂直吸收深度至少达到种植体长度的 3/4，并且整个种植体周围出现骨密度阴影，说明种植体/骨界面没有形成良好的骨结合。但 Ti-5Cu 种植体只有颈部发生了由结构局限和丝线结扎所引起的轻度骨吸收，低于种植体长度的 1/4，并且整个种植体/骨界面形成密实的骨结合。Micro-CT（小动物计算机体层显像仪）的分析结果与上述结果一致，更清晰地反映出两种牙种植体周围骨组织的显著差异。

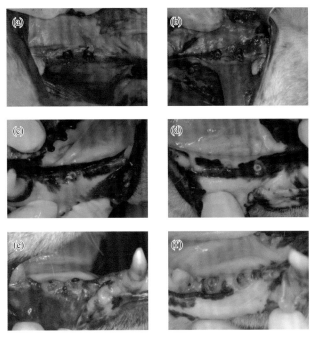

图 5.44　种植体周围感染动物模型术后观察

（a，b）术后 1 周观察；（c，d）术后 1 月观察；（e，f）术后 3 月观察；（a，c，e）植入纯 Ti 种植体；（b，d，f）植入 Ti-5Cu 种植体[223]

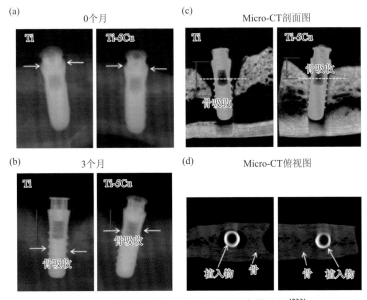

图 5.45　植入即刻和 3 个月时的影像学分析[223]

（a，b）X 射线片；（c，d）Micro-CT 观察，红色箭头表示垂直骨吸收深度

采用 Masson 染色法对组织切片染色，观察种植体表面新生骨的形成情况，如图 5.46（a）所示，纯 Ti 种植体表面与周围骨（蓝紫色区域）没有形成骨结合，与周围骨之间存在明显的间隙（结缔组织填充其中），进一步说明 2

纯 Ti 种植体由于发生感染而植入失败。而在图 5.46（b）中，Ti-5Cu 种植体表面有密实的骨组织连接，并且可以清晰地观察到新生骨，说明 Ti-5Cu 种植体植入后骨结合良好，发挥了抗感染作用。

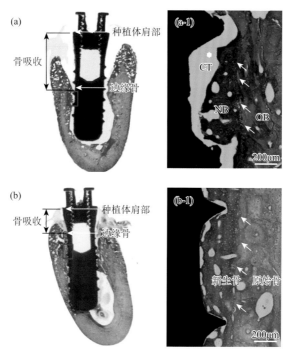

图 5.46　植入 3 个月后的不同种植体的组织学观察[223]

（a，a-1）纯 Ti 种植体；　（b，b-1）Ti-5Cu 种植体

5.4　生物功能化金属

生物功能化是新型医用金属材料的一个重要发展方向。金属材料在医学上应用广泛，历史悠久，至今已发展出庞大的体系和种类。目前医用金属材料中用量最大、应用范围最广的是不锈钢、纯钛及钛合金、钴基合金三大类材料，在骨科、齿科、介入支架等医疗领域中可见。但是这些材料均表现为生物惰性，在疾病治疗中主要起到力学支撑或固定等作用，强调不与人体组织发生反应。金属植入人体后通常是在植入体表面形成一层致密的组织纤维膜，与人体组织的结合一般是

物理的嵌合。随着人们生活水平的日益提高，生物惰性的医用金属材料已经不能满足医疗技术不断进步的需求。

医用金属材料的生物功能化[231]是一个具有创新意义的新概念，其核心思想是使医用金属材料在人体内发挥其优良力学性能的同时，还具备特定的生物医学功能，起到同时兼具力学承载和一定医学治疗的作用。众所周知，医用金属材料在人体环境中（无论是体液，还是血液）都会不同程度地发生腐蚀现象，从不锈钢、纯钛及钛合金、钴基合金等金属材料的极缓慢腐蚀，到目前热点研究的镁基金属的严重腐蚀直至完全降解吸收。因而可以利用医用金属材料在人体环境中会发生不同程度腐蚀的特性，通过特定的合金化设计和制备，在现有医用金属材料中添加某种具有特定生物医学功能的金属元素，利用金属在体内发生腐蚀而造成的这种特定金属元素的持续释放，在满足生物安全性的前提下，在实现植入金属力学支撑作用的同时，发挥出这一特定金属元素的生物医学功能，从而赋予医用金属材料特定的结构/生物医学功能一体化特性。这是一个极富挑战性的创新设想，具有重大的临床应用价值。实现医用金属材料的结构/生物医学功能一体化的关键在于针对临床应用目标的材料设计、制备及性能调控，应在保持原有医用金属材料各项性能水平的基础上，通过特定金属元素的持续溶出，达到兼有力学承载能力和生物医学功能的双重目的。

虽然生物惰性的医用金属材料不与人体组织发生作用，但是很多金属元素却是人体内必需的微量元素。例如，铁在人体内的新陈代谢过程中起到非常重要的作用，它直接参与氧的运输与储存；铜是生物体内血浆铜蓝蛋白、超氧歧化酶、细胞色素 C 氧化酶、多巴胺 β-羟化酶等 13 种以上酶中的活性成分，在维持生物体内的新陈代谢方面起着多种极为重要的生理和生化作用[232-234]；镁是人体必需的阳离子元素之一，参与几乎所有生命活动，能维持核酸结构的稳定性，激活体内多种酶，抑制神经的兴奋性，并参与蛋白质合成、肌肉收缩，是细胞新陈代谢中各种酶系统的重要活化剂；锌是人体中必需的重要微量金属元素之一，有延长胰岛素效能的作用，并参与多种酶的合成，现知有 80 种酶的活性与锌有关。从这一角度入手进行成分设计，使具有特定生物功能的金属元素在人体环境中从金属植入材料表面微量和持续地释放，就可望实现金属植入材料的特定生物功能。

铜是金属材料中常见的合金化元素，在钢中加入少量的铜可以提高钢的强度、耐腐蚀性能和冷成形性能。铜除了具有优异的抗菌作用外，大量医学研究已经证明铜还具有促进成骨、促进血管内皮化、抗凝血等对人体有益的生物医学功能[235]。铜相比于其他具有生物功能的金属元素，还具有成本低、对材料基本性能影响较小等优势，更适合生物功能化金属的制备与应用，受到了材料学者和医学工作者的广泛关注，至今已开发出多种类型具有生物医学功能的含铜金属材料。

5.4.1 含铜金属的促成骨功能

铜是人体和动物骨骼生长发育所必需的微量金属元素。虽然 Cu 在骨代谢中的作用尚不清楚，但严重缺 Cu 的人往往会出现骨骼异常现象。有研究报道表明，铜离子可以刺激骨髓间充质干细胞（BMSC）向成骨细胞谱分化，增强成骨细胞活性，促进成骨细胞增殖和骨胶原沉积。近年来，将 Cu 加入医用不锈钢中，提高了不锈钢植入物与骨组织的生物相容性[235]。

Wang 等[236]证明 317L-Cu 含铜不锈钢可显著促进 hBMSCs 的成骨分化，提高活性赖氨酰氧化酶（LOX），有利于胶原蛋白与弹性蛋白交联，还可以提高碱性磷酸酶（ALP）活性，增强骨相关基因（*Col1a1*、*OPN* 和 *Runx2*）表达来加速成骨分化。动物体内植入试验研究结果证实，317L-Cu 不锈钢提高了骨折组织的重塑效率，可恢复骨折组织的早期机械稳定性。如图 5.47 所示，植入 9 周时，317L-Cu 组的骨折股骨末端周围的伤愈组织明显钙化成编织骨，断口末端的局部骨密度进一步增加，骨折线几乎消失，伤愈组织重塑明显优于 317L 对照组 [图 5.47（a）]。采用 Micro-CT进一步观察骨折愈合过程显示，317L-Cu 组在伤愈组织形成阶段（3 周、6 周），伤愈组织体积相对较大，骨量较多 [图 5.47（b）]。术后 9 周时，两组伤愈组织均明显重建，然而相比之下，317L 组的骨折线没有完全填满，而 317L-Cu 组的骨折线完全被填满，同时松质骨显著减少，皮质骨形成，骨密度显著增加 [图 5.47（b）和（c）]。

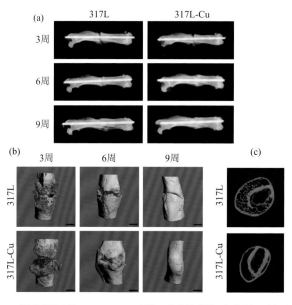

图 5.47　影像学评价 317L-Cu 不锈钢对动物骨折愈合情况的影响[236]

生物功能化含铜金属除在骨科中的应用外，在齿科中的牙种植体上也有突出表现。Liu 等[223]对 Ti-5Cu 含铜钛合金牙种植体开展了体外和动物体内试验研究。图 5.46 展示了纯 Ti、Ti-5Cu 牙种植体植入感染模型动物（狗）牙缺失部位的组织学切片图像，可以看到植入 3 个月后，纯 Ti 种植体周围较 Ti-5Cu 合金发生了严重的骨吸收 [图 5.46（a）]。与 Ti-5Cu 种植体相比，牙槽骨组织与纯 Ti 种植体之间几乎没有骨结合，说明纯 Ti 种植体的 3 个月植入是失败的。而 Ti-5Cu 种植体显示出良好的骨结合，只有轻微的骨吸收。图 5.46（a-1）和（b-1）表明，Ti-5Cu 种植体周围有大量新骨生成。对于纯 Ti 种植体，新骨形成量较少，新生骨未与种植体直接接触，骨与种植体之间充满结缔组织。但是在 Ti-5Cu 种植体周围，可见致密骨小梁组织，新生骨形成量较多，且新生骨与 Ti-5Cu 合金表面紧密接触。这说明与目前临床使用的纯 Ti 种植体相比，Ti-5Cu 种植体在具有抗感染功能的基础上，还能明显促进种植体的早期骨结合。

5.4.2　促进血管内皮化功能

冠状动脉支架是治疗冠心病的重要手段，目前临床上使用的冠状动脉支架主要有 DES 和 BMS，前者在植入后发生 ISR 的风险较低。支架在植入过程中会一定程度上损伤血管组织，血小板就容易在损伤部位聚集形成血栓，同时还会造成血管平滑肌细胞的大量增殖和迁移，导致细胞外基质生成过多，发生冠状动脉的再狭窄。医学研究证明，Cu 可以促进血管内皮细胞的增殖，从而加速血管再生过程，并且还能够抑制血管平滑肌细胞的增殖和血栓形成[231]。在上述医学研究结果指导下，Ren 等[237]在支架用 316L 不锈钢中加入适量 Cu，利用 Cu 从支架表面的微量和持续释放，在国际上首次发展出一种具有抑制支架内再狭窄功能的新型血管支架材料（316L-Cu），并开展了相关的动物试验研究[238]。

Jin 等[239]对 316L-Cu 不锈钢的促进血管内皮化功能进行了研究，发现其显著提高了血管生成相关基因 *VEGF* 和 *eNOS* 的表达，并且增强血管内皮细胞的迁移和小管成形能力（图 5.48）。为进一步评价 316L-Cu 不锈钢冠状动脉支架的血管内皮化效果，对植入动物（猪）冠状动脉 14 天后的不同支架进行苏木精-伊红（hematoxylin-eosin，HE）染色观察，图 5.49 为 HE 染色后的血管横切面支架图像。可以看到，316L-Cu 支架比 DES 表现出更优的血管内皮化程度，内皮均匀地覆盖在支架上，未发生明显的内膜增生 [图 5.49（a）]。而 DES 的大部分暴露在外，未见内皮覆盖 [图 5.49（b）]，说明其血管内皮化程度较差。316L 支架的血管内皮化能力介于 316L-Cu 支架和 DES 之间 [图 5.49（c）]，部分支板被内皮覆盖，部分暴露在外。内皮化评分的形态定量分析也显示，316L-Cu 支架在三种支架中具有最佳的血管内皮化能力 [图 5.49（d）]。

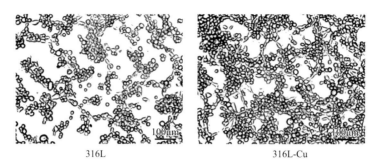

图 5.48   小管成形试验结果图片[239]

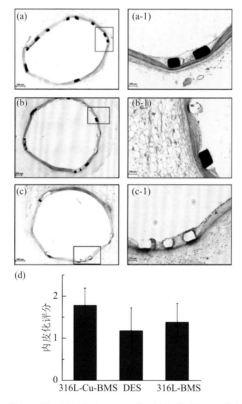

图 5.49   支架动物冠状动脉 14 天后血管切片的 HE 染色照片[239]

（a）316L-Cu-BMS；（b）商业化 DES；（c）316L-BMS 支架；（a-1）、（b-1）、（c-1）分别为（a）、（b）、（c）中黑色方块的放大图；（d）内皮化评分的形态定量分析

5.4.3   抑制尿道再狭窄功能

尿道狭窄是由创伤、感染、结石等引起的尿道黏膜损伤及周围组织纤维化

和瘢痕化的过程。尿道狭窄的发病率在老年人群中非常普遍，65 岁以上患者的发病率可达每 10 万人中 9 人。治疗尿道狭窄的常用方法是尿道扩张、植入支架等，但是植入过程中伴随的组织损伤极易引发尿道组织纤维化及瘢痕组织形成，进而导致复发性尿道狭窄。此外，结石也是造成再狭窄的重要原因。尿道黏膜损伤为晶体黏附提供了有效位点，结石以此为核心不断生长，进而刺激尿道瘢痕成纤维细胞的过度增殖，故而形成狭窄，由此类狭窄导致的治疗失败在狭窄并发症中占近 12%。

转化生长因子（TGF-β）是一种促纤维化因子，在肺纤维化、肾纤维化等纤维化疾病的病理生理学中发挥着重要作用。有研究发现，铜具有催化氧化的性质，易与 TGF-β 形成二聚物，从而使其失去活性。由此发展出一种具有抗感染和抑制尿道复发性再狭窄功能的新型尿道支架材料（316L-Cu 不锈钢）[240]。Zhao 等[241]对 316L-Cu 不锈钢尿道支架的抑制复发性狭窄等功能进行了研究，发现 316L-Cu 不锈钢可以明显抑制 TGF-β1 及其下游蛋白 p-Smad3 的表达（图 5.50（a）），同时降低与纤维化相关的胶原蛋白 COL1/COL3 的表达水平［图 5.50（b）和（c）］，起到抗纤维化作用，进而能够降低尿道复发性狭窄的发生率。此外，进一步对 316L-Cu 不锈钢尿道支架的抗结石形成的生物功能进行了研究[241]。316L-Cu 不锈

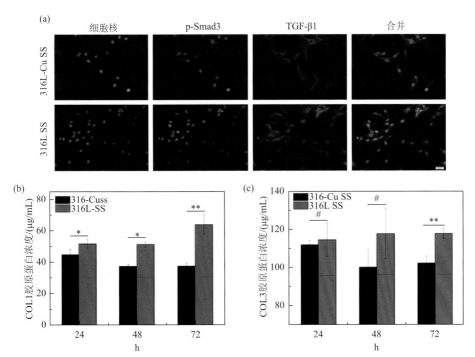

图 5.50 （a）尿道瘢痕成纤维细胞与材料接触后的免疫荧光图像；（b，c）尿道瘢痕成纤维细胞分泌的 COL1 和 COL3 含量[241]

钢支架植入动物（兔）尿道中 3 个月后，发现其表面黏附的结石量明显低于对照组 316L 不锈钢支架［图 5.51（a）和（b）］。对支架周围组织进行分析发现，316L-Cu 不锈钢可明显抑制 TGF-β1 表达，且其周围组织中炎性因子 TNF-α 表达也明显较低［图 5.51（c）］。由此可见，316L-Cu 不锈钢尿道支架具有抑制炎性损伤及结石形成，从而抑制复发性纤维化的生物医学功能。

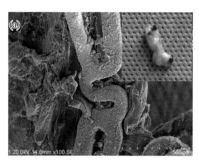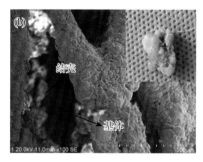

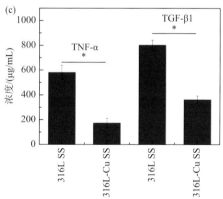

图 5.51　不锈钢支架植入动物尿道 3 个月后的表面结石形成观察[242]

（a）316L-Cu 不锈钢支架；（b）316L 不锈钢支架；（c）ELISA 检测支架周围组织 TNF-α 和 TGF-β1 表达

5.5　3D 打印技术及其医学应用

5.5.1　3D 打印技术简介

增材制造（additive manufacturing，AM）技术通常又称为 3D 打印技术，是指基于离散-堆积原理，由零件三维数据驱动直接制造零件的新型制造技术体系。相对于传统的原材料去除、切削、组装的加工模式不同，3D 打印是一种"自下而上"地通过材料累加的制造方法，而非传统加工技术的减材制造方法[243]。对于金属材料，3D 打印技术一般以电子束或激光为能量源，通过对零件的三维数字模型分层切片处理，使其离散成一系列二维数据文件，然后按照每一层的文件信息，通过计算机系统控制电子束或激光束移动，将金属粉末逐层熔化堆积，最终得到与设计文件完全一致的零件。由于 3D 打印技术具有数字化精确制备特征，适用于复杂结构零件的制造[244, 245]，为金属植入物产品的开发和制造增加了新的技术选择[246, 247]，因此近年来在医疗领域中引起了广泛的关注。例如，金属多孔植入物可以通过 3D 打印系统直接制造，而无须任何进一步的加工程序，制造出的多孔植入物模量低、质量轻，并能促进骨细胞向孔内生长[248]。目前比较成熟的医用金属植入物的 3D 打印技术主要是激光选区熔化（selective laser melting，SLM）和电子束选区熔化（selective electron beam melting，EBM）两种技术，大多数关于医用金属植入物的 3D 打印制造、性能及其应用方面的研究也主要集中于这两种技术。因此，本节主要对这两种技术的原理及其在医用钛合金制备方面的应用进行简要介绍。

5.5.2　激光选区熔化和电子束选区熔化技术

1. 激光选区熔化技术

SLM 技术最早由德国制造商开发，并于 20 世纪 90 年代开始商业化[249]。图 5.52 是一种典型的 SLM 系统示意图。SLM 系统使用激光源输入能量，并且激光束由聚焦在粉末床上的镜偏转系统控制，在选定区域中熔化金属粉末。输入能量可高达 1kW，扫描镜的机械运动允许精确的激光束扫描速率高达 15m/s[250]。粉末层的厚度通常在 20～100μm 之间[251]。在制造过程中，工作室充满高纯氩气，以防止部件被氧化。

SLM 的主要工艺参数包括输入能量、扫描速率、填充空间和层厚度等[252, 253]。Simchi[254]将能量密度表示为

$$E = P/vts \qquad (5\text{-}12)$$

式中，P 为输入功率；v 为扫描速率；t 为层厚度；s 为填充空间。粉末颗粒的最小熔化能量是

$$E_{min} = (C_p \Delta T + C_M)\rho V \qquad (5\text{-}13)$$

式中，C_p 为恒压下的热容量；C_M 为潜热；ρ 为金属粉末颗粒密度；V 为平均颗粒体积（$4\pi r^3/3$，r 为颗粒半径）；ΔT 是熔化开始所需要上升的温度。根据式（5-13），加工效率可表示为

$$\eta = E_{min}/\rho dvs \qquad (5\text{-}14)$$

式中，ρ 为构件密度；d 为激光束（聚焦）直径或光斑尺寸。

打印件中的缺陷主要由能量不足[244]、球化效应[255]、金属蒸发[256]、热影响区[257]、热流体动力学[258]等因素造成，从而使打印件的表面粗糙度和力学性能受到影响[247, 248]。在 SLM 过程中，通过调整式（5-12）中的各参数来避免以上各种因素的发生，能够获得近全致密的构件[249]。

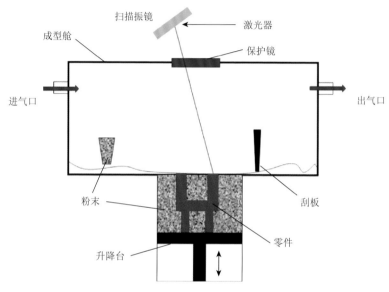

图 5.52　SLM 系统示意图

2. 电子束选区熔化技术

瑞典 Arcam AB 公司在 20 世纪 90 年代末开发出 EBM 技术。图 5.53 是 Arcam A2 EBM 系统的示意图[259]。EBM 与 SLM 具有相同的工作流程，与 SLM 的主要区别在于 EBM 使用电子束来代替激光束作为能量源。EBM 在 60kV 加速电压下运行，电子束连续扫描金属粉末床，冲击粉末后将动能转换为热能熔化粉末，整个过程在真空室中进行。为避免电子束冲击粉末时产生飞溅，需要对粉床进行预热，使粉末预烧结，通常预热温度 $\geqslant 0.4T_{\mathrm{M}}$（$T_{\mathrm{M}}$ 是粉末熔化温度）。预热过程中，在高电子束电流和超快的扫描速率（$\geqslant 10^3$mm/s）下完成电子束扫描，比在熔化粉末时的扫描速率快约 100 倍。与 SLM 系统相比，EBM 系统的扫描速率要高出约几个数量级。SLM 和 EBM 系统束能量输入的上述差异导致 SLM 和 EBM 产品具有不同的微观结构和力学性能。通过调整工艺参数可以使 EBM 制造出的构件在致密度、微观组织、均匀性等方面得到改善，从而提高构件的力学性能。

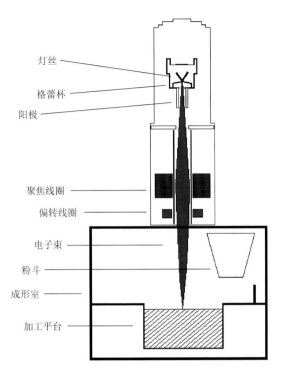

图 5.53　Arcam A2 EBM 系统示意图[259]

5.5.3　医用钛合金的 3D 打印制备及性能

鉴于 3D 打印技术制备复杂结构金属构件的独特优势，其已被应用于医用钛合金植入器械的制造。Ti6Al4V 是一种α+β型钛合金，具有高比强度和优异的生物相容性，是目前应用最广泛的医用钛合金。因此，医用钛合金 3D 打印制备及性能研究主要集中于 Ti6Al4V 合金。

1. 3D 打印多孔 Ti6Al4V 合金

1）多孔 Ti6Al4V 合金的微观组织与相组成

图5.54是两种利用EBM技术制备的无序泡沫和规格网格的多孔Ti6Al4V合金样品。由于打印过程中熔池冷却速率快，泡沫和规则网格结构的孔棱都主要由α′马氏体组成［图5.55（a）］[260, 261]。采用透射电镜可以观测到被针状α′马氏体包围的少量β相[261]［图5.55（c）～（f）］，由于β相的体积分数太小，无法采用XRD方法检测出来［图5.55（b）］。泡沫及规则网格的孔棱表面非常粗糙（图5.56）[261]，主要是制备过程中粉末颗粒部分熔化并烧结所致。

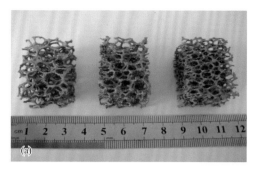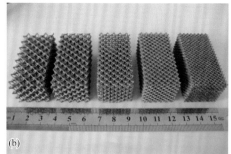

图 5.54　泡沫结构（a）和网格结构（b）的多孔 Ti6Al4V 合金样品[261]

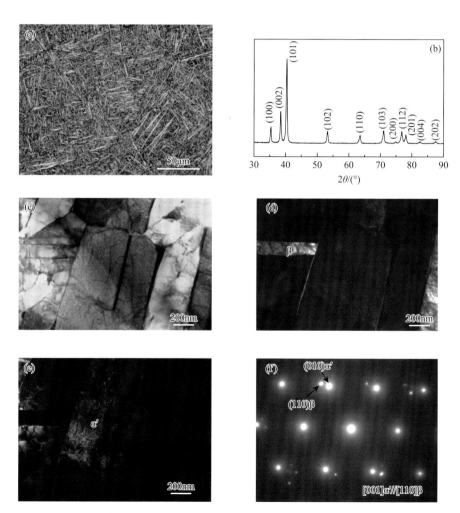

图 5.55　多孔 Ti6Al4V 合金孔棱的显微组织（a）、XRD 谱图（b）、
TEM 组织及衍射花样（c～f）[261]

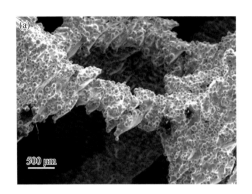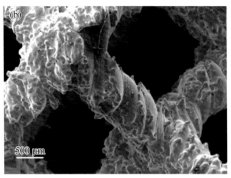

图 5.56　Ti6Al4V 合金泡沫（a）和网格（b）结构多孔钛合金孔棱的 SEM 照片[261]

2）多孔 Ti6Al4V 合金的弹性模量

采用 EBM 制备的孔隙率为 50%～95% 的多孔 Ti6Al4V 合金多孔的弹性模量为 0.1～20GPa，与骨小梁和皮质骨相当[262, 263]（图 5.57），因而可以有效避免钛合金植入后产生的应力遮挡效应。多孔金属的杨氏模量测量方法包括共振法（动态模量）和压缩法（静态模量）。相比于动态模量，压缩法测得的静态模量略低[262]（图 5.57）。多孔钛合金的模量随着孔隙率的增加而降低，因此可以通过调节孔隙率来改变其弹性模量。

根据 Gibson-Ashby 模型，多孔材料的相对密度与相对模量的关系可以描述为

$$E/E_s = (\rho/\rho_s)^n \tag{5-15}$$

式中，下标 s 表示致密材料，以便与多孔材料区分。采用 EBM 制备的规则网格 Ti6Al4V 合金的相对模量与相对密度符合 Gibson-Ashby 模型，指数 n 为 2.0～2.4［图 5.57（b）］。该值与 Gibson-Ashby 模型的理论值 2.0 基本吻合。但是对于无序

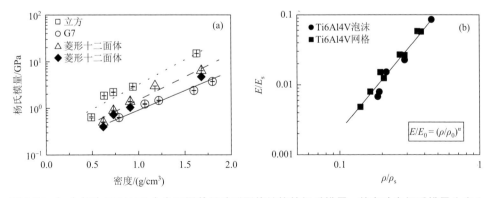

图 5.57　（a）多孔 Ti6Al4V 合金不同单元孔形网格结构的杨氏模量，其中动态杨氏模量为空心符号，静态杨氏模量为实心符号；（b）多孔 Ti6Al4V 合金泡沫结构和网格结构的相对模量（E/E_s）和相对密度（ρ/ρ_s）关系图[262]

泡沫结构的多孔钛合金，研究报道表明其指数因子为 2.4～3.0[264, 265]，与理论值有较大的差异，这主要与其无序结构及杨氏模量的测量方法有关[265]。

3）多孔 Ti6Al4V 合金的单向压缩性能

采用 3D 打印技术制备孔隙率在 50%～95%的多孔结构 Ti6Al4V 合金，其抗压强度为 3～300MPa（图 5.58）[262, 266, 267]。在压缩变形过程中，多孔 Ti6Al4V 合金在峰值载荷下形成变形带，随后变形带逐渐扩展，直至整个多孔结构失效。由于含有硬脆的α′相，多孔合金的压缩强度达到最大值后迅速下降，随后随着形变的进行，应力发生剧烈的上下起伏，呈现出典型的脆性多孔材料的变形行为[图 5.59（a）]。为改善这一不足，可以采用以下措施。一是单元孔形调整。对于规格网格多孔材料，其压缩强度和变形行为由单元孔棱力的屈曲和弯曲分量的耦合作用决定。通过孔形设计，可以调整多孔 Ti6Al4V 合金的变形行为和强度[262]。当施加于孔棱力的屈曲分量占主导时，多孔材料表现出较高的抗压强度，但其应力-应变曲线表现出脆性多孔材料的变形行为。当弯曲分量占主导时，多孔材料的弹性变形规律与 Gibson-Ashby 模型吻合较好，通过提高弯曲分量可以使应力-应变曲线呈现出韧性多孔材料的变形行为[图 5.59（a）和（b）]。二是梯度孔隙设计。梯度多孔材料的变形行为符合各均匀组分应力-应变响应的权重平均值。通过适当地设计每个均匀组分的性能和体积分数，可以制备出兼具高强度和高吸收能的梯度多孔材料，而这些性能在均匀多孔材料中无法同时获得[268]。具有优异性能的梯度多孔材料的设计，可以用于制造具有径向梯度/层状密度分布的仿生植入体，如股骨和胫骨等。三是后处理。采用热处理和热等静压等后处理手段可以形成 α + β 相的层状结构，使多孔材料的压缩强度降低，但塑性提高[269]。热处理对弹性模量的影响不明显。

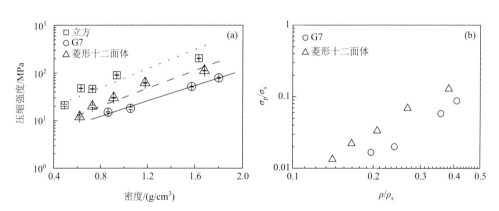

图 5.58　不同孔形的网格结构多孔 Ti6Al4V 合金的压缩强度与密度（a）、相对强度（σ_p/σ_s）与相对密度（ρ/ρ_s）（b）的关系[262]

多孔 Ti6Al4V 合金的相对强度和相对密度遵从 Gibson-Ashby 模型所描述的线

性关系，但是它的指数 n 值高于理论值 1.5［图 5.58（b）］[261, 262]。无序泡沫和规则网格结构多孔材料的比强度随比模量的增加而单调增加（图 5.60）。在相同比模量的条件下，规则网格结构比无序泡沫结构具有更高的比强度。与其他多孔材料比较[269]，采用 EBM 制备的多孔 Ti6Al4V 合金在相同比模量时具有更高的比强度（图 5.60）[261]。

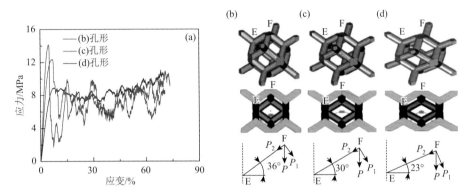

图 5.59 　（a）不同孔形的菱形十二面体网格结构多孔 Ti6Al4V 合金的应力-应变曲线；（b）Materialize 软件设计的菱形十二面体单元模型；（c, d）增加孔棱受力的弯曲分量的单元模型[262]

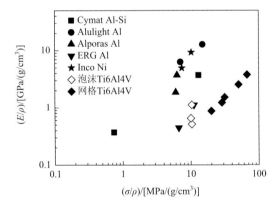

图 5.60 　采用 EBM 制备的 Ti6Al4V 合金泡沫结构和网格结构多孔材料的比模量与比强度的关系，并与文献报道的多孔金属材料对比[261]

4）多孔 Ti6Al4V 合金的疲劳性能

3D 打印制备的多孔 Ti6Al4V 合金中含有硬脆的α′马氏体相，且其孔棱表面非常粗糙（图 5.56），导致其归一化后的疲劳强度比仅为 0.10～0.25，显著低于实体材料（约 0.4）[270-273]。为保证 3D 打印制备的多孔 Ti6Al4V 合金能在人体内长期安全服役，人们尝试了多种方法来提高其疲劳强度。

（1）密度调整。

3D 打印制备的多孔 Ti6Al4V 合金的密度正比于其压缩疲劳强度[274, 275]。如图 5.61 所示，在相同的应力水平下，疲劳强度随着相对密度的升高而增大。然而研究后发现，多孔结构归一化后的 *S-N* 曲线符合单幂指数曲线的形式[271]，其相对疲劳强度（σ_{comf}/σ_0）与相对密度（ρ/ρ_0）也具有良好的线性关系［图 5.61（b）］，指数因子约为 2.7，高于由 Gibson-Ashby 模型得到的理论值（约 1.5）[274]，也高于文献中报道的泡沫铝（约 1.8）和泡沫镍（约 2.1）的指数因子[276]。尽管不同材料具有不同的指数因子，但仍可以根据孔隙率的数据来评价多孔金属材料的疲劳强度。

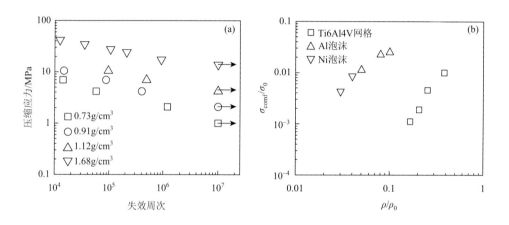

图 5.61 采用 EBM 制备的不同密度 Ti6Al4V 合金网格结构多孔材料的 *S-N* 曲线（a）及相对疲劳强度与相对密度的关系（b）[274]

（2）多孔结构设计。

多孔结构材料的力学性能很大程度上取决于其单元网格的设计。通过调整多孔结构的孔隙大小和单元孔形状可以调节多孔结构的杨氏模量、静态压缩强度和变形行为[277-280]。通过与报道中的实体及泡沫铝的结果进行对比，合适的孔形结构可以将归一化后 3D 打印制备的多孔 Ti6Al4V 合金的疲劳强度比提升到约 0.6[280, 281]，因此单元孔形调整是一种有效的提升疲劳性能的方法。目前，人们提出了很多机制来解释多孔材料疲劳强度的提升。Amin Yavari 等[281]认为，多孔材料的疲劳强度与不同孔形多孔结构中孔棱的表面形貌、缺陷以及受力情况相关。Zhao 等[282]认为，多孔材料的疲劳性能主要由施加于单元孔棱力的屈曲和弯曲分量的耦合作用决定，通过调整多孔材料单元孔貌来改变两种分量的匹配，可以释放孔棱上的局部应力，同时降低其在疲劳过程中的循环蠕变速率，进而可以在较低相对密度下提升其压缩疲劳强度（图 5.62）。Zargarian 等[283]通过数值仿真模拟不同孔形结构的多孔钛合金疲劳行为后发现，疲劳强度与循环周次之间符合幂指数形式或 Basquin 方程，其幂函数系数与结构的相对密度和几何形状有关。Ahmadi 等[284, 285]指出，3D 打印多孔金属生物材料的归一化疲劳强度相对于改变孔形结构的设计更依赖于材料本身的力学性能。

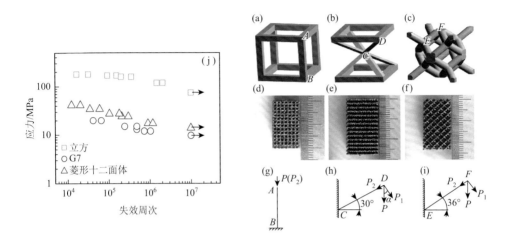

图 5.62　（a～c）立方、G7、菱形十二面体单元模型；（d～f）采用 EBM 制备的不同结构的多孔 Ti6Al4V 合金；（g～i）孔棱受力的屈曲分量和弯曲分量示意图；（j）立方、G7、菱形十二面体网格结构多孔 Ti6Al4V 合金的 *S-N* 曲线[282]

（3）热处理。

对 3D 打印制备的多孔 Ti6Al4V 合金在 $\alpha + \beta$ 两相区进行退火，孔棱内部包含的针状 α' 马氏体相转变为 $\alpha + \beta$ 相（图 5.63）[286]，同时 α 片层的宽度随着退火温度的不同而改变。在接近相变点的高温两相区进行退火后形成了粗大的 α 片

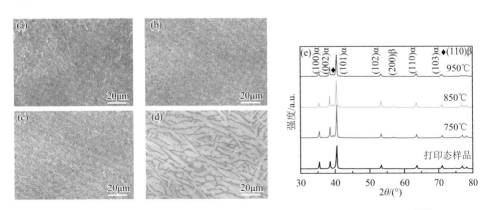

图 5.63　不同退火条件下网格结构多孔 Ti6Al4V 合金孔棱的显微组织[286]

（a）原始态；（b）750℃/1h/炉冷；（c）850℃/1h/炉冷；（d）950℃/1h/炉冷；（e）相应的 XRD 图谱；（b）～（d）图中，α 和 β 相分别呈现亮色和暗色

层，其宽度和长度的比值增加，使多孔 Ti6Al4V 合金的塑性明显提升［图 5.64（a）］。这种具有更高塑性的显微组织可以显著降低单元孔节点处的应力集中，同时阻碍裂纹的萌生[287]，从而提升 3D 打印制备的多孔 Ti6Al4V 合金的疲劳强度［图 5.64（b）］[286]。

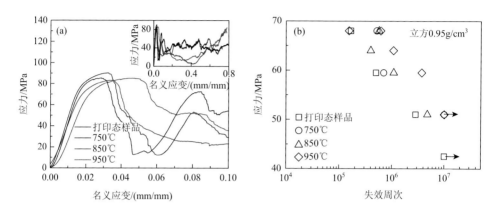

图 5.64　采用 EBM 制备的网格结构多孔 Ti6Al4V 合金在原始态和退火态的应力-应变曲线（a）和 S-N 曲线（b）[286]

（4）热等静压处理。

气雾化粉末在快速凝固过程中包含的气孔以及低熔点元素的挥发是 3D 打印金属材料中孔洞缺陷形成的主要原因[288,289]。对于 3D 打印制备的实体 Ti6Al4V 合金，疲劳裂纹易于在这些孔洞周围萌生，因而疲劳强度明显降低。对于 3D 打印制备的多孔 Ti6Al4V 合金，热等静压（hot isostatic pressing，HIP）处理可以消除孔棱内部的孔洞，显著提高疲劳强度[290,291]。由于在多孔材料中孔洞的存在对疲劳强度并没有显著的影响，因此疲劳性能的提升主要是因为 HIP 处理使孔棱内脆性 α′ 马氏体相转变为 α + β 层片相，有利于阻碍裂纹萌生和扩展[292]。

（5）表面处理。

金属材料的表面形貌可以显著影响其高周疲劳性能[293]。对于 3D 打印制备的多孔钛合金，由于熔池小，熔化面积小，熔池周围的粉末容易粘到其边缘，造成孔棱表面黏附着部分半熔融以及未熔融的粉末，使其表面形貌非常粗糙。在循环形变过程中，疲劳裂纹易于在这些未熔粉末根部萌生，从而降低多孔材料的疲劳性能[270,274]。化学腐蚀能够有效改善 3D 打印制备的多孔 Ti6Al4V 合金的孔棱表面形貌[294,295]。通过调整腐蚀溶液的化学成分和腐蚀时间，可以控制多孔 Ti6Al4V 合金孔棱的腐蚀速率，降低孔棱表面的粗糙度，减小多孔材料节点处的应力集中，从而提高多孔材料的疲劳性能[285,287]。

（6）梯度多孔设计。

梯度多孔材料是指多孔材料的孔结构在材料的某个方向上呈梯度变化的一类多孔材料。通过调整孔隙尺寸和相对密度，不仅可以使开孔结构在拥有高孔隙率的同时具有高的强度，还可以使其在特定区域优化组织的生长和适应不断改变的应力[296-298]。近年来，人们采用 EBM 或 SLM 制备功能性梯度多孔钛合金。研究结果显示，相较于均匀孔隙分布的多孔钛合金，功能性梯度多孔钛合金在力学性能以及生物相容性方面具有更好的表现[299-301]。对于层状梯度多孔材料，由于其各组分具有不同的力学性能，在循环形变过程中疲劳裂纹在各组分内依次萌生，导致其循环蠕变速率不断发生变化[302]（图 5.65 和图 5.66）。梯度多孔材料的疲劳寿命可以用以下公式进行预测[302]：

$$N = N_1 + N_2 + \cdots + N_m + \cdots + N_n = \sum_{K=1}^{n} (\varepsilon_{RK} - \varepsilon_{R(K-1)} - \cdots - \varepsilon_1) \cdot C_K / \sigma_K^h$$

$$(5\text{-}16)$$

式中，σ_K 是 K 组分中的瞬时应力；ε_{RK} 是 K 组分在 σ_K 下裂纹萌生时对应的应变；σ_K 和 ε_{RK} 与各梯度组分所占的体积分数和力学性能密切相关[302]；C_K 和 h 均为 K 组分的材料相关常数。

采用式（5-16）可以预测梯度多孔材料的疲劳性能，其结果与试验结果有良好的一致性[302]。由式（5-16）可见，梯度多孔材料的疲劳寿命主要取决于循环变形过程中各组分内部的应力分布，而该应力分布又由各组分所占的体积分数及其力学性能所决定[302]。通过合理设计不同组分的体积分数和力学性能，梯度多孔材料可以兼具高的疲劳强度以及高的吸收能（图 5.67）[302]。

2. 3D 打印实体 Ti6Al4V 合金

Ti6Al4V 是典型的 α + β 双相钛合金，目前 3D 打印实体医用钛合金的研究主要集中于对该合金加工工艺-微观组织-性能之间关系的全面理解。

1）EBM 打印合金的显微组织和性能

采用 EBM 打印 Ti6Al4V 合金的显微组织为典型的 α + β 层片 [图 5.68（a）][290]，力学性能与传统锻造合金相当 [图 5.68（c）][303]。合金的组织形貌和力学性能与制备工艺参数、打印合金尺寸、取向、距离基板位置和后处理工艺等密切相关[304-308]。例如，粉床温度的变化对打印合金的力学性能和织构有显著影响[306]。堆积取向对打印合金的抗拉强度（UTS）和屈服强度（YS）没有影响，但对其延伸率有显著影响[308]。初始 β 晶粒尺寸、α 板条厚度、力学性能等随距离底板的长度没有发生明显改变[304,308]。然而，打印合金尺寸显著影响材料的抗拉强度、屈服强度和延伸率[304]。通过热处理，可以调整 α 层片的厚度，从而改变打印件的力学性能[309,310]。垂直底板取向的打印合金中的裂纹扩展速率高于水平取向打印合金，通过 β 退火处理可以

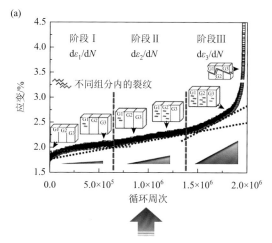

图 5.65 （a）采用 EBM 制备的梯度网格结构多孔 Ti6Al4V 合金在循环形变过程中的应变累积曲线；（b）梯度多孔材料停止在图（a）中不同阶段的 CT 扫描照片；A、B、C、D 面分别是 G3、G2、G1 层样品三维视图中不同 XRT 扫描截面；标号 0、1、2、3、4 表示在不同循环加载阶段的 XRT 扫描截面；与原始形貌相比，彩色圆圈表明经过一定周次循环加载后，孔棱出现疲劳裂纹；基于（b）图中的 XRT 扫描结果，在（a）中示意总结了随着循环形变的进行，G1、G2 和 G3 层中的裂纹萌生和扩展[302]

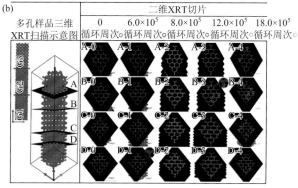

图 5.66 N 组分网格结构多孔 Ti6Al4V 合金示意图（1, 2, 3, …, M, …, n）[302]

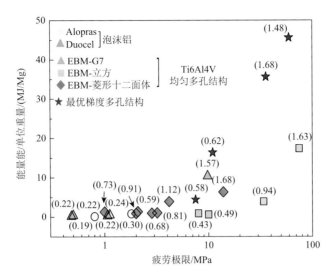

图 5.67　EBM 制备的梯度网格结构、均匀网格结构 Ti6Al4V 合金和金属蜂窝结构金属多孔材料的疲劳强度和吸收性能对比，括号内的数值表示多孔合金的密度[302]

提高 EBM 打印合金的疲劳裂纹扩展门槛值[311]。由于打印过程中无法避免的孔洞缺陷，疲劳裂纹易于在孔洞处萌生，从而导致材料的高周疲劳性能低于传统锻造合金性能。采用 HIP 可以闭合打印合金内绝大部分的孔洞，并粗化α片层，从而提高打印合金的高周疲劳性能，但对打印合金的疲劳裂纹扩展特性影响不大[312]。

2）SLM 打印合金的显微组织和性能

采用 SLM 打印的 Ti6Al4V 合金，由于制备过程中的冷却速率很快（$10^5\sim10^7$K/s），打印合金的显微组织主要为粗大片层α′马氏体 [图 5.68（b）][290, 313]。打印合金的显微组织、表面粗糙度、致密度和显微硬度与工艺参数密切相关。通过调整激光熔化功率（约 110W）和扫描速率（约 0.4m/s），能够获得高硬度和光滑表面的打印合金[314]。打印合金的致密度通常随激光功率和激光扫描速率的增加而增大[306, 313]。由于含有粗大的硬脆α′马氏体，打印合金的拉伸强度很高，但塑性较差，通常小于 10%[图 5.68（c）][290, 315]。材料沿水平取向具有比垂直取向更低的延伸率，但强度没有明显的差异[313]。SLM 打印合金的疲劳寿命明显低于锻造合金，其原因主要与微观结构、孔洞缺陷、表面粗糙度和残余应力有关[316, 317]。HIP 处理可以提高打印件的延伸率，并能闭合大部分的孔洞缺陷[313, 316]，显著提高打印合金的高周疲劳强度，与锻造合金相当[316, 317]。

3）EBM 和 SLM 打印合金的显微组织和性能比较

如前所述，由于 SLM[254]和 EBM[259]两种技术的工作原理不同，所以两种技术打印的 Ti6Al4V 合金的显微组织和性能有所差别。有综合研究比较了 EBM

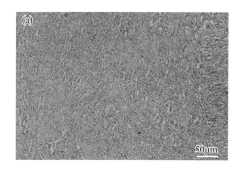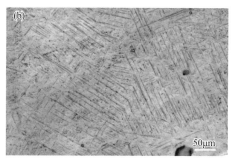

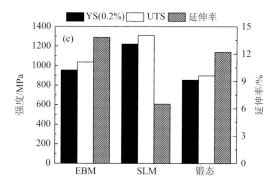

图 5.68 EBM（a）和 SLM（b）制备 Ti6Al4V 合金的显微组织图片；（c）EBM 和 SLM 制备的 Ti6Al4V 合金的拉伸性能对比图[290]

与 SLM 技术对 Ti6Al4V 合金显微组织控制及力学性能的影响[290, 318]。结果表明，SLM 和 EBM 打印的合金分别由 α′马氏体和 α+β 组成。两种技术打印的合金中的主要缺陷均为孔洞，其与扫描路径和能量输出有关。由于 SLM 能量较低，所以 SLM 打印合金中的孔洞含量高于 EBM 打印合金。材料尺寸会显著影响 EBM 打印合金的力学性能，而 SLM 打印合金则不明显。对于两种技术，合金垂直底板取向的力学性能均优于水平取向性能。SLM 打印合金的拉伸强度高于 EBM 打印合金，但是延伸率却远低于 EBM 打印合金。由于孔洞的存在，SLM 和 EBM 打印合金的疲劳强度均低于铸态和锻态合金，但经过热等静压处理后，随着孔洞的闭合，SLM 和 EBM 打印合金的疲劳极限均高于 550MPa。

图 5.69 展示了采用 EBM 技术打印的个性化 Ti6Al4V 合金人工关节植入物的示例，表现出 3D 打印技术用于高性能个性化人工关节植入物制造的可行性[319]。

3. 低模量钛合金的 3D 打印制备及性能

与 Ti6Al4V 合金相比，低模量钛合金能够有效避免发生应力遮挡效应，可避免植入物在人体内的过早失效，因此在医疗器械领域中极具应用潜力。相比

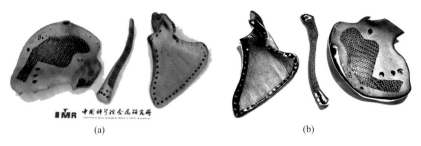

(a)　　　　　　　　　　　　　　　　　(b)

图 5.69　采用 EBM 制造的 Ti6Al4V 合金植入物[319]

（a）毛坯件；（b）抛光后成品

于 Ti6Al4V 合金，对β型低模量钛合金的 3D 打印技术及其显微组织与性能方面的研究较少，尚处于起步阶段。在致密块体材料的 3D 打印制备方面，Murr 等[320]采用 EBM 打印出β型低模量 Ti24Nb4Zr8Sn（Ti2448）合金，发现其显微组织主要由体心立方β相构成，形态为 $100\sim200$nm 宽的板条，显著不同于锻态组织。打印合金的维氏硬度值为 2.5GPa，与锻态合金相当。但受制于制备工艺的复杂性，样品尺寸较小，3D 打印合金内存在大量孔洞缺陷，显著降低了材料的疲劳性能。Zhang 等[321]采用 SLM 打印出 Ti2448 合金。打印合金的密度随入射激光能量的增加而增大（即减小了激光扫描速率）；在没有后续处理的情况下，打印合金的致密度达到实体的 99%，其拉伸性能与锻态合金相当，但疲劳性能低于锻态合金。由于使用的合金粉末中的氧含量较高，没有发现显著的超弹性。

　　Liu 等[322]采用 EBM 成功地打印出 85%孔隙率的多孔 Ti2448 合金。由于 EBM 独特的制造工艺导致孔壁组织主要由柱状晶组成，孔壁边缘同时存在微米、亚微米尺寸的等轴晶（图 5.70）[322]。该多孔合金表现出韧性材料的压缩变形行为（图 5.71），没有明显的分层（layer-wise）断裂，同时呈现出约 3%的超弹性（图 5.72）。随着孔隙率的提高，多孔材料的抗压强度、超弹性和弹性模量升高（图 5.71 和图 5.72）[323, 324]。合金的压缩强度、弹性模量与多孔结构的相对密度之间的关系可以通过如下的 Gibson-Ashby 模型描述：

$$\sigma/\sigma_0 = C(\rho/\rho_0)^n \tag{5-17}$$

$$E/E_0 = C(\rho/\rho_0)^n \tag{5-18}$$

式中，σ、E、ρ 分别为多孔材料的强度、弹性模量和密度；σ_0、E_0、ρ_0 分别为致密材料的强度、弹性模量和密度；C 是一个常数；n 为指数因子。Ti2448合金的n值为 2.05，低于Ti6Al4V合金（约2.7）。相比于75%孔隙率的相同单元形状的多孔Ti6Al4V合金，多孔Ti2448合金的强度与模量的比值是前者的2倍[324]。

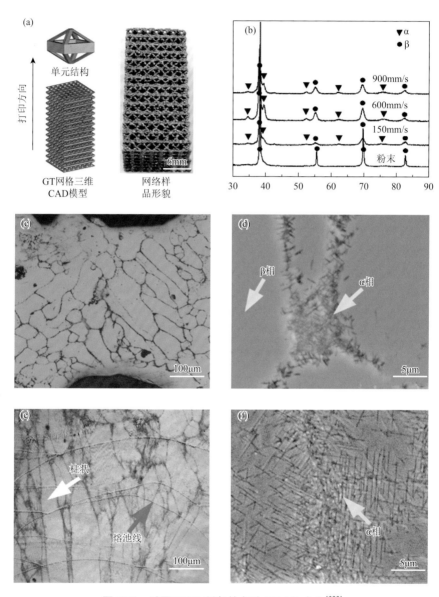

图 5.70　采用 EBM 制备的多孔 Ti2448 合金[322]

（a）多孔结构模型和 EBM 打印件的侧视图；（b）粉末和 EBM 打印件的 XRD 谱图；（c，e）孔壁的光学显微
组织；（d，f）孔壁的 SEM 照片；（c，d）为水平视图，（e，f）为垂直视图

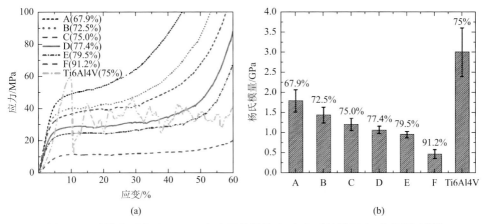

图 5.71　孔隙率对多孔 Ti2448 合金压缩性能（a）和弹性模量（b）的影响[324]

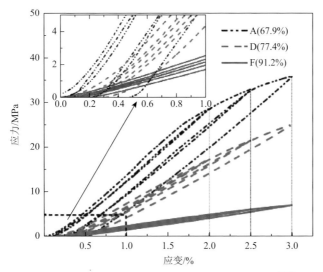

图 5.72　孔隙率对多孔 Ti2448 合金超弹性的影响[324]

多孔低模量钛合金的疲劳寿命主要与孔隙率和外加应力有关[324]。随孔隙率及外加应力的增大，其疲劳强度显著降低 [图 5.73（a）和（b）]。图 5.73（c）展现了多孔 Ti2448 和 Ti6Al4V 合金的疲劳强度与杨氏模量之间的关系。由图可见，多孔 Ti2448 合金的杨氏模量远低于相同疲劳强度的多孔 Ti6Al4V 合金。当疲劳强度为 4MPa 时，多孔 Ti2448 和 Ti6Al4V 合金的杨氏模量分别为 1.44GPa 和 3GPa。在相同弹性模量条件下，多孔 Ti2448 合金的疲劳强度约为多孔 Ti6Al4V 合金的 2 倍。如前所述，对于 3D 打印技术制备的多孔 Ti6Al4V 合金，由于其表面粗糙并含有硬脆α′相，其疲劳性能很低。通过调整多孔结构和热处理等手段可以改善其疲劳性能。上述结果表明，采用低模量高韧性钛合金，同样可以有效改善多孔材料的疲劳性能，从而保证材料在人体内的长期可靠使用。图 5.74 为采用 SLM 打印的具有骨小梁涂层的髋臼杯的实例。

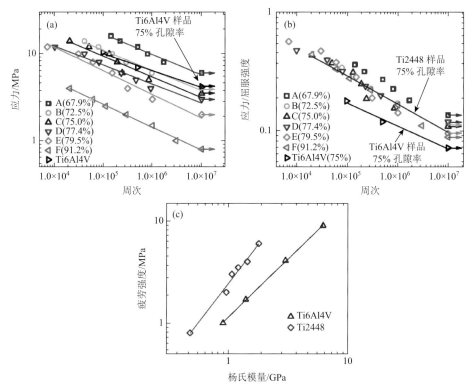

图 5.73　不同孔隙率的多孔 Ti6Al4V（a）和 Ti2448 合金（b）的 *S-N* 曲线以及两者疲劳强度的比较（c）[324]

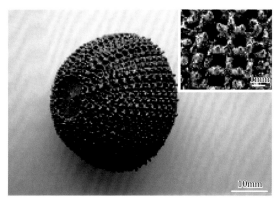

图 5.74　采用 SLM 制备的 Ti2448 合金髋臼杯[321]

插图显示在表面上制备的精细多孔涂层，目的在于加强骨组织的向内生长

5.5.4　3D 打印钛合金的生物相容性及临床应用

生物相容性是指生物医用材料与人体之间相互作用产生各种复杂的生物、物理、化学反应，是生物材料研究中始终贯穿的重要议题。3D 打印技术是近年来发展起来的一种新材料技术，为保证 3D 打印医用金属植入物在人体内的长期安全使用，人们针对其体内外生物相容性及临床试验开展了广泛研究。

1. 体外试验研究

对采用 EBM 打印的多孔 Ti6Al4V 合金进行体外试验，检测到多个细胞-细胞间结合位点以及大量的细胞外基质蛋白、肌动蛋白纤维生成，其中高密度有效互联的纤连蛋白纤维网络结构证明存在细胞黏附所需的信号传导，以及细胞生物功能的显著改善。此外，观察到细胞黏附在支架结构上形成薄层结构，并通过伪足连接支架孔洞，增加了细胞密度和细胞外基质间的相互作用。上述细胞-材料间相互作用研究表明，3D 打印多孔钛合金的三维连通孔结构能有效支持成骨细胞的黏附、增殖、分化、矿化，以及蛋白质的合成（包括肌动蛋白、黏着斑蛋白、纤连蛋白），支撑细胞的生物功能，为细胞提供营养输运，从而为改善成骨细胞功能起到关键作用[325-329]。

功能性梯度多孔材料由于具有梯度变化的多孔结构，更有利于骨细胞的黏附、增殖和矿化[330, 331]。其主要原因：一是孔径的梯度变化，有利于营养物质从较大孔径的一侧顺利地转移到小孔径的一侧，促进了经过分化预处理的细胞产生细胞外基质和矿化作用，提高了成骨细胞的黏附能力；二是梯度结构的设计对细胞的黏附、增殖和矿化过程有明显的影响。过渡状分布的骨架结构孔梁上分布有大量且均匀的蛋白质（包括肌动蛋白和黏着斑蛋白），因此相比均匀多孔结构和实体钛合金而言，细胞在该结构中有更为活跃的生物信号传导。

对 3D 打印制备的多孔钛合金进行表面处理，可以进一步提高其生物相容性。例如，采用阳极氧化方法在 3D 打印多孔 Ti6Al4V 合金孔壁表面制备平均孔径约为 80nm 的二氧化钛纳米管涂层，改性表面上有细球状纳米磷灰石的成核和生长，细胞在原始孔状结构上黏附呈片状形态。在阳极氧化孔状结构表面上，观察到许多与纳米管孔相互作用的丝状伪足细胞延伸，并观测到更高的蛋白质表达，包括肌动蛋白、黏着斑蛋白、纤连蛋白和碱性磷酸酶。这些结果表明，具有纳米多孔结构的生物活性二氧化钛与具有互联网格结构的多孔钛合金相结合，能够提供从纳米、微米到宏观多尺度的表面粗糙度，有利于植入器械的一级、二级固定，以及为细胞和组织提供营养和氧[332]。通过对多孔 Ti6Al4V

合金进行微弧氧化处理，在孔壁表面形成孔径为 5～10μm 的生物活性二氧化钛涂层，其与相互连接的多孔结构间的组合，同样能够提供向细胞和组织供应营养物和氧的所需途径，为骨组织的向内生长提供有利的成骨微环境，促进蛋白质表达，表明微弧氧化表面修饰对改善 3D 打印多孔钛合金的调节成骨细胞功能具有重要促进作用[333]。Li 等[334, 335]对采用 EBM 打印的多孔 Ti6Al4V 合金进行了 HCl 和 NaOH 处理，获得了生物活性表面，对促进 3D 打印多孔植入材料的骨结合和长期稳定性具有积极作用。

2. 动物体内试验研究

为进一步验证 3D 打印钛合金植入器械的生物相容性，人们开展了很多动物体内试验研究。Ponader 等[336]采用 EBM 打印多孔 Ti6Al4V 合金，植入猪体内60 天后，多孔材料内的骨生成率达到 46%，显示其优异的骨形成能力。Taniguchi 等[337]研究了 SLM 打印多孔钛的孔径大小（300～900μm）对骨植入情况的影响。结果显示，孔径大小对骨植入有显著影响。植入大白兔内 4 周后，孔径 600μm 的多孔钛具有最优的骨结合能力。Wu 等[338]将 3D 打印的多孔钛合金椎间融合器植入小尾寒羊动物中 3～6 月，并与传统的 PEEK 融合器进行对比。结果表明，植入6 个月时，X 射线显示多孔钛合金和 PEEK 融合器周围均已经无明显透光区；Micro-CT 显示多孔钛合金孔隙中的骨长入较 3 个月时更加明显，材料与骨组织紧密结合，而 PEEK 周围仍存在一些较小的空隙（图 5.75）。3 个月的组织学结果显示，多孔钛合金空隙中有骨组织长入，尽管许多骨/材料界面仍存在纤维组织，但部分材料表面已被软骨组织包绕，显示骨整合正在形成。而 PEEK 融合器周围完全被大块纤维组织包绕，无骨/材料紧密结合形成（图 5.75）。6 个月组织学结果显示多孔钛合金空隙中的纤维及软骨组织大幅度减少，骨组织经过改建后完全包裹在材料周围，与材料形成紧密结合；而 PEEK 融合器的组织学结果显示，尽管其材表面的纤维组织与 3 个月相比减少，但大部分材料表面与周围骨组织仍未形成紧密贴合，部分界面仍被大块纤维覆盖（图 5.75）。以上研究结果表明，采

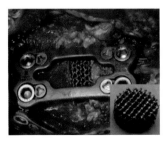 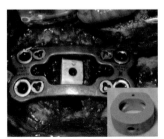

(a)　　　　　　　　　　　(b)

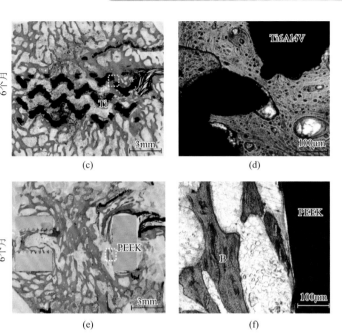

图 5.75　EBM 制备的多孔 **Ti6Al4V** 合金椎间融合器（a）和 **PEEK** 融合器（b）植入动物体内。术后 6 个月，多孔钛合金与骨基质形成了紧密的结合（c，d），而 PEEK 周围包绕的纤维层仍明显可见，骨/材料紧密结合界面少见（e，f）。图中 "B" 为骨组织，"Ti" 为 Ti6Al4V 合金[338]

用 EBM 打印的 Ti6Al4V 合金比 PEEK 具有更优的骨结合能力[338]。Li 等[339]采用 EBM 打印多孔钛合金棒并植入大动物羊体内，研究其早期的骨结合能力。结果表明，多孔钛合金棒具有良好的生物力学性能和生物相容性，能够促进植入材料的早期愈合。以上动物体内研究结果都显示 3D 打印多孔钛合金植入器械对骨结合具有促进作用。

3. 临床试验研究

在 3D 打印钛合金植入器械的大量多方面体内外研究基础上，我国的上海交通大学医学院附属第九人民医院、北京大学附属第三医院、中国人民解放军空军军医大学等单位相继开展了 3D 打印钛合金植入器械的临床试验研究。图 5.76 是一例 3D 打印个性化髋臼假体临床植入人体内 18 个月后的结果，表明该假体与人体组织精确匹配，界面稳定性好，未见假体断裂、固定失败、假体感染等并发症发生，显示 3D 打印制造个性化植入器械的良好临床应用前景[340]。

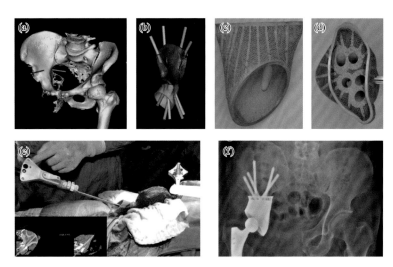

图 5.76　手术计划与结果[340]

（a）骨盆肿瘤三维模型重建；（b）髋臼假体仿真模型，安全外科边界下的模拟切除，以及采用螺钉固定的假体
重建；（c）采用 EBM 制造的个性化定制钛合金髋臼假体前面观；（d）假体上面观；（e）计算机导航辅助下的
假体植入与固定；（f）术后 18 个月的 X 射线随访，显示假体位置良好

5.5.5　展望

　　3D 打印技术是近年来发展出的新型材料成形制造技术，由于其具有数字化
精确制造、效率高、周期短等优点，适用于个性化复杂结构件的制造，在医疗
领域中获得了广泛的关注。大量研究与实践结果表明，3D 打印技术能够成功制
造出复杂结构的多孔钛合金、实体钛合金及个性化钛合金植入物，其优异的力
学性能和生物相容性都能够满足植入物在人体内的长期安全使用，表明其在骨
科等医疗领域中的应用前景广阔。目前 3D 打印技术已被应用于更多的医用金
属材料体系，如钽[341]、Co-Cr-Mo 合金[342]、可降解镁合金[343]等。随着 3D 打印
技术成熟度的不断提升，相信其会在医疗领域中得到越来越多的应用，更好地
服务于广大患者。

5.6　磁兼容金属

　　MRI 是一种非损伤式检测。通过改变检测参数，MRI 能获得多断面、多角度、
全方位的大量病变信息。MRI 对各种组织病变特征敏感性高，是当前医学研究与
应用领域中不可缺少的影像诊断方法。
　　MRI 通过三种不同强度和不同梯度的电磁场产生检测组织的断层图像，分

别为：主磁场 B_0、梯度磁场 G 和射频脉冲 B_1。三种电磁场对金属植入体的影响
程度不一[344]，具体表现如下：①主磁场 B_0 带来的金属植入体的移位风险（ASTM
F2213-2006，ASTM F2052-2015）和射频脉冲 B_1 诱导植入体发热（ASTM
F2812-11a）；②伪影（artifact）是指扫描图像上出现的不属于原本扫描对象的
影像，一般大于植入体的实际形状。MRI 下伪影的大小与植入体的磁性、形状
息息相关。与此同时，植入体与 B_1 的相对方向、采用的扫描序列、成像位置、
金属植入体植入部位等也会对扫描伪影产生较大影响。伪影的存在可能会影响
观察部位成像，如图 5.77（a）所示，不锈钢的伪影远大于纯 Ti，进而影响对疾
病的诊断。

　　磁化率（susceptibility，χ）对伪影产生有严重影响[345]，由磁化率引起的金属植
入体的伪影称为磁化率伪影（magnetic susceptibility artifact，MSA）。MSA 原理[345]
如图 5.77 所示：在主磁场 B_0 下，在检测组织保持同一进动频率，加入梯度磁场 G
后，进动频率在 G 方向上变化，低磁场区域（下部区域）进动频率变低；当金属植
入后 [图 5.77（d）]，植入体附近进动频率会发生改变，信号在高梯度区叠加，在
低梯度区相减，形成植入体的 MSA。

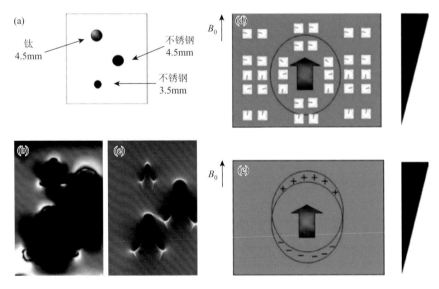

图 5.77　植入物的伪影（a～c）及 MSA 形成原因（d，e）[346]

　　由图 5.77（d）和（e）可知，金属影响的区域越大，对 MSA 影响越大。对
于具体植入体而言，其磁化率越大，附加磁场对 B_0 的扰动越大。并且金属 MSA
的体积与 $|\chi-\chi_{water}|$ 成正比[346]，其中 χ_{water} 为水的体积磁化率（表 5.9）。

表 5.9　典型金属及合金的体积磁化率[345, 347]

材料	体积磁化率（$\chi_v \times 10^6$）	材料	体积磁化率（$\chi_v \times 10^6$）
铋（Bi）	−164	铝（Al）	20.7
金（Au）	−34	锆（Zr）	109
银（Ag）	−24	钛（Ti）	170
锌（Zn）	−15.7	钽（Ta）	178
铜（Cu）	−9.63	铌（Nb）	237
水（37℃）	−9.05	镍钛合金	245
α 锡（α-Sn）	−23	铂（Pt）	279
人体组织	−11～−7	钯（Pd）	806
硅（Si）	−4.2	L605 合金	960
β 锡（β-Sn）	2.4	奥氏体不锈钢	3520～6700
镁（Mg）	11.7	Ti6Al4V	179

　　调整扫描参数可以减小 MRI 下的 MSA。金属材料按照磁化率大致可分为抗磁性材料、顺磁性材料、铁磁性材料等。但是目前临床常用的医用金属均为顺磁性材料，具有较高的磁化率，伪影是不可避免的。随着高主场强设备的大规模临床使用，医用金属的伪影问题必将更加严重。目前，医用金属材料远高于高分子材料与陶瓷材料的优良力学性使其仍在大量应用，因此开发 MRI 磁兼容合金是亟待解决的问题和发展趋势。

5.6.1　锆基磁兼容合金

　　Zr 与 Ti 处于元素周期表同族，性质相似。Zr 与 Ti 一样，都是自钝化金属；能自发形成 2～5nm 厚的钝化膜，具有优异的耐蚀性与生物相容性。目前常规可用于 MRI 的器械主要采用 Ti 合金制成，但 Ti 的体积磁化率也高达 200×10^{-6}，产生的伪影仍然很明显。与纯 Ti 及 Ti 合金相比，Zr 的磁化率较低，其在 MRI 环境中的应用具有优势。可以通过适当的合金化，如加入 Nb、Mo、Ag 等元素，进一步降低 Zr 合金的磁化率，使其更适合 MRI 应用。合金化对 Zr 合金的相组成会产生较大改变，Zr 合金中不同相的磁化率有以下规律，$\chi_\beta > \chi_\alpha > \chi_\omega$[348]。Zr-Ru、Zr-Nb 和 Zr-Mo 合金的磁化率随着合金元素的加入呈现先减小后增大的趋势，如图 5.78 所示[349]。Zr-Ag 合金的磁化率随着 Ag 含量的增加而基本上线性减小[350]。

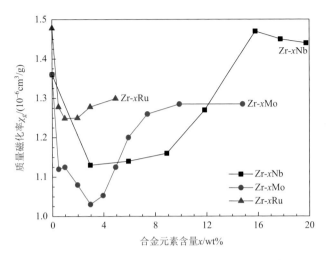

图 5.78　Zr 合金的磁化率与合金元素的关系[349]

但 Zr 本身是一种顺磁性较强的元素，合金化并不能完全消除其伪影，抗磁性 Ag 的添加也具有较严重的伪影，如图 5.79 所示。如何通过调节合金元素和相组成，在力学性能与低磁化率之间取得平衡，应该是未来磁兼容 Zr 基合金研究发展的一个重要方向。

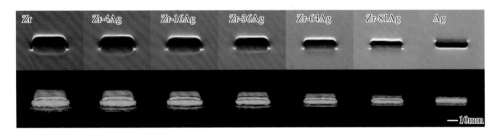

图 5.79　Zr-Ag 合金的典型 MR 伪影图像及重建后的伪影[350]

5.6.2　铌基磁兼容合金

Nb 的磁化率与 Ti 合金接近，远低于应用于血管支架的 316L 不锈钢与 L605 钴基合金以及镍钛合金等材料。Nb 的晶体结构为体心立方结构，具有较好的力学性能、良好的耐蚀性与生物相容性。在 MRI 测试中，Nb 合金的伪影要明显小于 316L 不锈钢与 L605 合金。因此，Nb 合金在血管支架领域中具有潜在的应用前景。

5.6.3 铜基磁兼容合金

尽管通过调节组织和成分能减小一些顺磁性金属的磁化率，但由于基体本身的性质，其磁化率几乎不可能降至与水（-9.6×10^{-6}）相接近。而抗磁性金属具有与水更接近的磁化率，从原理上讲，开发抗磁性合金可以达到更加优异的无伪影表现。一些在 MRI 下成像要求极高的应用场景，如 MR 引导的介入手术，对材料的伪影性能提出了极高的要求。而伴随着 MR 引导的介入手术越来越普及，介入设备主磁场越来越高，也急迫需要一种无伪影并且力学性能能够满足功能需求的材料[351]。

Cu 是人类应用制造工具的最古老的金属。Cu 合金中的青铜（Cu-Sn）、黄铜（Cu-Zn）等至今仍在生活中广泛使用。在常规金属中，Cu 的磁化率与水最接近，已有的试验结果也都证明纯 Cu 在 MRI 下基本上无伪影[346]，如图 5.80 所示。将 Cu 合金（Cu>90%）支架植入动物的肾动脉内，其在 1.5T 磁场的 MRI 下能够看出清晰的支架轮廓和支架筋，如图 5.81 所示[352]。

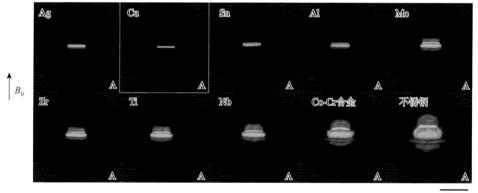

图 5.80　10 种不同金属的 3D 重建伪影[346]

考虑到 Cu 及其合金的生物学毒性问题，其作为长期植入物还需开展大量研究。力学性能优异和耐腐蚀性能良好的 Cu 合金在短期植入方面，如 MR 引导的介入手术方面有一定的应用前景。MRI 导引的定位活检具有优异的软组织对比度，无辐射，能够发现隐藏病灶的特点，是一种安全可靠的检测方法，因而越来越受到重视。其是对钼靶和超声引导乳腺定位活检的重要补充，为微创手术治疗提供了又一种精确导向的方式。具有较优异综合力学性能的硅黄铜在 3T 磁场扫描下的伪影与纯 Cu 基本相当[353]，可尝试采用硅黄铜开发活检针而应用于 MR 引导介入。

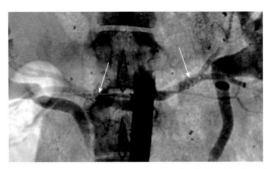

图 5.81　Cu 合金支架（箭头）植入动物肾动脉后的伪影表现[352]

5.6.4　金基磁兼容合金

Au 是最早用于临床治疗的医用金属材料之一，具有良好的加工性能和化学稳定性。目前，Au 合金在齿科中的应用较为广泛，Au 的高昂价格是影响其应用范围的重要因素。Au 是一种抗磁性金属，通过添加合金元素，Au 合金能够调节到使其具有与人体组织几乎一致的磁化率，具有很好的低伪影效果。齿科用 Au-Pd、Au-Pt 合金在 MRI 下基本上无伪影。对于 Au-Pt 合金，微量 Fe 元素（约0.1%）的加入即可将 Au-Pt 合金从抗磁性转为顺磁性，对磁性的影响极大[354]，需严格控制这样的杂质元素含量。

5.6.5　锌基磁兼容合金

Zn 是人体中的重要微量元素，成年人体内的 Zn 总量为 1.5～2.5g，其中约有一半存在于肌肉组织中，另有 20%存在于骨骼中。Zn 的标准电极电位为-0.762V，现有对 Zn 合金的研究主要集中于其在人体环境中的可降解特性。如果考虑到 Zn 的体积磁化率为 -15.8×10^{-6}，Zn 基合金应该是一种很好的磁兼容可降解合金体系，其同时兼具了可接受的生物相容性和基本无伪影的特征，如图 5.82 所示[349]。

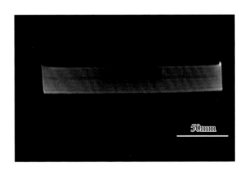

图 5.82　纯 Zn 的伪影表现[349]

5.6.6 展望

目前在用（或处于研究中）的各种磁兼容材料列于表 5.10。随着技术的发展，MRI 的应用越来越普及，同时高场强的 MRI 和 MRI 引导下的精准医疗技术也在逐步发展，外科植入体在 MRI 下的应用安全性要求同样日趋严格。磁兼容性是未来植入体必须满足的重要性能之一。未来的植入体不仅需要优良的强度、耐蚀性与生物相容性，还需具有与水接近的磁化率。

表 5.10　MRI 磁兼容材料的分类[345]

材料类型		伪影表现
$10^{-5}<|\chi-\chi_{water}|<10^{-2}$	Ti 合金，镍钛合金，Zr 合金等	不表现出明显的磁力及磁矩，但植入物附近扫描容易导致图像扭曲及质量下降
$|\chi-\chi_{water}|<10^{-5}$	琼脂，水，黄铜，金，银，碳纤维	磁力及磁矩很难检测；即使在植入物附近扫描，图像也几乎无伪影，图像质量没有下降

χ 表示体积磁化率。

参考文献

[1] 王青川，张炳春，任伊宾，等. 医用无镍不锈钢的研究与应用. 金属学报，2017，53（10）：1311-1316.

[2] Talha M，Behera C K，Sinha O P. A review on nickel-free nitrogen containing austenitic stainless steels for biomedical applications. Materials Science & Engineering C，2013，33（7）：3563-3575.

[3] Schaeffler A L. Constitutional diagram of stainless steel weld metal. Metal Progress，1949，56：680B.

[4] Mudali U K，Raj B. High Nitrogen Steels and Stainless Steels：Manufacturing，Properties and Application. Pangbourne：Alpha Science International，2004.

[5] Wang Q，Ren Y，Yao C，et al. Residual ferrite and relationship between composition and microstructure in high-nitrogen austenitic stainless steels. Metallurgical & Materials Transactions A，2015，46（12）：5537-5545.

[6] Wang Q，Zhang B，Yang K. Thermodynamic calculation study on effect of manganese on stability of austenite in high nitrogen stainless steels. Metallurgical & Materials Transactions A，2016，47（7）：3284-3288.

[7] Behjati P，Kermanpur A，Najafizadeh A，et al. Effect of nitrogen content on grain refinement and mechanical properties of a reversion-treated Ni-free 18Cr-12Mn austenitic stainless steel. Metallurgical & Materials Transactions A，2014，45（13）：6317-6328.

[8] Simmons J W. Strain hardening and plastic flow properties of nitrogen-alloyed Fe-17Cr-(8—10)Mn-5Ni austenitic stainless steels. Acta Materialia，1997，45（6）：2467-2475.

[9] Yang K，Ren Y. Wan P. High nitrogen nickel-free austenitic stainless steel：a promising coronary stent material. Science China Technological Sciences，2011，55（2）：329-340.

[10] Zhao H C，Ren Y B，Dong J H，et al. Effect of cold deformation on the friction-wear property of a biomedical nickel-free high-nitrogen stainless steel. Acta Metallurgica Sinica（English Letters），2016，29（3）：217-227.

[11]　Li J，Yang Y，Ren Y，et al. Effect of cold deformation on corrosion fatigue behavior of nickel-free high nitrogen austenitic stainless steel for coronary stent application. Journal of Materials Science & Technology，2018，34（4）：660-665.

[12]　Ebara R. Corrosion fatigue crack initiation behavior of stainless steels. Procedia Engineering，2010，2（1）：1297-1306.

[13]　Misawa T，Tanabe H. *In-situ* observation of dynamic reacting species at pit precursors of nitrogen-bearing austenitic stainless steels. ISIJ International，1996，36（7）：787-792.

[14]　Olsson C O A. The influence of nitrogen and molybdenum on passive films formed on the austenoferritic stainless steel 2205 studied by AES and XPS. Corrosion Science，1995，37（3）：467-479.

[15]　Ravi Kumar B，Mahato B，Singh R. Influence of cold-worked structure on electrochemical properties of austenitic stainless steels. Metallurgical & Materials Transactions A，2007，38（9）：2085-2094.

[16]　Fu Y，Wu X，Han E，et al. Influence of cold work on pitting corrosion behavior of a high nitrogen stainless steel. Journal of the Electrochemical Society，2008，155（8）：C455-C463.

[17]　Wang Q，Zhang B，Ren Y，et al. Eliminating detrimental effect of cold working on pitting corrosion resistance in high nitrogen austenitic stainless steels. Corrosion Science，2017，123：351-355.

[18]　Wang Q，Zhang B，Ren Y，et al. A self-healing stainless steel：role of nitrogen in eliminating detrimental effect of cold working on pitting corrosion resistance. Corrosion Science，2018，145：55-66.

[19]　Ma T，Wan P，Cui Y，et al. Cytocompatibility of high nitrogen nickel-free stainless steel for orthopedic implants. Journal of Materials Science & Technology，2012，28（7）：647-653.

[20]　Wan P，Ren Y，Zhang B，et al. Effect of nitrogen on blood compatibility of nickel-free high nitrogen stainless steel for biomaterial. Materials Science & Engineering C，2010，30（8）：1183-1189.

[21]　Yang J，Black J. Competitive binding of chromium，cobalt and nickel to serum proteins. Biomaterials，1994，15（4）：262-268.

[22]　Fini M，Nicoli Aldini N，et al. A new austenitic stainless steel with negligible nickel content：an *in vitro* and *in vivo* comparative investigation. Biomaterials，2003，24（27）：4929-4939.

[23]　Yu Y，Ding T，Xue Y，et al. Osteoinduction and long-term osseointegration promoted by combined effects of nitrogen and manganese elements in high nitrogen nickel-free stainless steel. Journal of Materials Chemistry B，2016，4（4）：801-812.

[24]　Fujiu K，Manabe I，Sasaki M，et al. Nickel-free stainless steel avoids neointima formation following coronary stent implantation. Science and Technology of Advanced Materials，2012，13（6）：064218.

[25]　Zhang B，Chen M，Zheng B，et al. A novel high nitrogen nickel-free coronary stents system：evaluation in a porcine model. Biomedical & Enviromental Sciences，2014，27（4）：289-294.

[26]　Chen S，Yao Z，Guan Y，et al. High nitrogen stainless steel drug-eluting stent-Assessment of pharmacokinetics and preclinical safety *in vivo*. Bioactive Materials，2020，5（4）：779-786.

[27]　Li L，Pan S，Zhou X，et al. Reduction of in-stent restenosis risk on nickel-free stainless steel by regulating cell apoptosis and cell cycle. PLoS One，2013，8（4）：e62193.

[28]　Li L，An L，Zhou X，et al. Biological behaviour of human umbilical artery smooth muscle cell grown on nickel-free and nickel-containing stainless steel for stent implantation. Scientific Reports，2016，6：18762.

[29]　Nagels J，Stokdijk M，Rozing P M. Stress shielding and bone resorption in shoulder arthroplasty. Journal of Shoulder and Elbow Surgery，2003，12（1）：35-39.

[30]　Mutoh Y，Korda A A，Miyashita Y，et al. Stress shielding and fatigue crack growth resistance in ferritic-pearlitic

steel. Materials Science & Engineering A，2007，468：114-119.

[31] Lhotka C，Szekeres T，Steffan I，et al. Four-year study of cobalt and chromium blood levels in patients managed with two different metal-on-metal total hip replacements. Journal of Orthopaedic Research，2003，21（2）：189-195.

[32] Jacobs J J，Gilbert J L，Urban R M. Current concepts review-corrosion of metal orthopaedic implants. The Journal of Bone and Joint Surgery（American），1998，80：268-282.

[33] Brown S A，Farnsworth L J，Merritt K，et al. *In vitro* and *in vivo* metal ion release. Journal of Biomedical Materials Research Part A，1988，22：321-338.

[34] 付东伟，闫玉华. 生物可降解医用材料的研究进展. 生物骨科材料与临床研究，2005，2：39-42.

[35] Zheng Y F，Gu X N，Witte F. Biodegradable metals. Materials Science & Engineering R-Reports，2014，77：1-34.

[36] Zhao M C，Liu M，Song G L，et al. Influence of pH and chloride ion concentration on the corrosion of Mg alloy ZE41. Corrosion Science，2008，50（11）：3168-3178.

[37] Wang B，Xu D，Dong J，et al. Effect of texture on biodegradable behavior of an as-extruded Mg-3%Al-1%Zn alloy in phosphate buffer saline medium. Journal of Materials Science & Technology，2016，32（7）：646-652.

[38] Rodriguez R I，Jordon J B，Rao H M，et al. Microstructure，texture，and mechanical properties of friction stir spot welded rare-earth containing ZEK100 magnesium alloy sheets. Materials Science & Engineering A，2014，618：637-644.

[39] Witte F，Fischer J，Nellesen J，et al. *In vitro* and *in vivo* corrosion measurements of magnesium alloys. Biomaterials，2006，27（7）：1013-1018.

[40] Staiger M P，Pietak A M，Huadmai J，et al. Magnesium and its alloys as orthopedic biomaterials：a review. Biomaterials，2006，27（9）：1728-1734.

[41] Xin Y，Huo K，Tao H，et al. Influence of aggressive ions on the degradation behavior of biomedical magnesium alloy in physiological environment. Acta Biomaterialia，2008，4（6）：2008-2015.

[42] Witte F，Calliess T，Windhagen H. Biodegradable synthetic implant materials. Clinical applications and immunological aspects. Orthopade，2008，37（2）：125-130.

[43] Yamamoto A，Hiromoto S. Effect of inorganic salts，amino acids and proteins on the degradation of pure magnesium *in vitro*. Materials Science & Engineering C，2009，29（5）：1559-1568.

[44] Yang K，Tan L，Ren Y，et al. Study on Biodegradation Behavior of AZ31 Magnesium Alloy. Materials China，2009，28（2）：26-30.

[45] Bobby Kannan M，Dietzel W，Raman R K S，et al. Hydrogen-induced-cracking in magnesium alloy under cathodic polarization. Scripta Materialia，2007，57（7）：579-581.

[46] Merson E，Myagkikh P，Poluyanov V，et al. On the role of hydrogen in stress corrosion cracking of magnesium and its alloys：gas-analysis study. Materials Science & Engineering A，2019，748：337-346.

[47] Saris N E L，Mervaala E，Karppanen H，et al. Magnesium：an update on physiological，clinical and analytical aspects. Clinica Chimica Acta，2000，294（1）：1-26.

[48] Wolf F I，Cittadini A. Chemistry and biochemistry of magnesium. Molecular Aspects of Medicine，2003，24（1）：3-9.

[49] Witte F，Kaese V，Haferkamp H，et al. *In vivo* corrosion of four magnesium alloys and the associated bone response. Biomaterials，2005，26（17）：3557-3563.

[50] Niki Y，Matsumoto H，Suda Y，et al. Metal ions induce bone-resorbing cytokine production through the redox pathway in synoviocytes and bone marrow macrophages. Biomaterials，2003，24（8）：1447-1457.

[51] Han H S，Kim Y Y，Kim Y C，et al. Bone formation within the vicinity of biodegradable magnesium alloy implant

in a rat femur model. Metals and Materials International，2012，18（2）：243-247.

[52]　Wong H M，Yeung K W K，Lam K O，et al. A biodegradable polymer-based coating to control the performance of magnesium alloy orthopaedic implants. Biomaterials，2010，31（8）：2084-2096.

[53]　Hartwig A. Role of magnesium in genomic stability. Mutation Research/Fundamental and Molecular Mechanisms of Mutagenesis，2001，475（1）：113-121.

[54]　Zreiqat H，Howlett C R，Zannettino A，et al. Mechanisms of magnesium-stimulated adhesion of osteoblastic cells to commonly used orthopaedic implants. Journal of biomedical materials research，2002，62（2）：175-184.

[55]　Zhang Y，Xu J，Ruan Y C，et al. Implant-derived magnesium induces local neuronal production of CGRP to improve bone-fracture healing in rats. Nature Medicine，2016，22：1160.

[56]　Rude R K，Gruber H E. Magnesium deficiency and osteoporosis：animal and human observations. The Journal of Nutritional Biochemistry，2004，15（12）：710-716.

[57]　Yang W，Zhang Y，Yang J，et al. Potential antiosteoporosis effect of biodegradable magnesium implanted in STZ-induced diabetic rats. Journal of Biomedical Materials Research Part A，2011，99A（3）：386-394.

[58]　Zhai Z，Qu X，Li H，et al. The effect of metallic magnesium degradation products on osteoclast-induced osteolysis and attenuation of NF-κB and NFATc1 signaling. Biomaterials，2014，35（24）：6299-6310.

[59]　Zhang S，Zhang X，Zhao C，et al. Research on an Mg-Zn alloy as a degradable biomaterial. Acta Biomaterialia，2010，6（2）：626-640.

[60]　Wang Q，Tan L，Xu W，et al. Dynamic behaviors of a Ca-P coated AZ31B magnesium alloy during *in vitro* and *in vivo* degradations. Materials Science & Engineering B，2011，176（20）：1718-1726.

[61]　Yan T，Tan L，Xiong D，et al. Fluoride treatment and *in vitro* corrosion behavior of an AZ31B magnesium alloy. Materials Science & Engineering C，2010，30（5）：740-748.

[62]　Li Z，Gu X，Lou S，et al. The development of binary Mg-Ca alloys for use as biodegradable materials within bone. Biomaterials，2008，29（10）：1329-1344.

[63]　Wan Y，Xiong G，Luo H，et al. Preparation and characterization of a new biomedical magnesium-calcium alloy. Materials & Design，2008，29（10）：2034-2037.

[64]　Erdmann N，Angrisani N，Reifenrath J，et al. Biomechanical testing and degradation analysis of MgCa$_{0.8}$ alloy screws：a comparative *in vivo* study in rabbits. Acta Biomaterialia，2011，7（3）：1421-1428.

[65]　Harandi S E，Idris M H，Jafari H. Effect of forging process on microstructure，mechanical and corrosion properties of biodegradable Mg-1Ca alloy. Materials & Design，2011，32（5）：2596-2603.

[66]　Boehlert C J，Knittel K. The microstructure，tensile properties，and creep behavior of Mg-Zn alloys containing 0-4.4 wt.%Zn. Materials Science & Engineering A，2006，417（1-2）：315-321.

[67]　Abidin N I Z，Martin D，Atrens A. Corrosion of high purity Mg，AZ91，ZE41 and Mg2Zn0.2Mn in Hank's solution at room temperature. Corrosion Science，2011，53（3）：862-872.

[68]　Jiang W，Cipriano A F，Tian Q，et al. *In vitro* evaluation of MgSr and MgCaSr alloys via direct culture with bone marrow derived mesenchymal stem cells. Acta Biomaterialia，2018，72：407-423.

[69]　Marie P J. Strontium ranelate：a novel mode of action optimizing bone formation and resorption. Osteoporosis International，2005，16（1）：7-10.

[70]　Gu X N，Xie X H，Li N，et al. *In vitro* and *in vivo* studies on a Mg-Sr binary alloy system developed as a new kind of biodegradable metal. Acta Biomaterialia，2012，8（6）：2360-2374.

[71]　Borkar H，Hoseini M，Pekguleryuz M. Effect of strontium on flow behavior and texture evolution during the hot deformation of Mg-1wt%Mn alloy. Materials Science & Engineering A，2012，537（5）：49-57.

[72] Zberg B，Uggowitzer P J，Löffler J F. MgZnCa glasses without clinically observable hydrogen evolution for biodegradable implants. Nature Materials，2009，8：887.

[73] Matias T B，Roche V，Nogueira R P，et al. Mg-Zn-Ca amorphous alloys for application as temporary implant：effect of Zn content on the mechanical and corrosion properties. Materials & Design，2016，110：188-195.

[74] Qin F，Xie G，Dan Z，et al. Corrosion behavior and mechanical properties of Mg-Zn-Ca amorphous alloys. Intermetallics，2013，42：9-13.

[75] Song M S，Zeng R C，Ding Y F，et al. Recent advances in biodegradation controls over Mg alloys for bone fracture management：a review. Journal of Materials Science & Technology，2019，35（4）：535-544.

[76] Gu X，Zheng Y，Zhong S，et al. Corrosion of，and cellular responses to Mg-Zn-Ca bulk metallic glasses. Biomaterials，2010，31（6）：1093-1103.

[77] Zhou X，OuYang J，Li L，et al. *In vitro* and *in vivo* anti-corrosion properties and bio-compatibility of 5β-TCP/Mg-3Zn scaffold coated with dopamine-gelatin composite. Surface and Coatings Technology，2019，374：152-163.

[78] Kowalski K，Jurczyk M U，Wirstlein P K，et al. Influence of 45S5 bioglass addition on microstructure and properties of ultrafine grained（Mg-4Y-5.5Dy-0.5Zr）alloy. Materials Science & Engineering B，2017，219：28-36.

[79] Cui Z，Li W，Cheng L，et al. Effect of nano-HA content on the mechanical properties，degradation and biocompatible behavior of Mg-Zn/HA composite prepared by spark plasma sintering. Materials Characterization，2019，151：620-631.

[80] Chen Y J，Wang Q D，Lin J B，et al. Grain refinement of magnesium alloys processed by severe plastic deformation. Transactions of Nonferrous Metals Society of China，2014，24（12）：3747-3754.

[81] Chen Y J，Wang Q D，Roven H J，et al. Microstructure evolution in magnesium alloy AZ31 during cyclic extrusion compression. Journal of Alloys and Compounds，2008，462（1）：192-200.

[82] Chen Y，Xu Z，Smith C，et al. Recent advances on the development of magnesium alloys for biodegradable implants. Acta Biomaterialia，2014，10（11）：4561-4573.

[83] Zhang X，Yuan G，Mao L，et al. Effects of extrusion and heat treatment on the mechanical properties and biocorrosion behaviors of a Mg-Nd-Zn-Zr alloy. Journal of the Mechanical Behavior of Biomedical Materials，2012，7：77-86.

[84] Fereshteh-Saniee F，Fakhar N，Karami F，et al. Superior ductility and strength enhancement of ZK60 magnesium sheets processed by a combination of repeated upsetting and forward extrusion. Materials Science & Engineering A，2016，673：450-457.

[85] Wang J，Zhou H，Wang L，et al. Microstructure，mechanical properties and deformation mechanisms of an as-cast Mg-Zn-Y-Nd-Zr alloy for stent applications. Journal of Materials Science & Technology，2019，35（7）：1211-1217.

[86] Wang H，Estrin Y，Fu H，et al. The effect of pre-processing and grain structure on the bio-corrosion and fatigue resistance of magnesium alloy AZ31. Advanced Engineering Materials，2007，9（11）：967-972.

[87] Yamashita A，Horita Z，Langdon T G. Improving the mechanical properties of magnesium and a magnesium alloy through severe plastic deformation. Materials Science & Engineering A，2001，300（1）：142-147.

[88] Gzyl M，Rosochowski A，Boczkal S，et al. The role of microstructure and texture in controlling mechanical properties of AZ31B magnesium alloy processed by I-ECAP. Materials Science & Engineering A，2015，638：20-29.

[89] Xiong Y，Yu Q，Jiang Y. An experimental study of cyclic plastic deformation of extruded ZK60 magnesium alloy under uniaxial loading at room temperature. International Journal of Plasticity，2014，53：107-124.

[90]　Minárik P，Král R，Čížek J，et al. Effect of different *c/a* ratio on the microstructure and mechanical properties in magnesium alloys processed by ECAP. Acta Materialia，2016，107：83-95.

[91]　Minárik P，Král R，Pešička J，et al. Microstructure characterization of LAE442 magnesium alloy processed by extrusion and ECAP. Materials Characterization，2016，112：1-10.

[92]　Kulyasova O B，Islamgaliev R K，Zhao Y，et al. Enhancement of the mechanical properties of an Mg-Zn-Ca alloy using high-pressure torsion. Advanced Engineering Materials，2015，17（12）：1738-1741.

[93]　Lukyanova E A，Martynenko N S，Shakhova I，et al. Strengthening of age-hardenable WE43 magnesium alloy processed by high pressure torsion. Materials Letters，2016，170：5-9.

[94]　Zhang C Z，Zhu S J，Wang L G，et al. Microstructures and degradation mechanism in simulated body fluid of biomedical Mg-Zn-Ca alloy processed by high pressure torsion. Materials & Design，2016，96：54-62.

[95]　Guan S K，Ren Z W，Gao J H，et al. *In vitro* degradation of ultrafine grained Mg-Zn-Ca alloy by high-pressure torsion in simulated body fluid. Materials Science Forum，2012，706-709：504-509.

[96]　Xu J，Wang X，Shirooyeh M，et al. Microhardness，microstructure and tensile behavior of an AZ31 magnesium alloy processed by high-pressure torsion. Journal of Materials Science，2015，50（22）：7424-7436.

[97]　Dobatkin S V，Rokhlin L L，Lukyanova E A，et al. Structure and mechanical properties of the Mg-Y-Gd-Zr alloy after high pressure torsion. Materials Science & Engineering A，2016，667：217-223.

[98]　Lin J B，Wang Q D，Chen Y J，et al. Microstructure and texture characteristics of ZK60 Mg alloy processed by cyclic extrusion and compression. Transactions of Nonferrous Metals Society of China，2010，20（11）：2081-2085.

[99]　Wu Q，Zhu S，Wang L，et al. The microstructure and properties of cyclic extrusion compression treated Mg-Zn-Y-Nd alloy for vascular stent application. Journal of the Mechanical Behavior of Biomedical Materials，2012，8：1-7.

[100]　Zhu S J，Wu Q，Wang L G，et al. Effect of hot extrusion and cyclic extrusion compression progress on the microstructures and properties of Mg-Zn-Y-Nd alloy. Materials Science Forum，2013，745-746：28-32.

[101]　Tian Y，Huang H，Yuan G，et al. Microstructure evolution and mechanical properties of quasicrystal-reinforced Mg-Zn-Gd alloy processed by cyclic extrusion and compression. Journal of Alloys and Compounds，2015，626：42-48.

[102]　Guo Y，Pan H，Ren L，et al. Microstructure and mechanical properties of wire arc additively manufactured AZ80M magnesium alloy. Materials Letters，2019，247：4-6.

[103]　Bai J，Yin L，Lu Y，et al. Preparation，microstructure and degradation performance of biomedical magnesium alloy fine wires. Progress in Natural Science：Materials International，2014，24（5）：523-530.

[104]　Yan T，Tan L，Zhang B，et al. Fluoride conversion coating on biodegradable AZ31B magnesium alloy. Journal of Materials Science & Technology，2014，30（7）：666-674.

[105]　Krüger R，Seitz J M，Ewald A，et al. Strong and tough magnesium wire reinforced phosphate cement composites for load-bearing bone replacement. Journal of the Mechanical Behavior of Biomedical Materials，2013，20：36-44.

[106]　Ye C H，Zheng Y F，Wang S Q，et al. *In vitro* corrosion and biocompatibility study of phytic acid modified WE43 magnesium alloy. Applied Surface Science，2012，258（8）：3420-3427.

[107]　Wen C，Guan S，Peng L，et al. Characterization and degradation behavior of AZ31 alloy surface modified by bone-like hydroxyapatite for implant applications. Applied Surface Science，2009，255（13）：6433-6438.

[108]　Grubač Z，Metikoš-Huković M，Babić R. Electrocrystallization，growth and characterization of calcium phosphate ceramics on magnesium alloys. Electrochimica Acta，2013，109：694-700.

[109]　Song Y，Zhang S，Li J，et al. Electrodeposition of Ca-P coatings on biodegradable Mg alloy：*In vitro*

biomineralization behavior. Acta Biomaterialia，2010，6（5）：1736-1742.

[110] Shadanbaz S，Dias G J. Calcium phosphate coatings on magnesium alloys for biomedical applications：a review. Acta Biomaterialia，2012，8（1）：20-30.

[111] Wang W，Wan P，Liu C，et al. Degradation and biological properties of Ca-P contained micro-arc oxidation self-sealing coating on pure magnesium for bone fixation. Regenerative Biomaterials，2015，2（2）：107-118.

[112] Gan J，Tan L，Yang K，et al. Bioactive Ca-P coating with self-sealing structure on pure magnesium. Journal of Materials Science：Materials in Medicine，2013，24（4）：889-901.

[113] Yu C，Cui L Y，Zhou Y F，et al. Self-degradation of micro-arc oxidation/chitosan composite coating on Mg-4Li-1Ca alloy. Surface and Coatings Technology，2018，344：1-11.

[114] Han J，Wan P，Sun Y，et al. Fabrication and evaluation of a bioactive Sr-Ca-P contained micro-arc oxidation coating on magnesium strontium alloy for bone repair application. Journal of Materials Science & Technology，2016，32（3）：233-244.

[115] Jamesh M I，Wu G，Zhao Y，et al. Effects of zirconium and oxygen plasma ion implantation on the corrosion behavior of ZK60 Mg alloy in simulated body fluids. Corrosion Science，2014，82：7-26.

[116] Jamesh M I，Wu G，Zhao Y，et al. Effects of zirconium and nitrogen plasma immersion ion implantation on the electrochemical corrosion behavior of Mg-Y-RE alloy in simulated body fluid and cell culture medium. Corrosion Science，2014，86：239-251.

[117] Liu C，Xin Y，Tian X，et al. Corrosion behavior of AZ91 magnesium alloy treated by plasma immersion ion implantation and deposition in artificial physiological fluids. Thin Solid Films，2007，516（2）：422-427.

[118] Wan Y Z，Xiong G Y，Luo H L，et al. Influence of zinc ion implantation on surface nanomechanical performance and corrosion resistance of biomedical magnesium-calcium alloys. Applied Surface Science，2008，254（17）：5514-5516.

[119] Zhao D，Huang S，Lu F，et al. Vascularized bone grafting fixed by biodegradable magnesium screw for treating osteonecrosis of the femoral head. Biomaterials，2016，81：84-92.

[120] Zhao D，Witte F，Lu F，et al. Current status on clinical applications of magnesium-based orthopaedic implants：a review from clinical translational perspective. Biomaterials，2016，（112）：287-302.

[121] Lee M，Wlodarczak A，Bennett J，et al. TCT-350 safety and performance of the resorbable magnesium scaffold，magmaris in a real world setting-first 400 subjects at 12-month follow-up of the BIOSOLVE-IV registry. Journal of the American College of Cardiology，2018，72（Supp13）：B142-B143.

[122] Bayón J，Santá-Álvarez M，Ocaranza-Sánchez R，et al. Feasibility of use of magnesium reabsorbable scaffolds in complex coronary artery disease：true bifurcation，multiple overlapping scaffolds and chronic total occlusion treatment. Revista Portuguesa de Cardiologia，2018，37（12）：1009.e1-.e3.

[123] 李海伟，徐克，杨柯，等. 可降解 AZ31 镁合金支架在兔腹主动脉的降解性能研究. 介入放射学杂志，2010，19：315-317.

[124] Li H，Zhong H，Xu K，et al. Enhanced efficacy of sirolimus-eluting bioabsorbable magnesium alloy stents in the prevention of restenosis. Journal of Endovascular Therapy，2011，18（3）：407-415.

[125] Wu W，Gastaldi D，Yang K，et al. Finite element analyses for design evaluation of biodegradable magnesium alloy stents in arterial vessels. Materials Science and Engineering B：Advanced Functional Solid-State Materials，2011，176（20）：1733-1740.

[126] Wu W，Chen S，Gastaldi D，et al. Experimental data confirm numerical modeling of the degradation process of magnesium alloys stents. Acta Biomaterialia，2013，9（10）：8730-8739.

[127] Li J，Mao Z，Zheng F，et al. Simulation study on uneven expansion behaviour of biodegradable magnesium alloy stents by finite element analysis. Materials Science & Technology，2014，30（5）：527-533.

[128] Li J，Zheng F，Qiu X，et al. Finite element analyses for optimization design of biodegradable magnesium alloy stent. Materials Science & Engineering C，2014，42：705-714.

[129] Wan P，Wu J，Tan L，et al. Research on super-hydrophobic surface of biodegradable magnesium alloys used for vascular stents. Materials Science & Engineering C，2013，33（5）：2885-2890.

[130] 姜曼,刘张张,张小农,等. 一种可定向降解吸收的金属血管夹及其制备方法. 中国：103892884A,2014-07-02.

[131] Vennemeyer J J，Hopkins T，Hershcovitch M，et al. Initial observations on using magnesium metal in peripheral nerve repair. Journal of Biomaterials Applications，2014，29（8）：1145-1154.

[132] Yan J，Chen Y G，Yuan Q L，et al. Comparison of the effects of Mg-6Zn and titanium on intestinal tract *in vivo*. Journal of Materials Science：Materials in Medicine，2013，24（6）：1515-1525.

[133] Wang Z，Yan J，Li J，et al. Effects of biodegradable Mg-6Zn alloy extracts on apoptosis of intestinal epithelial cells. Materials Science & Engineering B，2012，177（4）：388-393.

[134] Yan J，Chen Y G，Yuan Q L，et al. Comparison of the effects of Mg-6Zn and Ti-3Al-2.5V alloys on TGF-β/TNF-α/VEGF/b-FGF in the healing of the intestinal tract *in vivo*. Biomedical Materials，2014，9（2）：025011.

[135] Chen Y，Yan J，Zhao C，et al. *In vitro* and *in vivo* assessment of the biocompatibility of an Mg-6Zn alloy in the bile. Journal of Materials Science：Materials in Medicine，2014，25（2）：471-480.

[136] Chen Y，Yan J，Wang X，et al. *In vivo* and *in vitro* evaluation of effects of Mg-6Zn alloy on apoptosis of common bile duct epithelial cell. Biomaterials，2014，27（6）：1217-1230.

[137] Chen Y，Yan J，Wang Z，et al. *In vitro* and *in vivo* corrosion measurements of Mg-6Zn alloys in the bile. Materials Science & Engineering C，2014，42：116-123.

[138] Hermosilla D，Cortijo M，Huang C P，The role of iron on the degradation and mineralization of organic compounds using conventional fenton and photo-fenton processes. Chemical Engineering Journal，2009，155（3）：637-646.

[139] Ratner B D，Hoffman A S，Schoen F J，et al. Biomaterials Science：An Introduction to Materials in Medicine. New York：Elsevier Academic Press，2004.

[140] Crubezy E，Murail P，Girard L，et al. False teeth of the Roman world. Nature，1998，391（6662）：29.

[141] Lambotte A. L'utilisation du magnésium comme matériel perdu dans l'ostéosynthèse. Bulletins et Mémoires de la Société National de Chirurgie，1932，28：1325-1334.

[142] Arthur A. Zierdd M D. Reaction of bone to vatious metals. Archives of Surgery，1924，9（2）：365-412.

[143] Schomig A，Kastrati A，Mudra H，et al. Four-year experience with palmaz-schatz stenting in coronary angioplasty complicated by dissection with threatened or present vessel closure. Circulation，1994，90（6）：2716.

[144] Waksman R. Update on bioabsorbable stents：from bench to clinical. Journal of Interventional Cardiology，2006，19（5）：414-421.

[145] Serruys P，Kutryk M，Ong A. Coronary-artery stents. The New England Journal of Medicine，2006，354（5）：483.

[146] Hermawan H，Dube D，Mantovani D. Degradable metallic biomaterials：design and development of Fe-Mn alloys for stents. Journal of Biomedical Materials Research Part A，2010，93A（1）：1-11.

[147] Zheng Y F，Yang H T. Research progress in biodegradable metals for stent application. Acta Metallurgica Sinica，2017，53（10）：1227-1237.

[148] Hermawan H，Purnama A，Dube D，et al. Fe-Mn alloys for metallic biodegradable stents：degradation and cell

viability studies. Acta Biomaterialia，2010，6（5）：1852-1860.

[149] Lin W J，Qin L，Qi H P，et al. Long-term *in vivo* corrosion behavior，biocompatibility and bioresorption mechanism of a bioresorbable nitrided iron scaffold. Acta Biomaterialia，2017，54：454-468.

[150] Peuster M，Wohlsein P，Brugmann M，et al. A novel approach to temporary stenting：degradable cardiovascular stents produced from corrodible metal-results 6-18 months after implantation into New Zealand white rabbits. Heart，2001，86（5）：563-569.

[151] Peuster M，Hesse C，Schloo T，et al. Long-term biocompatibility of a corrodible peripheral iron stent in the porcine descending aorta. Biomaterials，2006，27（28）：4955-4962.

[152] Waksman R，Pakala R，Baffour R，et al. Short-term effects of biocorrodible iron stents in porcine coronary arteries. Journal of Interventional Cardiology，2008，21（1）：15-20.

[153] Mueller P P，May T，Perz A，et al. Control of smooth muscle cell proliferation by ferrous iron. Biomaterials，2006，27（10）：2193-2200.

[154] Lin W J，Zhang D Y，Zhang G，et al. Design and characterization of a novel biocorrodible iron-based drug-eluting coronary scaffold. Materials & Design，2016，91：72-79.

[155] Hermawan H，Dube D，Mantovani D. Development of degradable Fe-35Mn alloy for biomedical application. Advanced Materials Research，2007，15-17：107-112.

[156] Hermawan H，Moravej M，Dube D，et al. Degradation behaviour of metallic biomaterials for degradable stents. Advanced Materials Research，2007，15-17：113-118.

[157] Moravej M，Purnama A，Fiset M，et al. Electroformed pure iron as a new biomaterial for degradable stents：*in vitro* degradation and preliminary cell viability studies. Acta Biomaterialia，2010，6（5）：1843-1851.

[158] Moravej M，Prima F，Fiset M，et al. Electroformed iron as new biomaterial for degradable stents：development process and structure-properties relationship. Acta Biomaterialia，2010，6（5）：1726-1735.

[159] Schinhammer M，Hanzi A C，Loffler J F，et al. Design strategy for biodegradable Fe-based alloys for medical applications. Acta Biomaterialia，2010，6（5）：1705-1713.

[160] Liu B，Zheng Y F. Effects of alloying elements（Mn，Co，Al，W，Sn，B，C and S）on biodegradability and *in vitro* biocompatibility of pure iron. Acta Biomaterialia，2011，7（3）：1407-1420.

[161] Xu W L，Lu X，Tan L L，et al. Study on properties of a novel biodegradable Fe-30Mn-1C alloy. Acta Metallurgica Sinica，2011，47（10）：1342-1347.

[162] Yang H T，Wang C，Liu C Q，et al. Evolution of the degradation mechanism of pure zinc stent in the one-year study of rabbit abdominal aorta model. Biomaterials，2017，145：92-105.

[163] Drelich A J，Zhao S，Guillory R J，et al. Long-term surveillance of zinc implant in murine artery：surprisingly steady biocorrosion rate. Acta Biomaterialia，2017，58：539-549.

[164] Wang X，Lu H，Li X，et al. Effect of cooling rate and composition on microstructures and properties of Zn-Mg alloys. Transactions of Nonferrous Metals Society of China，2007，17：4.

[165] Vojtěch D，Kubásek J，Šerák J，et al. Mechanical and corrosion properties of newly developed biodegradable Zn-based alloys for bone fixation. Acta Biomaterialia，2011，7（9）：3515-3522.

[166] Bowen P K，Drelich J，Goldman J. Zinc exhibits ideal physiological corrosion behavior for bioabsorbable stents. Advanced Materials，2013，25（18）：2577-2582.

[167] Bian D，Jiang J，Zhou W，et al. *In vitro* characterization of ZM21 mini-tube used for biodegradable metallic stent. Materials Letters，2018，211：261-265.

[168] Kubasek J，Pospisilova I，Vojtech D，et al. Structural，mechanical and cytotoxicity characterization of as-cast

biodegradable Zn-*x*Mg （*x* = 0.8-8.3%） alloys. Materiali in Tehnologije，2014，48（5）：623-629.

[169] Dambatta M S，Murni N S，Izman S，et al. *In vitro* degradation and cell viability assessment of Zn-3Mg alloy for biodegradable bone implants. Proceedings of the Institution of Mechanical Engineers Part H：Journal of Engineering in Medicine，2015，229（5）：335-342.

[170] Dambatta M S，Izman S，Kurniawan D，et al. Influence of thermal treatment on microstructure，mechanical and degradation properties of Zn-3Mg alloy as potential biodegradable implant material. Materials & Design，2015，85：431-437.

[171] Liu X W，Sun J K，Zhou F Y，et al. Micro-alloying with Mn in Zn-Mg alloy for future biodegradable metals application. Materials & Design，2016，94：95-104.

[172] Li H F，Xie X H，Zheng Y F，et al. Development of biodegradable Zn-1X binary alloys with nutrient alloying elements Mg，Ca and Sr. Scientific Reports，2015，5.

[173] Liu X W，Sun J K，Qiu K J，et al. Effects of alloying elements（Ca and Sr）on microstructure，mechanical property and *in vitro* corrosion behavior of biodegradable Zn-1.5Mg alloy. Journal of Alloys and Compounds，2016，664：444-452.

[174] Tang Z B，Niu J L，Huang H，et al. Potential biodegradable Zn-Cu binary alloys developed for cardiovascular implant applications. Journal of the Mechanical Behavior of Biomedical Materials，2017，72：182-191.

[175] 代晓军，杨西荣，王昌，等. 生物医用可降解锌基合金的研究进展. 材料导报 A：综述篇，2018，32（11）：6.

[176] Mostaed E，Sikora-Jasinska M，Mostaed A，et al. Novel Zn-based alloys for biodegradable stent applications：design，development and *in vitro* degradation. Journal of the Mechanical Behavior of Biomedical Materials，2016，60：581-602.

[177] Jarzebska A，Bieda M，Kawalko J，et al. A new approach to plastic deformation of biodegradable zinc alloy with magnesium and its effect on microstructure and mechanical properties. Materials Letters，2018，211：58-61.

[178] Shen C，Liu X W，Fan B，et al. Mechanical properties，*in vitro* degradation behavior，hemocompatibility and cytotoxicity evaluation of Zn-1.2Mg alloy for biodegradable implants. RSC Advances，2016，6（89）：86410-86419.

[179] Zhao S，Mcnamara C T，Bowen P K，et al. Structural characteristics and in viro biodegradation of a novel Zn-Li alloy prepared by induction melting and hot rolling. Metallurgical and Materials Transactions A，2017，48（3）：12.

[180] Niu J L，Tang Z B，Huang H，et al. Research on a Zn-Cu alloy as a biodegradable material for potential vascular stents application. Materials Science & Engineering C，2016，69：407-413.

[181] Sikora-Jasinska M，Mostaed E，Mostaed A，et al. Fabrication，mechanical properties and *in vitro* degradation behavior of newly developed ZnAg alloys for degradable implant applications. Materials Science & Engineering C，2017，77：1170-1181.

[182] Liu X W，Sun J K，Yang Y H，et al. Microstructure，mechanical properties，*in vitro* degradation behavior and hemocompatibility of novel Zn-Mg-Sr alloys as biodegradable metals. Materials Letters，2016，162：242-245.

[183] Li H F，Yang H T，Zheng Y F，et al. Design and characterizations of novel biodegradable ternary Zn-based alloys with IIA nutrient alloying elements Mg，Ca and Sr. Materials & Design，2015，83：95-102.

[184] Tang Z B，Huang H，Niu J L，et al. Design and characterizations of novel biodegradable Zn-Cu-Mg alloys for potential biodegradable implants. Materials & Design，2017，117：84-94.

[185] Ma J，Zhao N，Zhu D. Endothelial cellular responses to biodegradable metal zinc. ACS Biomaterials Science & Engineering，2015，11（1）：9.

[186] Murni N S，Dambatta M S，Yeap S K，et al. Cytotoxicity evaluation of biodegradable Zn-3Mg alloy toward normal

human osteoblast cells. Materials Science & Engineering C，2015，49：560-566.

[187] Eitan M，Ilan C，Dror R. Prosthetic-joint infections. New England Journal of Medicine，2005，352（1）：95-97.

[188] 叶钢，张伟民，严庆，等. 抗感染 PVC 材料的研制及应用. 国外塑料，2007，25（3）：34-38.

[189] Donlan R M. Biofilms：microbial life on surfaces. Emerging Infectious Diseases，2002，8（9）：881-890.

[190] 李晓英. 抗菌剂及抗菌材料的应用. 中国塑料，2001，（2）：68-70.

[191] Hans R，Jakob B，Hans-Christian P. Linking gut microbiota to colorectal cancer. Journal of Cancer，2017，8（17）：3378-3395.

[192] Swartzendruber L J. The Ag-Fe（silver-iron）system. Bulletin of Alloy Phase Diagrams，1984，5（6）：560-564.

[193] Liao K H，Ou K L，Cheng H C，et al. Effect of silver on antibacterial properties of stainless steel. Applied Surface Science，2015，256（11）：3642-3646.

[194] Yang S M，Chen Y C，Pan Y T，et al. Effect of silver on microstructure and antibacterial property of 2205 duplex stainless steel. Materials Science & Engineerig C，2016，63：376-383.

[195] Nan L，Xu D，Gu T，et al. Microbiological influenced corrosion resistance characteristics of a 304L-Cu stainless steel against *Escherichia coli*. Materials Science & Engineering C，2015，48：228-234.

[196] 席通. 含铜抗菌奥氏体不锈钢的铜析出行为及性能研究：大连：大连理工大学，2017.

[197] 靳淑静. 含铜金属支架材料的性能及促内皮化作用研究：大连：大连理工大学，2018.

[198] Wang S，Yang C，Shen M，et al. Study on antibacterial performance of Cu-bearing cobalt-based alloy. Materials Letters，2014，129：88-90.

[199] Lu Y，Ren L，Wu S，et al. CoCrWCu alloy with antibacterial activity fabricated by selective laser melting：densification，mechanical properties and microstructural analysis. Powder Technology，2017，325：S0032591017308860.

[200] Yao Q，Xiao Y. Effect of Ti_2Cu precipitates on mechanical behavior of Ti-2.5Cu alloy subjected to different heat treatments. Journal of Alloys & Compounds，2009，484（1）：196-202.

[201] Liu R，Tang Y，Zeng L，et al. *In vitro* and *in vivo* studies of anti-bacterial copper-bearing titanium alloy for dental application. Dental Materials，2018，34（8）：1112-1126.

[202] Kikuchi M，Takahashi M，Okuno O. Elasticmoduli of cast Ti-Au，Ti-Ag，and Ti-Cu alloys. Dental Materials，2006，22（7）：641-646.

[203] Takahashi M，Kikuchi M，Takada Y，et al. Mechanical properties and micro-structures of dental cast Ti-Ag and Ti-Cu alloys. Dental Materials Journal，2003，19（7）：174-181.

[204] Kikuchi M，Takahashi M，Okabe T，et al. Grindability of dental cast Ti-Ag and Ti-Cu alloys. Dental Materials Journal，2003，22（2）：191-205.

[205] Shim H，Oh K，Woo J，et al. Corrosion resistance of titanium-silver alloys in an artificial saliva containing fluoride ions. Journal of Biomedical Materials Research Part B：Applied Biomaterials，2005，73（2）：252-259.

[206] Craig R G，O'Brien W J，Powers J M. Dental Materials：Properties and Manipulation. St. Louis Mo.：Mosby Co.，1992.

[207] Cao H，Liu X，Meng F，et al. Biological actions of silver nanoparticles embedded in titanium controlled by micro-galvanic effects. Biomaterials，2011；32：693-705.

[208] Gao A，Hang R，Huang X，et al. The effects of titania nanotubes with embedded silver oxide nanoparticles on bacteria and osteoblasts. Biomaterials，2014，35：4223-4235.

[209] Jin G，Qin H，Cao H，et al. Synergistic effects of dual Zn/Ag ion implantation in osteogenic activity and antibacterial ability of titanium. Biomaterials，2014，35：7699-7713.

[210] Chen M，Zhang E，Zhang L. Microstructure，mechanical properties，bio-corrosion properties and antibacterial properties of Ti-Ag sintered alloys. Materials Science & Engineering C，2016，62：350-360.

[211] Li B，Liu X，Meng F，et al. Preparation and antibacterial properties of plasma sprayed nano-titania/silver coatings. Polymer Materials ence & Engineering，2009，118：99-104.

[212] Zheng Y F，Zhang B B，Wang B L，et al. Introduction of antibacterial function into biomedical TiNi shape memory alloy by the addition of element Ag. Acta Biomaterialia，2011，7：2758-2767.

[213] Chen M，Yang L，Zhang L，et al. Effect of nano/micro-Ag compound particles on the bio-corrosion，antibacterial properties and cell biocompatibility of Ti-Ag alloys. Materials Science & Engineering C，2017，75：906-917.

[214] Shi A，Zhu C，Fu S，et al. What controls the antibacterial activity of Ti-Ag alloy，Ag ion or Ti_2Ag particles？Materials Science & Engineering C，2020，109：110548.

[215] Shirai T，Tsuchiya H，Shimizu T，et al. Prevention of pin tract infection with titanium-copper alloys. Journal of Biomedical Materials Research Part B：Applied Biomaterials，2009，91：373-380.

[216] Zhang E，Li F，Wang H，et al. A new antibacterial titanium-copper sintered alloy：preparation and antibacterial property. Materials Science & Engineering C，2013，33：4280-4287.

[217] Liu J，Li F，Liu C，et al. Effect of Cu content on the antibacterial activity of titanium-copper sintered alloys. Materials Science & Engineering C，2014，35：392-400.

[218] Zhang E，Wang X，Chen M，et al. Effect of the existing form of Cu element on the mechanical properties，bio-corrosion and antibacterial properties of Ti-Cu alloys for biomedical application. Materials science & engineering C，2016，69：1210-1221.

[219] Ren L，Ma Z，Li M，et al. Antibacterial Properties of Ti-6Al-4V-xCu Alloys. Journal of Materials Science & Technology，2014，30：699-705.

[220] Ma Z，Ren L，Liu R，et al. Effect of heat treatment on cu distribution，antibacterial performance and cytotoxicity of Ti-6Al-4V-5Cu alloy. Journal of Materials Science Technology，2015，31（7）：723-732.

[221] Ma Z，Li M，Liu R，et al. In vitro study on an antibacterial Ti-5Cu alloy for medical application. Journal of Materials Science：Materials in Medicine，2016，27：91.

[222] Liu R，Memarzadeh K，Chang B，et al. Antibacterial effect of copper-bearing titanium alloy（Ti-Cu）against Streptococcus mutans and Porphyromonas gingivalis. Scientific Reports，2016，6：29985.

[223] Liu R，Tang Y，Zeng L，et al. In vitro and in vivo studies of anti-bacterial copper-bearing titanium alloy for dental application. Dental Materials，2018，34：1112-1126.

[224] Liu R，Tang Y，Liu H，et al. Effects of combined chemical design（Cu addition）and topographical modification （SLA）of Ti-Cu/SLA for promoting osteogenic，angiogenic and antibacterial activities. Journal of Materials Science & Technology，2020，47：202-215.

[225] Yao X，Sun Q Y，Xiao L，et al.Effect of Ti_2Cu precipitates on mechanical behavior of Ti-2.5Cu alloy subjected to different heat treatments. Journal of Alloys and Compounds，2009，484：196-202.

[226] Bai B，Zhang E，Liu J，et al. The anti-bacterial activity of titanium-copper sintered alloy against Porphyromonas gingivalis in vitro. Dental Materials Journal，2016，35：659-667.

[227] Ma Z，Ren L，Liu R，et al. Effect of heat treatment on Cu distribution，antibacterial performance and cytotoxicity of Ti-6Al-4V-5Cu alloy. Journal of Materials Science & Technology，2015，31（7）：723-732.

[228] Peng C，Zhang S，Sun Z，et al. Effect of annealing temperature on mechanical and antibacterial properties of Cu-bearing titanium alloy and its preliminary study of antibacterial mechanism. Materials Science & Engineering C，2018，93：495-504.

[229] Peng C，Liu Y，Liu H，et al. Optimization of annealing treatment and comprehensive properties of Cu-containing Ti6Al4V-*x*Cu alloys. Journal of Materials Science and Technology，2019，35：2121-2131.

[230] Zhuang Y，Zhang S，Yang K，et al. Antibacterial activity of copper-bearing 316L stainless steel for the prevention of implant-related infection. Journal of Biomedical Materals Research B：Appllied Biomaterals，2019，108（2）：484-495.

[231] Ren L，Yang K. Bio-functional Design for Metal Implants，a new concept for development of metallic biomaterials. Journal of Materials Science & Technology，2013，29（11）：1005-1010.

[232] Chengtie W，Yogambha R，Danielle K，et al. The effect of strontium incorporation into CaSiO₃ ceramics on their physical and biological properties. Biomaterials，2007，28（21）：3171-3181.

[233] Eileen G，Fredholm Y C，Gavin J，et al. The effects of strontium-substituted bioactive glasses on osteoblasts and osteoclasts *in vitro*. Biomaterials，2010，31（14）：3949-3956.

[234] Pina S，Torres P M C，Ferreira J M F. Injectability of brushite-forming Mg-substituted and Sr-substituted α-TCP bone cements. Journal of Materials Science：Materials in Medicine，2010，21（2）：431-438.

[235] Jin S，Ren L，Yang K. Bio-functional Cu containing biomaterials，a new way to enhance bio-adaption of biomaterials. Journal of Materials Science & Technology，2016，32（9）：835-839.

[236] Wang L，Li G Y，Ren L，et al. Nano-copper-bearing stainless steel promotes fracture healing by accelerating the callus evolution process. International Journal of Nanomedicine，2017，12：8443-8457.

[237] Ren L. *In vitro* study of role of trace amount of Cu release from Cu-bearing stainless steel targeting for reduction of in-stent restenosis. Journal of Materials Science：Materials in Medicine，2012，23（5）：1235-1245.

[238] Li J，Ren L，Zhang S，et al. Cu-bearing steel reduce inflammation after stent implantation. Journal of Materials Science：Materials in Medicine，2015，26（2）：1-4.

[239] Jin S，Qi X，Zhang B，et al. Evaluation of promoting effect of a novel Cu-bearing metal stent on endothelialization process from *in vitro* and *in vivo* studies. Scientific Reports，2017，7（1）：17394.

[240] Zhao J，Cao Z，Ren L，et al. A novel ureteral stent material with antibacterial and reducing encrustation properties. Material Science Engineering C，2016，68：221-228.

[241] Zhao J，Ren L，Liu M，et al. Anti-fibrotic function of Cu-bearing stainless steel for reducing recurrence of urethral stricture after stent implantation. Journal of Biomedical Materials Research Part B：Applied Biomaterials，2017，106（5）：2019-2028.

[242] Cao Z，Zhao J，Yang K. Cu-bearing stainless steel reduces cytotoxicity and crystals adhesion after ureteral epithelial cells exposing to calcium oxalate monohydrate. Scientific Reports，2018，8：14094.

[243] Frazier W. The Transformative Potential of Additive Manufacturing. Aeromat 25 Conference and Exposition American Society for Metals，2014-06-17.

[244] Zhang L C，Sercombe T B. Selective laser melting of low-modulus biomedical Ti-24Nb-4Zr-8Sn alloy：effect of laser point distance. Key Engineering Materials，2012，520：226-233.

[245] Murr L E，Gaytan S M，Ramirez D A，et al. Metal fabrication by additive manufacturing using laser and electron beam melting technologies. Journal of Materials Science & Technology，2012，28（1）：1-14.

[246] Chen Z，Wu C，Xiao Y. Convergence of Osteoimmunology and Immunomodulation for the Development and Assessment of Bone Biomaterials. The Immune Response to Implanted Materials and Devices：The Impact of the Immune System on the Success of an Implant. Cham：Springer International Publishing，2017：107-124.

[247] Ryan G，Pandit A，Apatsidis D P. Fabrication methods of porous metals for use in orthopaedic applications. Biomaterials，2006，27（13）：2651-2670.

[248] Murr L E，Quinones S A，Gaytan S M，et al. Microstructure and mechanical behavior of Ti-6Al-4V produced by rapid-layer manufacturing，for biomedical applications. Journal of the Mechanical Behavior of Biomedical Materials，2009，2（1）：20-32.

[249] Wang M，Lin X，Huang W. Laser additive manufacture of titanium alloys. Materials & Processing Report，2015，31（2）：90-97.

[250] Chua C K，Leong K F. 3D Printing and Additive Manufacturing：Principles and Applications（with Companion Media Pack）-Fourth Edition of Rapid Prototyping. Singapore：World Scientific，2014.

[251] Sing S L，An J，Yeong W Y，et al. Laser and electron-beam powder-bed additive manufacturing of metallic implants：a review on processes，materials and designs. Journal of Orthopaedic Research，2016，34（3）：369-385.

[252] Attar H，Calin M，Zhang L C，et al. Manufacture by selective laser melting and mechanical behavior of commercially pure titanium. Materials Science & Engineering A，2014，593：170-177.

[253] Vandenbroucke B，Kruth J P. Selective laser melting of biocompatible metals for rapid manufacturing of medical parts. Proceedings of the 17th Solid Freeform Fabrication Symposium，2006：9.

[254] Simchi A. Direct laser sintering of metal powders：mechanism，kinetics and microstructural features. Materials Science & Engineering A，2006，428（1）：148-158.

[255] Gu D D，Meiners W，Wissenbach K，et al. Laser additive manufacturing of metallic components：materials，processes and mechanisms. International Materials Reviews，2013，57（3）：133-164.

[256] Liu Y J，Li X P，Zhang L C，et al. Processing and properties of topologically optimised biomedical Ti-24Nb-4Zr-8Sn scaffolds manufactured by selective laser melting. Materials Science & Engineering A，2015，642：268-278.

[257] Yadroitsev I，Bertrand P，Smurov I. Parametric analysis of the selective laser melting process. Applied Surface Science，2007，253（19）：8064-8069.

[258] Panwisawas C，Qiu C L，Sovani Y，et al. On the role of thermal fluid dynamics into the evolution of porosity during selective laser melting. Scripta Materialia，2015，105：14-17.

[259] Zäh M F，Lutzmann S. Modelling and simulation of electron beam melting. Production Engineering，2010，4（1）：15-23.

[260] Murr L E，Gaytan S M，Medina F，et al. Next-generation biomedical implants using additive manufacturing of complex，cellular and functional mesh arrays. Philosophical Transactions，2010，368（1917）：1999-2032.

[261] Cheng X Y，Li S J，Murr L E，et al. Compression deformation behavior of Ti-6Al-4V alloy with cellular structures fabricated by electron beam melting. Journal of the Mechanical Behavior of Biomedical Materials，2012，16：153-162.

[262] Li S J，Xu Q S，Wang Z，et al. Influence of cell shape on mechanical properties of Ti-6Al-4V meshes fabricated by electron beam melting method. Acta Biomaterialia，2014，10（10）：4537-4547.

[263] Murr L E，Gaytan S M，Medina F，et al. Characterization of Ti-6Al-4V open cellular foams fabricated by additive manufacturing using electron beam melting. Materials Science & Engineering A，2010，527（7）：1861-1868.

[264] Murr L E，Amato K N，Li S J，et al. Microstructure and mechanical properties of open-cellular biomaterials prototypes for total knee replacement implants fabricated by electron beam melting. Journal of the Mechanical Behavior of Biomedical Materials，2011，4（7）：1396-1411.

[265] Hernández-Nava E，Smith C J，Derguti F，et al. The effect of density and feature size on mechanical properties of isostructural metallic foams produced by additive manufacturing. Acta Materialia，2015，85：387-395.

[266] Heinl P，Müller L，Körner C，et al. Cellular Ti-6Al-4V structures with interconnected macro porosity for bone implants fabricated by electron beam melting. Acta Biomaterialia，2008，4（5）：1536-1544.

[267] Parthasarathy J, Starly B, Raman S, et al. Mechanical evaluation of porous titanium (Ti6Al4V) structures with electron beam melting(EBM). Journal of the Mechanical Behavior of Biomedical Materials, 2010, 3(3): 249-259.

[268] Ashby M F, Evans A, Fleck N A, et al. Metal foams: a design guide. Oxford: Butterworth-Heinemann, 2002, 23 (1): 119.

[269] Wauthle R, Vrancken B, Beynaerts B, et al. Effects of build orientation and heat treatment on the microstructure and mechanical properties of selective laser melted Ti6Al4V lattice structures. Additive Manufacturing, 2015, 5: 77-84.

[270] Hrabe N W, Heinl P, Flinn B, et al. Compression-compression fatigue of selective electron beam melted cellular titanium (Ti-6Al-4V). Journal of Biomedical Materials Research Part B: Applied Biomaterials, 2011, 99B (2): 313-320.

[271] Amin Yavari S, Wauthle R, van der Stok J, et al. Fatigue behavior of porous biomaterials manufactured using selective laser melting. Materials Science & Engineering C, 2013, 33 (8): 4849-4858.

[272] Jamshidinia M, Wang L, Tong W, et al. Fatigue properties of a dental implant produced by electron beam melting® (EBM). Journal of Materials Processing Technology, 2015, 226: 255-263.

[273] Hedayati R, Hosseini-Toudeshky H, Sadighi M, et al. Computational prediction of the fatigue behavior of additively manufactured porous metallic biomaterials. International Journal of Fatigue, 2016, 84: 67-79.

[274] Li S J, Murr L E, Cheng X Y, et al. Compression fatigue behavior of Ti-6Al-4V mesh arrays fabricated by electron beam melting. Acta Materialia, 2012, 60 (3): 793-802.

[275] Lemaitre J, Plumtree A. Application of damage concepts to predict creep-fatigue failures. Journal of Engineering Materials and Technology, 1979, 101 (3): 284-292.

[276] Gibson L J, Ashby M F. Cellular Solids: Structure and Properties. 2 ed. Cambridge: Cambridge University Press, 1997.

[277] Li K, Gao X L, Subhash G. Effects of cell shape and cell wall thickness variations on the elastic properties of two-dimensional cellular solids. International Journal of Solids and Structures, 2005, 42 (5): 1777-1795.

[278] Li K, Gao X L, Subhash G. Effects of cell shape and strut cross-sectional area variations on the elastic properties of three-dimensional open-cell foams. Journal of the Mechanics and Physics of Solids, 2006, 54 (4): 783-806.

[279] Côté F, Deshpande V S, Fleck N A, et al. The compressive and shear responses of corrugated and diamond lattice materials. International Journal of Solids and Structures, 2006, 43 (20): 6220-6242.

[280] An Y, Wen C, Hodgson P D, et al. Investigation of cell shape effect on the mechanical behaviour of open-cell metal foams. Computational Materials Science, 2012, 55: 1-9.

[281] Amin Yavari S, Ahmadi S M, Wauthle R, et al. Relationship between unit cell type and porosity and the fatigue behavior of selective laser melted meta-biomaterials. Journal of the Mechanical Behavior of Biomedical Materials, 2015, 43: 91-100.

[282] Zhao S, Li S J, Hou W T, et al. The influence of cell morphology on the compressive fatigue behavior of Ti-6Al-4V meshes fabricated by electron beam melting. Journal of the Mechanical Behavior of Biomedical Materials, 2016, 59: 251-264.

[283] Zargarian A, Esfahanian M, Kadkhodapour J, et al. Numerical simulation of the fatigue behavior of additive manufactured titanium porous lattice structures. Materials Science & Engineering C, 2016, 60: 339-347.

[284] Ahmadi S M, Hedayati R, Li Y, et al. Fatigue performance of additively manufactured meta-biomaterials: the effects of topology and material type. Acta Biomaterialia, 2018, 65: 292-304.

[285] Bobbert F S L, Lietaert K, Eftekhari A A, et al. Additively manufactured metallic porous biomaterials based on

minimal surfaces: a unique combination of topological, mechanical, and mass transport properties. Acta Biomaterialia, 2017, 53: 572-584.

[286] Yuan W, Hou W, Li S, et al. Heat treatment enhancing the compressive fatigue properties of open-cellular Ti-6Al-4V alloy prototypes fabricated by electron beam melting. Journal of Materials Science & Technology, 2018, 34: 1127-1131.

[287] van Hooreweder B, Apers Y, Lietaert K, et al. Improving the fatigue performance of porous metallic biomaterials produced by selective laser melting. Acta Biomaterialia, 2017, 47: 193-202.

[288] Gaytan S M, Murr L E, Medina F, et al. Advanced metal powder based manufacturing of complex components by electron beam melting. Materials Technology, 2009, 24: 180-190.

[289] Dai D, Gu D. Effect of metal vaporization behavior on keyhole-mode surface morphology of selective laser melted composites using different protective atmospheres. Applied Surface Science, 2015, 355: 310-319.

[290] Zhao X, Li S, Zhang M, et al. Comparison of the microstructures and mechanical properties of Ti-6Al-4V fabricated by selective laser melting and electron beam melting. Materials & Design, 2016, 95: 21-31.

[291] Rüdinger K, Fisher D. Relationship between primary alpha content, tensile properties and high cycle fatigue behavior of Ti-6Al-4V titanium. Science and technology, 1985: 2123-2130.

[292] Dallago M, Fontanari V, Torresani E, et al. Fatigue and biological properties of Ti-6Al-4V ELI cellular structures with variously arranged cubic cells made by selective laser melting. Journal of the Mechanical Behavior of Biomedical Materials, 2018, 78: 381-394.

[293] Suresh S. Fatigue of Materials. Cambridge: Cambridge University, 1998.

[294] Pyka G, Burakowski A, Kerckhofs G, et al. Surface Modification of Ti6Al4V open porous structures produced by additive manufacturing. Advanced Engineering Materials, 2012, 14: 363-370.

[295] Hooreweder B V, Lietaert K, Neirinck B, et al. CoCr F75 scaffolds produced by additive manufacturing: influence of chemical etching on powder removal and mechanical performance. Journal of the Mechanical Behavior of Biomedical Materials, 2017, 70: 60-67.

[296] Hollister S J. Porous scaffold design for tissue engineering. Nature Materials, 2005, 4: 518.

[297] Brian D. Printing and prototyping of tissues and scaffolds. Science, 2012, 338: 921-926.

[298] Oh S H, Park I K, Kim J M, et al. In vitro and in vivo characteristics of PCL scaffolds with pore size gradient fabricated by a centrifugation method. Biomaterials, 2007, 28: 1664-1671.

[299] Parthasarathy J, Starly B, Raman S, et al. Mechanical evaluation of porous titanium (Ti6Al4V) structures with electron beam melting (EBM). Journal of the Mechanical Behavior of Biomedical Materials, 2010, 3: 249-259.

[300] Hazlehurst K B, Wang C J, Stanford M. An investigation into the flexural characteristics of functionally graded cobalt chrome femoral stems manufactured using selective laser melting. Materials & Design, 2014, 60: 177-183.

[301] Afshar M, Anaraki A P, Montazerian H, et al. Additive manufacturing and mechanical characterization of graded porosity scaffolds designed based on triply periodic minimal surface architectures. Journal of the Mechanical Behavior of Biomedical Materials, 2016, 62: 481-494.

[302] Zhao S, Li S J, Wang S G, et al. Compressive and fatigue behavior of functionally graded Ti-6Al-4V meshes fabricated by electron beam melting. Acta Materialia, 2018, 150: 1-15.

[303] Al-Bermani S S, Blackmore M L, Zhang W, et al. The origin of microstructural diversity, texture, and mechanical properties in electron beam melted Ti-6Al-4V. Metallurgical & Materials Transactions A, 2010, 41: 3422-3434.

[304] Hrabe N, Quinn T. Effects of processing on microstructure and mechanical properties of a titanium alloy (Ti-6Al-4V) fabricated using electron beam melting (EBM), part 1: distance from build plate and part size.

Materials Science & Engineering A，2013，573：264-270.

[305] Wang Z，Zhang J，Li S，et al. Effects of part size on microstructure and mechanical properties of Ti-6Al-4V alloy fabricated by electron beam melting. Rare Metal Materials & Engineering，2014，43：161-164.

[306] Rafi H K，Starr T L，Stucker B E. A comparison of the tensile，fatigue，and fracture behavior of Ti-6Al-4V and 15-5 PH stainless steel parts made by selective laser melting. The International Journal of Advanced Manufacturing Technology，2013，69：1299-1309.

[307] Karlsson J，Snis A，Engqvist H，et al. Characterization and comparison of materials produced by electron beam melting（EBM）of two different Ti-6Al-4V powder fractions. Journal of Materials Processing Technology，2013，213：2109-2118.

[308] Hrabe N，Quinn T. Effects of processing on microstructure and mechanical properties of a titanium alloy（Ti-6Al-4V）fabricated using electron beam melting（EBM），part 2：energy input，orientation，and location. Materials Science & Engineering A，2013，573：271-277.

[309] Galarraga H，Warren R J，Lados D A，et al. Effects of heat treatments on microstructure and properties of Ti-6Al-4V ELI alloy fabricated by electron beam melting（EBM）. Materials Science & Engineering A，2017，685：417-428.

[310] de Formanoir C，Michotte S，Rigo O，et al. Electron beam melted Ti-6Al-4V：microstructure，texture and mechanical behaviour of the as-built and heat-treated material. Materials Science & Engineering A，2016，652：105-119.

[311] Galarraga H，Warren R J，Lados D A，et al. Fatigue crack growth mechanisms at the microstructure scale in as-fabricated and heat treated Ti-6Al-4V ELI manufactured by electron beam melting（EBM）. Engineering Fracture Mechanics，2017，176：263-280.

[312] Liu Y，Zhang J，Li S J，et al. Effect of HIP treatment on fatigue crack growth behavior of Ti-6Al-4V alloy fabricated by electron beam melting. Acta Metallurgica Sinica（English Letters），2017，30：1163-1168.

[313] Qiu C，Adkins N J E，Attallah M M. Microstructure and tensile properties of selectively laser-melted and of HIPed laser-melted Ti-6Al-4V. Materials Science & Engineering A，2013，578：230-239.

[314] Song B，Dong S，Zhang B，et al. Effects of processing parameters on microstructure and mechanical property of selective laser melted Ti6Al4V. Materials & Design，2012，35：120-125.

[315] Zhang M. Comparison of microstructures and mechanical properties for Ti-6Al-4V parts fabricated by selective laser melting and electron beam melting. Shenyang：North East University，2015：28.

[316] Edwards P，Ramulu M. Fatigue performance evaluation of selective laser melted Ti-6Al-4V. Materials Science & Engineering A，2014，598：327-337.

[317] Leuders S，Thöne M，Riemer A，et al. On the mechanical behaviour of titanium alloy TiAl6V4 manufactured by selective laser melting：fatigue resistance and crack growth performance. International Journal of Fatigue，2013，48：300-307.

[318] Gong H，Rafi K，Gu H，et al. Influence of defects on mechanical properties of Ti-6Al-4V components produced by selective laser melting and electron beam melting. Materials & Design，2015，86：545-554.

[319] Hao Y L，Li S J，Yang R. Biomedical titanium alloys and their additive manufacturing. Rare Metals，2016，35（9）：661-671.

[320] Hernandez S J，Martinez L E，Murr X M，et al. Microstructures and hardness properties for β-phase Ti-24Nb-4Zr-7.9Sn alloy fabricated by electron beam melting. Journal of Materials Science & Technology，2013，29：1011-1017.

[321] Zhang L，Klemm D，Eckert J，et al. Manufacture by selective laser melting and mechanical behavior of a biomedical Ti-24Nb-4Zr-8Sn alloy. Scripta Materialia，2011，65：21-24.

[322] Liu Y，Li S，Hou W，et al. Electron beam melted beta-type Ti-24Nb-4Zr-8Sn porous structures with high strength-to-modulus ratio. Journal of Materials Science & Technology，2016；32：505-508.

[323] Liu Y J，Li S J，Wang H L，et al. Microstructure，defects and mechanical behavior of beta-type titanium porous structures manufactured by electron beam melting and selective laser melting. Acta materialia，2016，113：56-67.

[324] Liu Y J，Wang H L，Li S J，et al. Compressive and fatigue behavior of beta-type titanium porous structures fabricated by electron beam melting. Acta Materialia，2017，126：58-66.

[325] Kumar A，Nune K C，Murr L E，et al. Biocompatibility and mechanical behaviour of three-dimensional scaffolds for biomedical devices：process-structure-property paradigm. International Materials Reviews，2016，61：20-45.

[326] Nune K C，Kumar A，Murr L E，et al. Interplay between self-assembled structure of bone morphogenetic protein-2（BMP-2）and osteoblast functions in three-dimensional titanium alloy scaffolds：stimulation of osteogenic activity. Journal of Biomedical Materials Research Part A，2016，104：517-532.

[327] Nune K C，Misra R D K，Gaytan S M，et al. Biological response of next-generation of 3D Ti-6Al-4V biomedical devices using additive manufacturing of cellular and functional mesh structures. Journal of Biomaterials & Tissue Engineering，2015，4：755-771.

[328] Regis M，Marin E，Fedrizzi L，et al. Additive manufacturing of trabecular titanium orthopedic implants. MRS Bulletin，2015，40：137-144.

[329] Fuerst J，Medlin D，Carter M，et al. LASER additive manufacturing of titanium-tantalum alloy structured interfaces for modular orthopedic devices. Journal of the Minerals：Metals & Materials Society，2015；67：775-780.

[330] Nune K C，Kumar A，Misra R D，et al. Osteoblast functions in functionally graded Ti-6Al-4V mesh structures. Journal of Biomaterials Applications，2016，30：1182-1204.

[331] Nune K C，Kumar A，Misra R D K，et al. Functional response of osteoblasts in functionally gradient titanium alloy mesh arrays processed by 3D additive manufacturing. Colloids & Surfaces B Biointerfaces，2017，150：78-88.

[332] Nune K C，Misra R，Gai X，et al. Surface nanotopography-induced favorable modulation of bioactivity and osteoconductive potential of anodized 3D printed Ti-6Al-4V alloy mesh structure. Journal of Biomaterials Applications，2018，32：1032-1048.

[333] Nune K C，Misra R D，Li S J，et al. The functional response of bioactive titania modified three-dimensional Ti-6Al-4V mesh structure toward providing a favorable pathway for intercellular communication and osteoincorporation. Journal of Biomedical Materials Research Part A，2016，104：2488-2501.

[334] Li X，Wang C，Zhang W G，et al. Fabrication and characterization of porous Ti6Al4V parts for biomedical applications using electron beam melting process. Materials Letters，2009，63：403-405.

[335] Heinl P，Rottmair A，Körner C，et al. Cellular titanium by selective electron beam melting. Advanced Engineering Materials，2007，9：360-364.

[336] Ponader S，von Wilmowsky C，Widenmayer M，et al. *In vivo* performance of selective electron beam-melted Ti-6Al-4V structures. Journal of Biomedical Materials Research Part A，2010，92A：56-62.

[337] Taniguchi N，Fujibayashi S，Takemoto M，et al. Effect of pore size on bone ingrowth into porous titanium implants fabricated by additive manufacturing：an *in vivo* experiment. Materials Science & Engineering C，2016，59：690-701.

[338] Wu S，Li Y，Zhang Y，et al. Porous titanium-6 aluminum-4 vanadium cage has better osseointegration and less micromotion than a poly-ether-ether-ketone cage in sheep vertebral fusion. Artificial Organs，2013，37：E191-E201.

[339] Li X K，Yuan C F，Wang J L，et al. The treatment effect of porous titanium alloy rod on the early stage talar osteonecrosis of sheep. PLoS One，2013，8：e58459.

[340] Li S J，Li X K，Hou W T，et al. Fabrication of open-cellular（porous）titanium alloy implants：osseointegration，vascularization and preliminary human trials. Science China Materials，2018，61：525-536.

[341] Wauthle R，van der Stok J，Amin Yavari S，et al. Additively manufactured porous tantalum implants. Acta Biomaterialia，2015；14：217-225.

[342] Gaytan S M，Murr L E，Martinez E，et al. Comparison of microstructures and mechanical properties for solid and mesh cobalt-base alloy prototypes fabricated by electron beam melting. Metallurgical and Materials Transactions A，2010，41：3216-3227.

[343] Liao H G，Fu P H，Peng L M，et al. Microstructure and mechanical properties of laser melting deposited GW103K Mg-RE alloy. Materials Science & Engineering A，2017，687：281-287.

[344] Schenck J F. Safety of strong, static magnetic fields. Journal of Magneticresonance Imaging，2000，12（1）：2-19.

[345] Schenck J F. The role of magnetic susceptibility in magnetic resonance imaging：MRI magnetic compatibility of the first and second kinds. Medical Physics，1996，23（6）：815-850.

[346] Lee M J，Kim S，Lee S A，et al. Overcoming artifacts from metallic orthopedic implants at high-field-strength MR imaging and multidetector CT. Radiographics，2007，27（3）：791-803.

[347] Zhou F Y，Qiu K J，Li H F，et al. Screening on binary Zr-1X（X＝Ti，Nb，Mo，Cu，Au，Pd，Ag，Ru，Hf and Bi）alloys with good *in vitro* cytocompatibility and magnetic resonance imaging compatibility. Acta Biomaterialia，2013，9（12）：9578-9587.

[348] Suyalatu，Kondo R，Tsutsumi Y，et al. Effects of phase constitution on magnetic susceptibility and mechanical properties of Zr-rich Zr-Mo alloys. Acta Biomaterialia，2011，7（12）：4259-4266.

[349] 任伊宾 李俊，王青川，等. MRI 磁兼容合金研究. 金属学报，2017，53（10）：1323-1330.

[350] Imai H，Tanaka Y，Nomura N，et al. Magnetic susceptibility，artifact volume in MRI，and tensile properties of swaged Zr-Ag composites for biomedical applications. Journal of the Mechanical Behavior of Biomedical Materials，2017，66：152-158.

[351] 刘于宝，胡道予，夏黎明，等. 介入性磁共振器械的研究. 放射学实践，2003，18（8）：611-613.

[352] Spuentrup E，Ruebben A，Stuber M，et al. Metallic renal artery MR imaging stent：artifact-free lumen visualization with projection and standard renal MR angiography. Radiology，2003，227（3）：897-902.

[353] Li J，Ren Y，Ibrahim M，et al. MR-compatible silicon brass for magnetic resonance guided biopsy application. Materials Letters，2017，202：162-164.

[354] Silvestri Z，Davis R S，Genevès G，et al. Volume magnetic susceptibility of gold platinum alloys：possible materials to make mass standards for the watt balance experiment. Metrologia，2003，40（4）：172.

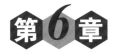

第6章

>>

结语与未来展望

医用金属材料是一门涉及金属材料科学与医学的交叉性学科。早期的医用金属材料主要依赖于成熟的工程用金属材料。随着金属材料的研究以及金属工业技术的发展，可供选择的金属材料种类逐渐增多，医用金属材料随之得到快速发展，并逐步在生物医用材料领域中占据了举足轻重的地位。近几十年来，材料科学和医学的交叉领域一直是研究的热点，人们对金属材料与人体组织相互作用的认知越来越广泛和深入，材料科学工作者开始根据临床需求主动设计新型材料，使医用金属材料不断得到新的发展，为相关医疗器械的创新发展带来了众多机遇。

目前，进一步提高传统医用金属材料的强韧性、耐蚀性、耐磨性、生物相容性、力学相容性等仍是发展的主要目标。另外，与人体环境发生反应并主动融合或刺激组织再生的新型医用金属材料，包括生物可降解金属、生物功能化金属，以及可实现个性化医疗的3D打印金属等，已成为医用金属材料和技术的发展热点。

材料科学的基本要素包括材料的化学成分、制备工艺、组织结构、基本性能和使役行为。通过改变材料的化学成分、制备工艺和组织结构，可以实现对材料性能的调控。此外，材料受不同环境因素的影响时，也会表现出不同的使役行为。材料科学研究的根本目标是使材料具有更加优异的安全和有效使役行为。

与工程用金属材料不同，医用金属材料的应用环境是人体。人体是一个复杂的系统，不同部位的环境差异极大，并且应用环境始终处于动态的变化中。这为评价材料在人体中的使役行为增加了相当大的难度，包括生物安全性和有效性。有些新材料只有经过大量而长期的临床应用后，其真正的使役行为才能被认识，甚至个别新材料在应用多年后才会发现问题而被迫放弃应用。因此，继续探索和认识医用金属材料与人体间的相互作用仍然是一个非常重要的研究方向。这需要材料领域和医学领域的科学家们在未来更紧密地交叉合作研究，以获得更多的创新性突破。只有对医用金属材料在人体环境中的使役行为形成更加清晰的认识，才能更加明确医用金属材料的性能优化方向，为材料工作者提供更加清晰和明确的目标以及广阔的研究发展空间。

虽然我国近些年来在医用金属材料研究的许多方面已达到国际先进水平，甚至部分是领先水平，为医疗器械的创新发展提供了材料平台，但是在相关材料生产技术及产业发展的整体水平上与发达国家仍存在一定差距。希望本书的出版发行能为我国医用金属材料研究及相关医疗器械产业发展做出贡献，同时期待具有更优性能的新型医用金属材料尽快得到临床应用，造福于广大患者。

关键词索引